Heinz Scholz   Mineralstoffe und Spurenelemente

Heinz Scholz

Mineralstoffe und Spurenelemente

Wichtige Quellen für unsere Gesundheit:
Was sie bewirken, wo wir sie nutzen können,
wann sie schaden

≡ **TRIAS** THIEME HIPPOKRATES ENKE

Anschrift des Autors:
Heinz Scholz
Statthalterstraße 6
D-7860 Schopfheim

Umschlaggestaltung und
Konzeption der Typographie:
B. und H. P. Willberg, Eppstein/Ts.

Umschlagzeichnung:
Friedrich Hartmann, Stuttgart

Textzeichnungen:
Reimund M. Mager, Schorndorf

*CIP-Titelaufnahme
der Deutschen Bibliothek:*

Scholz, Heinz:
Mineralstoffe und Spurenelemente:
wichtige Quellen für unsere
Gesundheit; was sie bewirken, wie wir
sie nutzen können, wann sie schaden /
Heinz Scholz. – 3. Aufl. – Stuttgart:
TRIAS – Thieme Hippokrates Enke,
1990

3. Auflage

© 1985, 1990 Hippokrates Verlag
GmbH
Rüdigerstraße 14,
D-7000 Stuttgart 30
Printed in Germany
Satz und Druck: Gulde-Druck GmbH
D-7400 Tübingen
(Linotype System 4 [300 Linotronic])

ISBN 3-89373-127-X   1 2 3 4 5 6

Wichtiger Hinweis: Medizin als Wissenschaft ist ständig im Fluß. Forschung und klinische Erfahrung erweitern unsere Kenntnisse, insbesondere was Behandlung und medikamentöse Therapie anbelangt. Soweit in diesem Werk eine Dosierung oder eine Applikation erwähnt wird, darf der Leser zwar darauf vertrauen, daß Autoren, Herausgeber und Verlag größte Mühe darauf verwandt haben, daß diese Angabe genau dem **Wissensstand bei Fertigstellung des Werkes** entspricht. **Dennoch ist jeder Benutzer aufgefordert,** die Beipackzettel der verwendeten Präparate zu prüfen, um in eigener Verantwortung festzustellen, ob die dort gegebene Empfehlung für Dosierungen oder die Beachtung von Kontraindikationen gegenüber der Angabe in diesem Buch abweicht. Das gilt besonders bei selten verwendeten oder neu auf den Markt gebrachten Präparaten und bei denjenigen, die vom Bundesgesundheitsamt (BGA) in ihrer Anwendbarkeit eingeschränkt worden sind. Benutzer außerhalb der Bundesrepublik Deutschland müssen sich nach den Vorschriften der für sie zuständigen Behörde richten.

Zu diesem Buch

Die Bedeutung der Mineralstoffe (Mengen- und Spurenelemente) für unsere Gesundheit hat man relativ spät erkannt. Wohl deshalb, weil die Mediziner sich zu sehr auf Vitamine und andere lebenswichtige Stoffe konzentrierten. »Die Medizin hat die Spurenelemente entdeckt«, schrieben vor nicht allzu langer Zeit einige Zeitschriften. Diese Feststellung ist in der Tat wahr. Besonders erfreulich ist, daß die vor Jahren stürmisch begonnene Mineralstoff-Forschung bereits jetzt Früchte trägt und sich immer mehr Ärzte und Heilpraktiker für eine spektrometrische Vollblutanalyse (Ermittlung der Mineralstoffe im Blut), einen Uro-Mineral-Test (Ermittlung der Mineralstoffe im Urin) oder für eine Haarmineralienanalyse entscheiden. Diese Tests sind nämlich wichtige diagnostische Hilfsmittel.

Die Medinziner haben erkannt, daß bei einem Zuviel oder Zuwenig bestimmter Mineralstoffe oder einer Verschiebung der Mineralstoffverhältnisse Störungen im Organismus auftreten, die durch Verabreichung von Mineralstoffen allein oder in Kombination mit anderen Behandlungsmaßnahmen behoben werden können. Heute wissen wir, daß eine ausreichende Versorgung mit Mineralstoffen lebenswichtig für die Lebewesen sind und daß Mineralstoffmangelerscheinungen in vielen Ländern weiter verbreitet sind als Vitaminmangelkrankheiten.

Im vorliegenden Buch versuche ich in verständlicher Weise aufzuzeigen, welche Funktionen die Mineralstoffe im Organismus entfalten, wie jedermann seine Gesundheit durch mineralstoffreiche Nahrungsmittel erhält, wie man sich vor Mineralstoffverlusten schützt und welche Gefahren von giftigen Spurenelementen ausgehen. Nach den großen Umweltkatastrophen (einschließlich Tschernobyl) dürfte gerade das Kapitel über giftige Spurenelemente auf großes Interesse stoßen. Sie erfahren insbesondere, welche Gesundheitsschäden die wichtigsten Schadstoffe verursachen und in welchen Nahrungsmitteln sich die meisten giftigen Elemente konzentrieren.

Schon beim Lesen der ersten Kapitel wird Ihnen auffallen, daß nicht nur euphorisch über die Wirkung der einzelnen Mineralstoffe berichtet, sondern auch auf mögliche Nebenwirkungen infolge falscher Dosierung oder Überempfindlichkeitsreaktionen oder gesundheitliche Störungen am Arbeitsplatz infolge Einatmen von Metallstäuben, hingewiesen wird.

Zum Schluß möchte ich denen ein herzliches Dankeschön aussprechen, die mich in meiner Arbeit unterstützt haben. Besonderer Dank gilt dem Verlag, der diese dritte, völlig überarbeitete Auflage erst ermöglichte.

Die Aufgaben der Mineralstoffe im menschlichen Körper

Die Zufuhr von Wasser und Nährstoffen ist für unser Leben von entscheidender Bedeutung. Ein Mangel oder Fehlen eines dieser Stoffe führt unweigerlich zu Gesundheitsstörungen und letztendlich zum Tode. Der Organismus benötigt die Grundnährstoffe *Fett, Eiweiß* und *Kohlenhydrate* und die ergänzenden Nährstoffe *Vitamine* und *Mineralstoffe* für den Baustoffwechsel (Aufbau von Körpergewebe) und für den Betriebsstoffwechsel (Energielieferung für die Lebensvorgänge).

Die für den Organismus notwendigen 21 Mineralstoffe (7 Mengen-, 14 Spurenelemente) sind beispielsweise am Aufbau von Knochen, Zähnen, Bindegewebe, Zellen, Enzymen und Hormonen sowie an der Produktion des Blut- und Muskelfarbstoffes beteiligt. Ohne Mineralstoffe (Elektrolyte) würden wir trotz reichlicher Wasserzufuhr »austrocknen«. Die Elektrolyte sind nämlich befähigt, Wasser im Körper zurückzuhalten. Andererseits wären die Mineralstoffe »für die Katz«, wenn kein Wasser zur Verfügung stünde. Wasser ist nämlich ein ausgezeichnetes Lösungs- und Transportmittel für Mineralstoffe, Vitamine und andere Stoffe. Ohne die in Wasser aufgelösten Mineralstoffe gäbe es keine Nervenreizleitung, keine Muskelbewegung, keine Blutgerinnung, keine Verdauung, kein Auf- und Abbau von Körpergeweben usw.

Mineralstoffe sind nicht nur an der Regulierung des Wasser- und Elektrolythaushaltes, sondern auch an der Regulation des Säure-Basen-Haushaltes beteiligt. Darüber werde ich in den ersten drei Kapiteln ausführlich berichten.

Wasser – Quelle des Lebens

Im Wasser entstand das Leben, im Wasser erfolgten die ersten Entwicklungsprozesse. Wie wir wissen, gibt es Organismen, die ohne Licht und ohne Sauerstoff auskommen, jedoch kein Lebewesen, das ohne Wasser existieren kann.

Der Wasserhaushalt mancher Pflanzen und Tiere ist enorm. So enthält die Weinbergschnecke bis zu 84% und Quallen bis 98% dieser Wasserstoff-Sauerstoff-Verbindung. Kakteen und Wolfsmilchgewächse weisen zwischen 85 und 95% Wasser auf. Denselben Wassergehalt haben saftige Früchte. Den höchsten Gehalt besitzen die Algen, nämlich 95–98%.

Der menschliche Organismus enthält 48–70% Wasser (Mittelwert 60%). Bezieht man den Wassergehalt auf die fettfreie Körpersubstanz, dann kommt ein einheitlicher Wassergehalt von 71–73% heraus. Mit zunehmendem Alter nimmt der Wassergehalt beim Menschen ab. Neugeborene bestehen noch zu 80% aus Wasser und die Leibesfrucht im 4. Monat sogar zu 93%.

Tödliche Austrocknung

Einige Tiere verstehen es meisterhaft, sich an einen Wassermangel anzupassen. So enthalten die Kamele in den Rückenhöckern oder die Fettschwanzschafe in ihren Körperenden reichlich an Fett gebundenes Wasser. Diese Tiere können deshalb längere Zeit ohne Wasser auskommen.

Kakteen und Wolfsmilchgewächse speichern während der feuchten Jahreszeit Wasser und geben dieses nur sehr sparsam an warmen Tagen ab. Dies wird durch besondere Einrichtungen ermöglicht, die sich an den Pflanzen befinden, wie wachsartige, harzige oder verkalkte Außenhaut, besonderes Wassergewebe in den Wurzeln, Blättern oder Stengeln. Hält die Trokkenperiode länger an, dann sterben auch diese Pflanzen ab. Es gibt jedoch Lebewesen, die einen erheblichen Zeitraum in völliger Trockenheit verleben können. Zu nennen wären insbesondere die Flechten, Moose und Farne. Völlig trockene Moosarten brachte man nach Wasserzufuhr in einem Herbarium zu neuem Leben. Auch niedere tierische Lebewesen können eine Trockenperiode überstehen. Den Weltrekord hält der chinesische Rüsselegel (*Ozobranchus*), der als Schmarotzer auf Schildkröten sein Dasein fristet. Nimmt die Schildkröte ein »Sonnenbad«, dann schrumpft der Egel zu einer kleinen Scheibe zusammen. 80% verliert der Egel dabei an Gewicht. Sobald die Schildkröte in das Wasser taucht, nimmt der Egel wieder Wasser auf und erreicht erneut seine ursprüngliche Form.

Der menschliche Organismus reagiert auf Wasserverlust sehr empfindlich. Bei einem Flüssigkeitsverlust von 3% reduzieren sich Speichelsekretion und Harnproduktion. Ab einer 5%igen Austrocknung zeigen sich Herzrhythmusstörungen, Steigerung der Körpertemperatur und Einschränkung der Leistungsfähigkeit. Bei 10%igem Wasserverlust wird der Mensch hilflos, er kann sich nicht mehr ohne fremde Hilfe fortbewegen. **Der Tod tritt ein, wenn 15 bis 20% Wasser verlorengehen.**

Warum zeigen sich diese Störungen? Bei Wassermangel wird das Blut dickflüssiger und transportiert weniger lebenswichtigen Sauerstoff. Auch Leber, Niere und Magen schränken immer mehr ihre Tätigkeit ein, da gerade diese Organe ausreichend Wasser benötigen, um ihre lebenswichtigen Aufgaben erfüllen zu können.

Es ist jetzt jedem verständlich, daß ein Mensch längere Zeit ohne Nahrung, aber nur kurze Zeit ohne Wasser auskommen kann.

Die Flüssigkeitsaufnahme hängt von vielen Faktoren ab. Arbeiter an Hochöfen zum Beispiel benötigen bis zu 10 l am Tag. Dagegen geben sich die sitzenden und leicht arbeitenden Menschen mit etwa 2,5 l zufrieden. In der Regel beträgt der Wasserbedarf etwa 35 g pro kg Körpergewicht in 24 Stunden. Wir nehmen täglich etwa 1,5 l Wasser aus Getränken und etwa 0,8 l aus Speisen auf. Im Organismus entsteht durch Abbauprozesse – die meisten Nahrungsmittel werden zu Kohlendioxid und Wasser »verbrannt« – sogenanntes Oxidationswasser (ca. 0,35 l). Die Wasserabgabe setzt sich wie folgt zusammen: 1,5 l Harn, 0,45 l durch die Haut, 0,55 l durch die Lungen und 0,15 l durch den Kot. Wasseraufnahme und Wasserabgabe halten sich unter normalen Umständen in etwa die Waage.

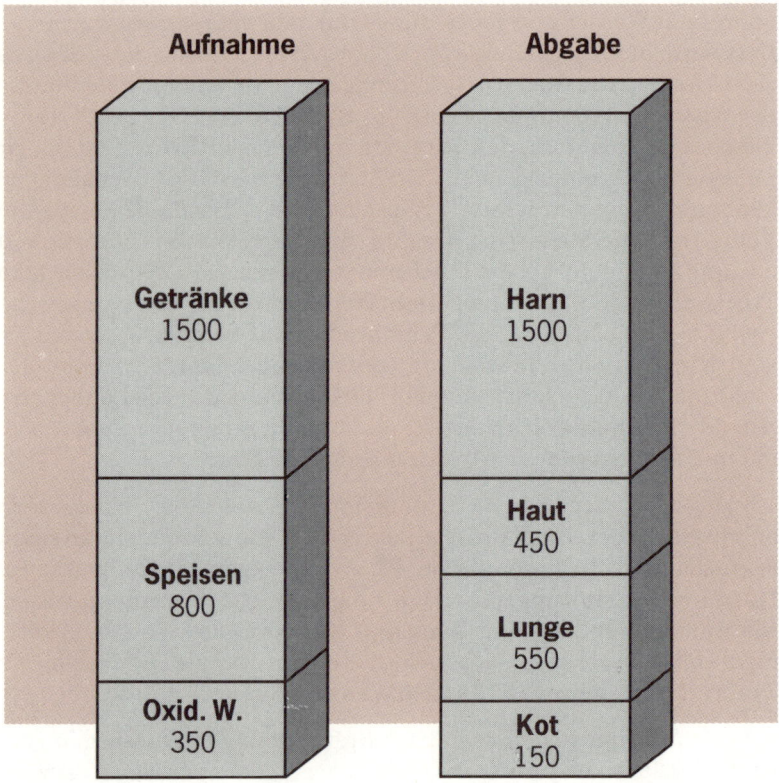

Abb. 1   Durchschnittliche tägliche Wasseraufnahme und Wasserabgabe (in ml) eines erwachsenen Menschen (Oxid. W. = Oxidationswasser).

=== Die Aufgaben des Wassers

Wasser ist nicht nur zum Trinken oder Waschen da. Es dient hauptsächlich als **Lösungs-** und **Transportmittel** für Nährstoffe, Enzyme, Hormone und Stoffwechselprodukte. Ohne Wasser gäbe es keinen Transport des Nahrungsbreis durch den Verdauungstrakt, keine Nahrungsaufspaltung durch die enzymhaltigen Verdauungssäfte, keine Aufnahme und keinen Transport der lebenswichtigen Nährstoffe (Mineralstoffe, Spurenelemente, Vitamine, Zucker, Fett- und Eiweißbestandteile) über die Lymphe und das Blut zu den Organen und Zellen. Es ist unglaublich, aber wahr: Täglich werden bis zu 9 l Flüssigkeit in den Verdauungstrakt abgegeben. Davon entfallen 1,5 l auf den Speichel, 2,5 l auf den Magensaft, 1 l auf den Gallensaft, 0,7 l auf die Bauchspeicheldrüsenabsonderung und 3 l auf den Darmsaft. Diese enorme Flüssigkeitsmenge geht keinesfalls verloren, der Körper verwendet das »kostbare Naß« wieder zur Bildung neuer Verdauungssäfte.

Die *Niere* benötigt täglich etwa 1,5 l Wasser, um Stoffwechselprodukte (Harnstoff, Harnsäure) und überschüssige Mineralstoffe und Vitamine auszuscheiden. Steht der Niere immer weniger Wasser zur Verfügung, dann kann folgendes passieren: Die Stoffwechselprodukte stauen sich im Blut, und die Nierenkanälchen werden geschädigt. Die Niere ist also unser »Entschlackungsorgan« Nr. 1. Sie leistet Schwerstarbeit. Täglich müssen aus 1500 l Blut, das durch die Nieren gepumpt wird, 1,5 l Wasser mit den darin gelösten Stoffwechselprodukten entzogen werden.

Wasser kann jedoch noch viel mehr. Es ist auch an der **Regulierung des Wärmehaushalts** beteiligt. Die Wärmeabgabe erfolgt dabei durch Wasserverdunstung. Pro Tag verdunstet ein erwachsener Mensch durch die 2 Millionen Schweißdrüsen der Haut und zusätzlich über die Lunge etwa ein Liter Wasser. Bei Hochofenarbeitern und Hochleistungssportlern können täglich über 4 l Schweiß gebildet werden. Der Schweiß kühlt beim Verdunsten die Haut und entzieht dem Körper Wärme.

=== Durst – lebenswichtiges Signal unseres Körpers

Wir wollen uns fragen: Was passiert im Körper, wenn wir zuwenig trinken? Es kommt zu einem *Wassermangel* im Organismus. Dieser führt zu einer *Erhöhung der Mineralsalzkonzentration* (genauer gesagt Elektrolytkonzentration) im Blut und zu einer *Abnahme des Blutvolumens*. Nervenzellen im Durstzentrum des Zwischenhirns sprechen auf diese Konzentrationsveränderungen an und signalisieren das Körpergefühl »Durst«. Darüberhinaus reagieren Volumenrezeptoren (Rezeptor = Reizempfänger) im linken Herzhof auf eine Volumenveränderung und melden dies dem Durstzentrum. Auch sind einige Hormone an der Auslösung des Durstes beteiligt.

Durst macht sich durch ein Zusammenziehen der Speiseröhre und eine »trockene Kehle« bemerkbar. Dieses Signal bedeutet: »Sofort Blut verdünnen!« Durch Trinken wird dieser »Befehl« ausgeführt.

Haben wir jedoch kräftig »einen über den Durst getrunken«, dann erfolgt eine erhöhte Wasserabgabe über die Haut, Lunge und Niere. Die Niere, Hauptregulationsorgan des Wasserhaushaltes, arbeitet nach erhöhter Wasserzufuhr auf Hochtouren und scheidet vermehrt verdünnten Harn aus. Bei Wassermangel wird demzufolge weniger, dafür konzentrierter, Harn ausgeschieden. Die Ausscheidung via Niere unterliegt einer hormonellen Steuerung. Maßgebend ist das *Vasopressin* (ADH = Antidiuretische Hormon, Antidiuretin), das im Hinterlappen der Hirnanhangdrüse gebildet wird.

Das Durstgefühl ist übrigens bei Kindern stark und bei älteren Menschen schwach ausgeprägt. Aus diesem Grunde trinken Kinder viel und der ältere Mensch weniger.

Störungen im Wasserhaushalt

Durch Störungen im Wasserhaushalt entstehen entweder Wassermangelzustände oder ein Wasserüberschuß. **Ursachen für einen Wassermangelzustand** sind folgende: unzureichende Flüssigkeitszufuhr bei desorientierten Patienten, hohe Schweißverluste ohne ausreichende Flüssigkeitszufuhr, Durchfälle, Erbrechen, Verbrennungen, Blutungen, Nierenschwäche, Störung des Durstempfindens und gesteigerte Wasserabgabe, wie dies z. B. bei der Wasserharnruhr der Fall ist. Die *Wasserharnruhr* entsteht durch eine Verletzung des Zwischenhirns. Die Folge ist die mangelhafte Bildung des Vasopressins (ADH). Die Patienten leiden unter einer vermehrten Harnausscheidung, da die Niere durch das fehlende oder zu wenig produzierte Hormon (ADH) nicht veranlaßt wird, das Wasser im Organismus zurückzuhalten. Außerdem tritt ein abnormes Durstgefühl auf. Es wird berichtet, daß tägliche Harnmengen von 15 bis 20 l bei dieser Krankheit keine Seltenheit sind. Die ständige Zufuhr von großen Flüssigkeitsmengen wirkt in diesem Fall lebensrettend. Wird das abnorme Durstgefühl bei Kindern nicht erkannt, können bleibende Hirnschäden auftreten. Die Krankheit wird heute durch Gaben des erwähnten Hormons behandelt.

Bei Schiffbrüchigen, die Meerwasser trinken, kann es auch zu einem Wasserverlust kommen, da für die Ausscheidung von 500 ml Meerwasser zusätzlich 300 ml Körperwasser benötigt werden.

Wie macht sich ein Wassermangel bemerkbar? Neben dem erwähnten abnormen Durstgefühl zeigen sich Gewichtsabnahme, Austrocknung der Haut und Schleimhäute, verminderte Speichelproduktion, verminderte Harnproduktion, Blutdruckabfall, Herzrhythmusstörungen, Halluzinationen, Delirien, Krampfanfälle.

Ursachen für einen Wasserüberschuß sind folgende: exzessive Wasserzufuhr infolge Psychosen, Darmspülungen mit mineralsalzfreien (elektrolytfreien) Lösungen, Blutverlust, Leberschrumpfung, Herzschwäche, Nierenschwäche, Lungenerkrankungen, Gehirnerkrankungen. **Auch Medikamente können Wasser im Organismus »zurückhalten«.** Nennen möchte ich Morphin, Barbiturate, Sulfonylharnstoffe, Cyclophosphamid, Carbamazepin, Clofibrat, Vincristin, Chlorpropamid. Bei Wasserüberschuß nimmt das Körpergewicht zu, es bilden sich in vereinzelten Fällen Ödeme (= krankhafte Ansammlung von Flüssigkeit in den Lymphspalten der Gewebe); das Gesicht ist aufgedunsen.

Erste Anzeichen eines Wasserüberschusses sind Müdigkeit, Schwäche, Appetitlosigkeit, Übelkeit und Erbrechen. Später zeigen sich Durchfälle, Muskelkrämpfe, Muskelzuckungen, Kopfschmerzen, Ruhelosigkeit, Apathie, Verwirrungszustände und Krampfanfälle.

Trinken Sie reichlich

»Wer viel trinkt, wird fünf Jahre älter«. Diese Schlagzeile – durch eine Untersuchung zweier amerikanischer Ärzte ausgelöst – verursachte Anfang März 1988 einiges Schmunzeln, da viele der Ansicht waren, jetzt dürfe man ohne Gefahr einen mächtig über den Durst trinken. Der Leser wurde jedoch im Text aufgeklärt. Nicht Alkohol, sondern Wasser war gemeint. Das reichliche Trinken von Flüssigkeit ist besonders bei älteren Menschen über 60 Jahre in der Tat wenig ausgeprägt, da oft das natürliche Durstgefühl reduziert ist. Mediziner empfehlen *etwa 2,5 l täglich* in Form von gesundem Leitungswasser, Mineralwasser, Fruchtsäften ohne zusätzlichen Zuckerzusatz, Gemüsesäften oder Kräutertees. Durch die vermehrte Zufuhr werden die Nieren »gespült«, Stoffwechselprodukte schneller ausgeschieden und der Bildung von Nieren- und Blasensteinen vorgebeugt.

Viel trinken soll man besonders bei schweißtreibender Tätigkeit, Durchfall, Gicht, Erkältungskrankheiten und Verstopfung. Wichtig dabei ist, daß auch die *richtige* Flüssigkeit konsumiert wird. Hier einige Beispiele:

Gicht   Harnsäurekristalle lagern sich in den Gelenken und Knorpeln ab. Die Ablagerungen verursachen Schmerzen und Gewebezerstörungen. Empfohlen wird eine fleischarme Kost und eine tägliche Flüssigkeitszufuhr von 3 l. Hier bieten sich mineralstoffreiche Kräutertees (Brennessel, Löwenzahn, Bohnenschalen, Zinnkraut), Gemüsesäfte und Mineralwässer an.

Rheumatische Erkrankungen   Diese sprechen gut auf eine »Entschlackung« an. Kräutertees, Pflanzensäfte (Brennessel, Löwenzahn), Mineralwässer, Obst- und Gemüsesäfte, Molke sind sehr zu empfehlen.

Erkältungskrankheiten   Die Aufnahme größerer Mengen heißer Getränke verursacht eine vermehrte Schweißbildung. Schleimhäute bleiben feucht und das Schleimhautsekret flüssig. 3 l Flüssigkeit (Tee, Mineralwasser, Obst- und Gemüsesäfte) täglich sind angebracht.

Verstopfung   Neben einer nahrungsfaserreichen Kost (Vollkornprodukte, Gemüse, Trockenobst, Sauerkraut) sollte über den Tag verteilt ausreichend Flüssigkeit aufgenommen werden. Gerade bei Verstopfung sollte zur Erweichung des Dickdarminhaltes ausreichend getrunken werden. Empfehlenswert sind 2 bis 2,5 l pro Tag. Zur Deckung des Flüssigkeitsbedarfes eignen sich vorzüglich Fruchtsäfte und sulfatreiche Mineralwässer.

Bluthochdruck   Patienten mit hohem Blutdruck sollten natriumarme Speisen und Getränke aufnehmen. Ein Zuviel an Natriumverbindungen bewirkt einen Anstieg des Blutdruckes. Natriumarme Mineralwässer sind evian, Volvic, Römerquelle.

Harnwegsinfektionen und Steine   Die verstärkte Durchspülung der ableitenden Harnwege ist positiv. Durch Diät und Zufuhr eines geeigneten Mineralwassers kann die Entstehung von steinbildenden Harnbestandteilen reduziert werden. Bei Harnsäure-, Xanthin- und Zystinsteinen eignen sich besonders Natrium-Hydrogenkarbonat-Wässer und Natrium-Magnesium-Kalzium-Hydrogenkarbonat-Säuerlinge. Diese wirken auf den Harn neutralisierend bzw. alkalisierend. Darüberhinaus wirkt Kalzium entzündungshemmend. Bei Kalziumoxalat-, Kalziumphosphat- und Kalziumkarbonatsteinen sind magnesiumhaltige Wässer angebracht. Magnesium verhindert die Kalziumoxalatausfällung.

Noch einige Worte zu **Trinkkuren**. Durch eine vierwöchige Trinkkur (unter ärztlicher Aufsicht) werden nicht nur lokale Wirkungen erreicht, sondern auch umfangreiche Umstellungen im Organismus ausgelöst. DR. GUTENBRUNNER empfiehlt Trinkkuren bei Erkrankungen der Niere und ableitender Harnwege, der Verdauungsorgane und bei Stoffwechselerkrankungen als unterstützende Therapie.

Zu Trinkkuren wird auch Meerwasser (aus geeigneten Tiefen aus dem Nordatlantik gepumpt) herangezogen. Eine Meerwassertrinkkur hat sich bei gewissen Formen von Magen-, Darm-, Galle-, Leber- und Stoffwechselkrankheiten bewährt.

══ Was ist gesünder: Weiches oder hartes Wasser?

Bevor ich die Frage beantworte, möchte ich einige Worte über die Wasserhärte sagen. Im Wasser sind die unterschiedlichsten Mineralsalze gelöst. Die Kalzium- und Magnesiumsalze (Chloride, Sulfate, Hydrogenkarbonate) im Wasser bezeichnet man als Härtebildner. Je härter ein Wasser ist, umso mehr Salze sind gelöst. Sehr weich ist Regen- und Talsperrenwasser, ferner Quellwasser in niederschlagsreichen Gegenden und Wasser in Gesteinen von geringer Löslichkeit (Granit, Gneis). Härter ist Wasser aus niederschlagsarmen Gebieten und solches Wasser, das durch Kalk- und Gipsschichten durchgesickert ist. Die Kennzeichnung des Wassers erfolgt in Härtegraden (s. Tab. 1).

Die früher oft geäußerte Behauptung, hartes, also mineralstofffreiches Wasser, schütze vor Herzinfarkt, wurde von deutschen Wissenschaftlern schon vor Jahren widerlegt. Die neueste Studie (1989) stammt von STRAIN und MCVEIGH, University of Ulster at Jordanstown, Newtownabbey,

---

Tab. 1   Einteilung der Wässer in Härtegrade

Bereich 1:	weich	7°	(1,3 mmol/l)*
Bereich 2:	mittelhart	7–14°	(1,3–2,5 mmol/l)
Bereich 3:	hart	14–21°	(2,5–3,8 mmol/l)
Bereich 4:	sehr hart	>21°	(>3,8 mmol/l)

* 1 °d entspricht 10,0 mg Kalziumoxid bzw. 7,19 mg Magnesiumoxid. Heute benutzt man die Bezeichnung Millimol pro Liter.
1 mmol = 24,312 mg Magnesium bzw. 40,18 mg Kalzium/Liter.

Nordirland. Dieser Landesteil bietet sich für eine Untersuchung geradezu an, weil dort die meisten Todesfälle infolge Herz-Kreislauferkrankungen zu verzeichnen sind. Schon lange wurde vermutet, daß weiches Trinkwasser die Hauptursache ist. Eine Trinkwasseruntersuchung brachte folgende Fakten: niedriger Gehalt an Kalzium, Magnesium, Kupfer und Zink; hoher Gehalt an Eisen und Mangan. Die Forscher vermuten, daß auch die bisher wenig beachteten Mineralstoffe im Wasser eine Rolle spielen. So könnten beispielsweise hohe Manganwerte und ein Kupfermangel an der vermehrten Erkrankungszahl an Herz-Kreislauferkrankungen beteiligt sein. STRAIN meint, die Ergebnisse in dieser Studie erklären nicht die geografischen Unterschiede bezüglich Herzkrankheiten durch Unterschiede von Mineralstoffen im Trinkwasser.

Die Frage, ob weiches oder hartes Wasser gesünder sei kann man noch nicht abschließend beurteilen. Die Untersuchungen sind doch sehr widersprüchlich. Auf jeden Fall sollten wir hartes Wasser bevorzugen. Liefert doch dieses eine gehörige Portion Mineralstoffe und beugt Mangelerscheinungen vor.

≡ Ohne Elektrolyte läuft gar nichts!

Für den Ablauf vitaler Vorgänge ist ein definierter Elektrolytbestand des Organismus Voraussetzung. Die Regulation der Elektrolyte steht im engen Zusammenhang mit dem Wasserhaushalt. Ohne ausreichende Wasserzufuhr könnte der Organismus die zugeführten Mineralstoffe nicht verwerten, und ohne ausreichende Mineralstoffgabe könnte er das Wasser nicht »binden«. Fein abgestimmte Regulationssysteme sorgen dafür, daß der Wasser- und Elektrolythaushalt im Gleichgewicht stehen. Werden die Regulationssysteme überfordert oder durch Krankheiten geschwächt, dann ist der Organismus nicht mehr in der Lage, bei Entzug oder Zugabe von Wasser oder Mineralstoffen ein Gleichgewicht herzustellen. Dies hat für den Menschen schwere gesundheitliche Störungen zur Folge.

≡ Was ist ein Elektrolyt?

Die Mineralstoffe liegen in der Natur hauptsächlich als Salze vor. Sobald wir diese Verbindungen in Wasser auflösen, zerfallen diese in *Ionen* (z. B. zerfällt Kochsalz, also Natriumchlorid, in Natrium-Ionen und Chlorid-Ionen). Ein Elektrolyt ist also ein Stoff, der in wäßriger Lösung in Ionen zerfällt. Das Wort Ion leitet sich von der Wanderung im elektrischen Feld her. Man unterscheidet Anionen, die im elektrischen Feld zur Anode wandern und negativ geladen sind und Kationen, die eine positive Ladung besitzen und im elektrischen Feld zur Kathode wandern.

Ein Beispiel soll diesen Vorgang, den man *Elektrolyse* nennt, demonstrieren. Taucht man zwei Kohlestifte (Elektroden) in eine Kupfersulfatlösung und verbindet den einen Stift (Anode) mit dem Pluspol und den anderen (Kathode) mit dem Minuspol einer Batterie, dann scheidet sich metallisches Kupfer an der Kathode ab, während sich an der Anode die Sulfationen niederlassen und durch weitere Umsetzung schließlich Sauerstoff gebildet wird (s. Abb. 2).

Zu den wichtigsten für den Organismus notwendigen Kationen zählt man Kalium, Natrium, Kalzium, Magnesium und zu den Anionen Chlorid, Hydrogenkarbonat, Phosphat, Sulfat, Jodid, Fluorid.

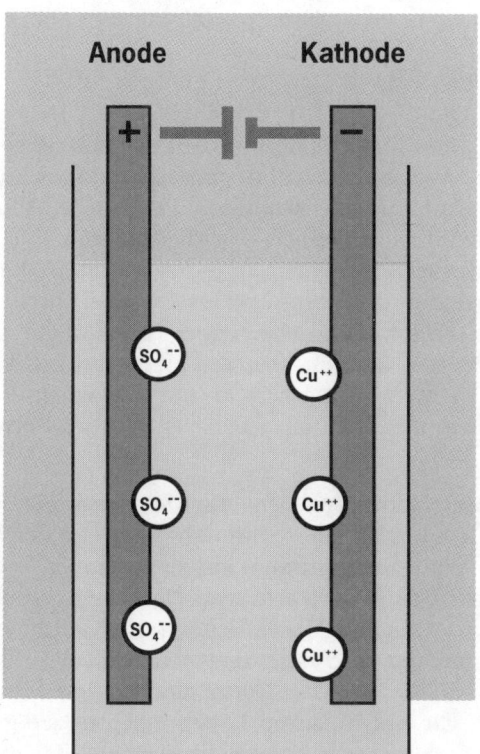

Abb. 2   Vorgang der Elektrolyse. Die positiv geladenen Kupferionen (Cu^{++}) wandern zur Kathode und die negativen Sulfationen (SO_4^{--}) zur Anode.

▬ Elektrische Ströme im Organismus

Chemisch reines Wasser leitet den Strom nicht. Sobald wir etwas Kochsalz oder andere Salze auflösen, dann wird das Wasser leitfähig. Der Strom wird also durch diese elektrisch geladenen Teilchen weitergeleitet. Die Elektrolyte sind besonders für das Funktionieren des körpereigenen »Elektrizitätswerkes« verantwortlich. Ohne Elektrolyte wäre auf jeden Fall kein Leben denkbar. Wie entstehen diese elektrischen Ströme in uns? Werden bestimmte Ionen von ihren Partnern durch eine Membran getrennt, dann bildet sich ein *Konzentrationsgefälle zwischen Zellinnerem und Umgebung*, so daß ein elektrisches Spannungsgefälle auftritt. Dieses Gefälle kann mit empfindlichen Meßinstrumenten ermittelt werden. Durch diese »Einrichtung« wird unsere gesamte Nervenreizleitung erst ermöglicht. Je nach Erregungszustand kann das Spannungsgefälle zwischen 60 Millivolt negativer und 60 Millivolt positiver Ladung schwanken.

▬ So funktioniert die Ionenpumpe

Wie kommt diese Spannung zustande? Auf der positiv geladenen Oberfläche der Nervenfaser befinden sich Natrium-Ionen, innen sind dagegen Kalium-Ionen. Der Zellinnenraum ist negativ geladen (s. Abb. 3). Die Kalium-Ionen können die Zellwand relativ leicht passieren und werden durch die Anziehung des negativen Innenraumes festgehalten, denn sonst würden sämtliche Kalium-Ionen den Raum verlassen. Die Natrium-Ionen sind dagegen »Außenseiter«- Sie wollen liebend gerne auch in die »geheiligten« Räume der Zelle eintreten, können aber die Membran nicht so ohne weiteres durchdringen. Die Membran ist zwar nur wenige hunderttausendstel Millimeter dick, aber sie bildet ein unüberwindliches Bollwerk für die Natrium-Ionen.

Der bekannte Autor VOGT vergleicht die Membran mit einer Absperrkette von Polizisten bei einem Staatsbesuch. Um den Vorgang »Natriumpumpe« bzw. »Ionenpumpe« gut zu verstehen, wollen wir das Beispiel »Staatsbesuch« weiterführen: Bei einem Staatsbesuch dürfen nur wenige erlauchte Persönlichkeiten (Kalium-Ionen) in die festlichen Räume, um am Festbankett teilzunehmen. Tausende (Natrium-Ionen) warten vor den Toren und wollen am liebsten auch in den Saal. Einmal in ihrem Leben möchten sie gerne ein tolles Menü einnehmen oder mit den Politikern auf »Tuchfühlung« kommen. Das Volk wird jedoch durch eine lebende Absperrkette (Membran) ferngehalten.

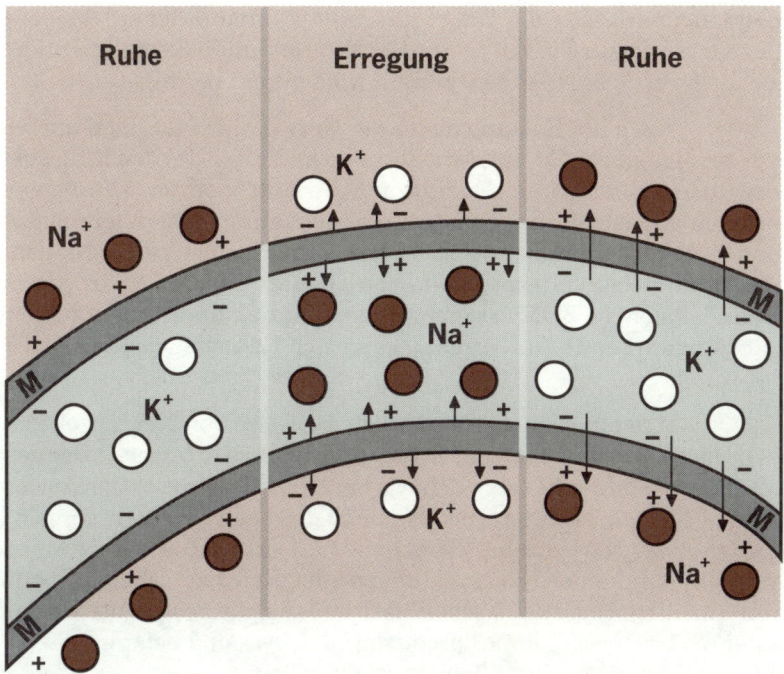

Abb. 3   So funktioniert die »Ionenpumpe«. Die Abbildung zeigt eine Nervenfaser im Ruhezustand (links), in der Erregungsphase (Mitte) und wieder im Ruhezustand (rechts). Die
hellen Kreise stellen Kaliumionen, die dunklen Natriumionen dar; M = Membran.
Erklärung im Text.

Kehren wir wieder zurück zu unserer Nervenfaser. Sobald ein
elektrischer, chemischer oder mechanischer Reiz auf die Nervenzelle trifft,
wird die vorher undurchdringliche Membran für Natrium-Ionen etwa
500mal durchlässiger. Die Natrium-Ionen stürzen in das Zellinnere und
treiben die Kalium-Ionen nach außen (s. Abb. 3). Im Moment der Reizung
wird die Außenhaut negativ und das Zellinnere positiv. Der Ionenaustausch
geht innerhalb von Millisekunden (tausendstel Sekunden) vonstatten. Die
Membran wird bei diesem Vorgang keinesfalls zerstört. Sie ist mit der
erwähnten Absperrkette vergleichbar. Das nachdrängende Publikum kann
die Kette nicht durchbrechen, jedoch entstehen Schwachstellen, und ein Teil
(Natrium-Ionen) schlüpft durch und erreicht die Innenräume. Die an der
Tafel sitzenden Personen (Kalium-Ionen) ergreifen beim Anblick der »Inva-
soren« die Flucht und werden kurze Zeit zu »Emigranten«. Nach Beruhigung

der Lage verlassen die Unerwünschten (Natrium-Ionen) wieder freiwillig den Ort oder werden mit vereinten Kräften hinauskomplimentiert, und die Erlauchten (Kalium-Ionen) kehren wieder an ihre Plätze zurück.

Nach der Reizung bleibt der Nerv 8 Millisekunden unerregbar, bis der ursprüngliche Zustand wiederhergestellt ist. Um den Ruhezustand wieder zu erreichen, muß Energie aufgewandt werden. Die Natrium-Ionen müssen wieder hinausgepumpt und die Kalium-Ionen hereingezogen werden (s. Abb. 3). Die Energie wird von energiereichen Verbindungen geliefert, die in den Zellen gespeichert werden und bei Bedarf in Aktion treten. Befindet sich die Zelle in einem Ruhepotential, dann ist sie zu neuen Taten (Reizungen) bereit. Der Vorgang kann sich 120mal in der Sekunde(!) wiederholen.

Wie pflanzen sich eigentlich die Reize von Nervenzelle zu Nervenzelle fort, um schließlich das Empfangsorgan zu erreichen? Der geschilderte »Natrium-Einbruch« setzt sich wie bei einer Kettenreaktion an den benachbarten Nervenzellen fort, bis das Ende des Neuriten (Erregungen leitender Fortsatz der Nervenzelle) erreicht wird. Dort muß der Reiz weitergegeben werden. Um keine »Rückmeldungen« der Reize zu erhalten, befinden sich nur an einem Ende der Nervenfaser Drüsen, die bestimmte Hormone, sogenannte »Überträgerstoffe« produzieren. Diese sind befähigt, die elektrische Erregung an die nächste Zelle weiterzugeben.

___   *Fein abgestimmte Elektrolytzusammensetzung*

Aus Abbildung 4 ist ersichtlich, daß das Blutplasma und die zwischen den Zellen befindlichen Flüssigkeiten (extrazelluläre Flüssigkeit) nahezu dieselbe Elektrolytzusammensetzung haben. In den Zellen herrschen dagegen andere Verhältnisse. Der auffallendste Unterschied ist der hohe Kalium- und Phosphatgehalt. Die Zellen besitzen die Fähigkeit, Kalium anzureichern. Der aktive Transport von Ionen in die Zellen oder aus den Zellen erfolgt durch die besprochenen »Ionenpumpen«. Ohne Elektrolyte kann die extrazelluläre Flüssigkeit weder gebildet noch zurückgehalten werden. Wir würden ohne diese Elektrolyte quasi austrocknen. Der Ersatz von Natrium in diesen Flüssigkeiten durch Kalium wird nur in geringem Umfang vertragen. Es ändert sich dadurch das elektrische Potential sowie die Erregbarkeit von Nerven und Muskeln und führt bei kritischen Mengen zum Herzstillstand.

Wie kann nun die Zelle zwischen *Kalium-Ionen* und *Natrium-Ionen* unterscheiden? Der Mechanismus ist noch nicht geklärt. Man vermutet, daß

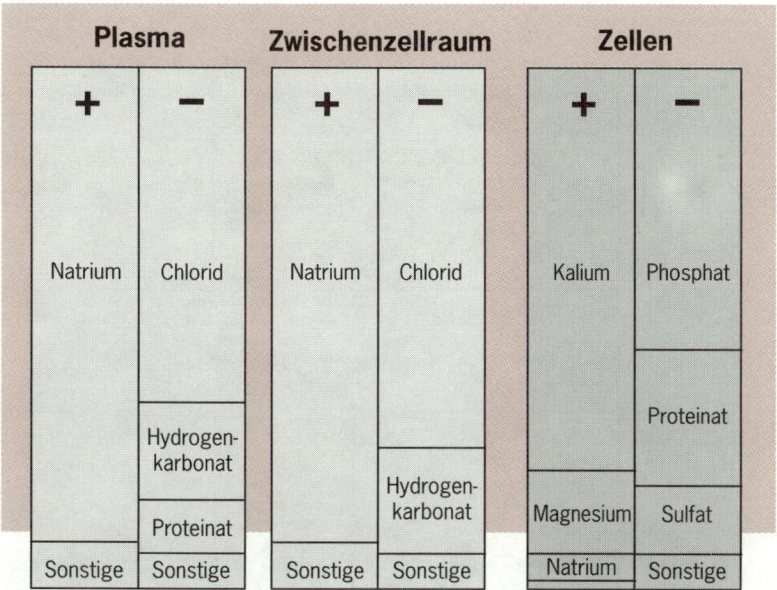

Abb. 4   Säulendiagramme zur Wiedergabe der Elektrolytzusammensetzung von Blutplasma
(links), Flüssigkeit im Zwischenzellraum (Mitte) und der Flüssigkeit innerhalb der
Zellen (rechts).

es in der Membran Überträgerstoffe, sogenannte Carrier, gibt, die Kalium-
Ionen, Natrium-Ionen und andere Ionen binden und den Transport durch
die Zellwand ermöglichen.

Regulierung der Ionenkonzentration

Das Wasser und auch die darin gelösten Mineralsalze werden im
Körper ständig ausgetauscht, und zwar zwischen Zellinnerem und Zellum-
gebung, zwischen Kapillaren und Lymphraum. Dieser Vorgang wird durch
die Osmose ermöglicht. Der osmotische Druck, der durch Wasserverschie-
bungen und durch die Tätigkeit der Nieren konstant gehalten wird, ist
wiederum von der **Mineralsalzkonzentration** in den Körperflüssigkeiten
abhängig. Je konzentrierter eine Lösung ist, desto größer der osmotische
Druck! Zwischen innerem und äußerem Milieu der Zelle sowie zwischen den
Zellstrukturen befindet sich eine teildurchlässige Membran. Wasser und

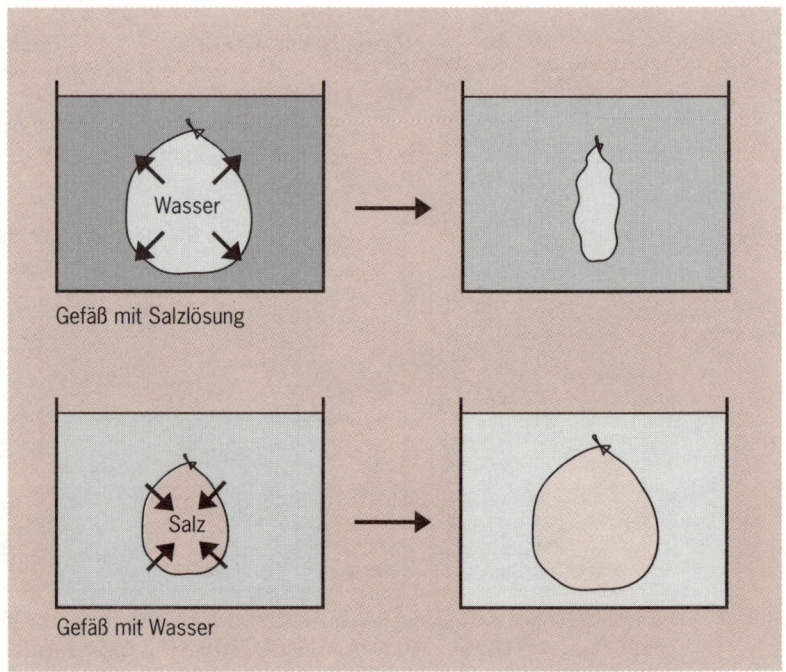

Abb. 5   Prinzip der Osmose am Beispiel einer mit Wasser oder Salzlösung gefüllten Schweinsblase. Erklärung im Text.

kleine Moleküle bzw. Ionen können diese Membran durchdringen. Durch die Osmose wird so lange Wasser in die »konzentrierte« Lösung herübergezogen, bis ein Gleichgewicht entsteht.

Die Osmose wird verständlich, wenn wir uns anhand von Abbildung 5 ein altes Schulexperiment in Erinnerung rufen: Mit großem Staunen verfolgten wir Schüler das Osmoseexperiment, das uns der Physiklehrer vorführte. Der Experimentator legte eine mit Wasser gefüllte Schweinsblase in eine Salzlösung. Nach geraumer Zeit schrumpfte die Blase. Es wurde uns erklärt, daß Wasser durch die teildurchlässige Blasenwand in die umgebende Salzlösung dringt und zwar so lange, bis sich ein Gleichgewicht einstellt. Anschließend füllte unser Lehrer die Blase mit Salzlösung und brachte diese ins Wasser. Die Folge war, daß sich die Blase sehr stark ausdehnte und schließlich platzte. Wasser drang durch die Blasenwand in die Salzlösung und verringerte die Salzkonzentration so lange, bis sich ein Gleichgewicht zwischen innen und außen einstellte. Nach dieser eindrucksvollen Vorführung verstanden wir alle den Vorgang der Osmose.

Die Konzentration aller osmotisch wirksamen Teilchen wird im Blutplasma und damit auch in allen anderen Körperflüssigkeiten konstant gehalten. Geregelt wird die Konzentration von einem Teil des Zwischenhirns, dem *Hypothalamus*. Hier befinden sich sogenannte *Osmorezeptoren*, die die osmotische Konzentration genau überwachen. Bei einem Anstieg der Konzentration wird vermehrt das Hormon *Vasopressin* (ADH, siehe S. 12) gebildet. Es fördert die Wasserrückresorption in der Niere. Infolge der verminderten Wasserausscheidung sinkt die osmotische Konzentration. Der Regulationsmechanismus ist sehr empfindlich. Bereits bei einem Anstieg des osmotischen Druckes von 1% wird verstärkt Vasopressin ausgeschüttet.

—— *So wird der Natrium-Haushalt geregelt*

Die Regelung der Natrium-Ionenkonzentration erfolgt über einen mehrstufigen Prozeß, der von der Niere seinen Ausgang hat. Sobald sich im Blut oder in den anderen Körperflüssigkeiten ein Natrium-Ionenmangel bemerkbar macht, wird von bestimmten Nierenzellen das Gewebshormon *Renin* freigesetzt, das die Bildung von *Angiotensin* veranlaßt. Sobald das Angiotensin entsteht, wird die Freisetzung des Mineralkortikoids *Aldosteron* aus der Nebennierenrinde stimuliert. Dieser Stoff fördert die Rückresorption von Natrium-Ionen, sorgt also dafür, daß weniger Natrium-Ionen ausgeschieden werden. Funktioniert dieser Vorgang nicht, dann kann eine *Hyponatriämie*, also ein Natriummangel entstehen. Auch bei bestimmten Krankheiten, bei intensivem Gebrauch von »Entwässerungsmitteln«, ferner bei Erbrechen, Durchfällen und starkem Schwitzen kann eine Hyponatriämie auftreten. Wird dagegen zuviel Natrium zurückgehalten, dann bildet sich eine *Hypernatriämie*. Die Folgen sind auch hier nicht unerheblich. Man beobachtet Ödeme, Bluthochdruck, Gewichtszunahme und Muskelschwäche.

—— *Die Niere reguliert den Kalium-Haushalt*

Der Kalium-Haushalt wird durch die Niere reguliert. Bei Überschuß von Kalium-Ionen werden die »Schleusen« der Nieren für Kalium-Ionen durchlässiger, und Kalium wird vermehrt mit dem Harn ausgeschieden. Hier kontrolliert das *Aldosteron* diesen Vorgang. Bei Kaliummangel erfolgt in den Nieren eine Rückresorption von Kalium-Ionen, so daß nur eine minimale Kalium-Ionenausscheidung zu beobachten ist. Eine Kaliumzurückhaltung wurde bei einem gesunden Organismus bisher noch nicht ermittelt. Sogar bei einer Kaliumverarmung wird Kalium weiter ausgeschieden. Bei bestimmten Krankheiten (z. B. Nierenschwäche) entsteht die *Hyperkaliämie* (Vermehrung des Kaliumgehaltes des Blutserums) die u. a. durch Verwirrtheitszustände, Apathie und Herzstörungen gekennzeichnet ist. Vermindert sich der Kaliumgehalt, dann entsteht die *Hypokaliämie*. Diese entsteht durch längeres Erbrechen, Durchfälle, Abführmittelmißbrauch. Muskelschwäche, Blutdrucksenkung, Herzstörungen, Verstopfung sind die Folgen (siehe S. 49 f).

— Regulation des Kalzium- und Magnesium-Haushaltes

Die Kalzium-Ionenkonzentration und Phosphatkonzentration wird durch das in den Nebenschilddrüsen gebildete *Parathormon* geregelt. Dieses Hormon fördert die Aufnahme von Kalzium aus dem Darmtrakt; in der Niere hemmt es primär die Rückresorption des Phosphats, so daß die Phosphatausscheidung gesteigert wird. Sekundär kommt es zu einem verzögerten Kalziumspiegelanstieg im Blut. Außerdem kann das Hormon je nach Bedarf Kalzium und Phosphat aus den Knochen mobilisieren. Als Gegenspieler tritt das *Thyreocalcitonin* der Schilddrüse in Erscheinung (Hemmung der Freisetzung von Kalzium und Phosphat aus den Knochen).

Um – je nach Bedarf – Resorption und Ausscheidung von Magnesium zu erhöhen oder zu erniedrigen, kann Magnesium aus Geweben mobilisiert werden. Es wurden magnesiumbindende Kontaktstellen (Rezeptoren) in der Leber nachgewiesen. Über die Nerven wird von dort eine Drüse, die *Hypophyse*, angeregt. Diese bewirkt über Hormonsekretion eine Änderung der Magnesiumausscheidung der Niere. Es sind jedoch noch andere Hormonsysteme an der Regulation beteiligt: Eine Erhöhung der Magnesiumausscheidung wird durch die Hormone *Somatotropin, Aldosteron, Adiuretin*, durch *Schilddrüsenhormone* sowie *Gluko-* und *Mineralkortikoide* erreicht. Zu einer Senkung des Serum-Magnesium-Spiegels tragen *Glukagon* (Hormon, das in der Bauchspeicheldrüse gebildet wird), *Östrogene* und *Insulin* bei.

— *Auch Verdauungssäfte sind Elektrolytlösungen*

Auch Verdauungssäfte sind Elektrolytlösungen. Der saure Magensaft enthält überwiegend Wasserstoff-, Natrium- und Chlorid-Ionen, während das basische Sekret der Bauchspeicheldrüse Natrium-, Hydrogenkarbonat- und Chlorid-Ionen enthält.

Wie schon beim Wasserhaushalt erwähnt, werden täglich 9 l Verdauungssekrete mit den entsprechenden Elektrolyten in den Verdauungskanal gebracht. Diese großen Mengen an Sekreten werden zum größten Teil wieder vom Körper aufgenommen und nicht ausgeschieden. Es ist jetzt verständlich, daß bei einem Verlust von Verdauungssekreten, z. B. bei Erbrechen oder Durchfällen, auch ein Elektrolytverlust auftritt.

Gehen etwa ein Viertel oder ein Drittel der extrazellulären Flüssigkeit verloren, dann führt dies zur Abnahme des extrazellulären Volumens. Bei diesen Verlusten stellen sich *Azidose* (Übersäuerung), *Schock* und *Kreislaufkollaps* ein. Zugeführte Elektrolyte können diese Erscheinungen sehr schnell beheben. Die Ausscheidung von überschüssigen Elektrolyten ist ebenfalls sehr wichtig. Die Hauptarbeit leistet, wie schon erwähnt, unsere Niere. Bei Herzkrankheiten beobachtet man eine verminderte Natrium-Ausscheidung infolge herabgesetzter Nierendurchblutung. Da auch Flüssigkeit zurückgehalten wird, kommt es zu Ödemen. Die Ausscheidung von Natrium kann auch bei Organverhärtung und Ernährungsstörungen vermindert sein. Diese Menschen erhalten dann eine natriumarme Diät.

=== Elektrolytverluste mit gravierenden Folgen

Verluste bei Abführmittelmißbrauch Manche Abführmittel führen früher oder später zu Störungen im Wasser- und Elektrolythaushalt. Warum das so ist, soll kurz erläutert werden: Der Darminhalt wird durch Verdauungssäfte verdünnt und dadurch weich und bei stärkerem Einsatz von Abführmitteln sogar flüssig. Durch die schnelle Passage des Darminhaltes hat der Darm keine Zeit mehr, Verdauungssäfte mit den darin gelösten Elektrolyten zurückzuresorbieren. Die Folge ist ein Elektrolyt- und Wasserverlust. Insbesondere gehen Natrium, Kalium, Kalzium verloren. Das Fatale ist, daß die Wirkung der Abführmittel nachläßt und immer größere Mengen dieser Medikamente benötigt werden, um überhaupt eine Wirkung zu erzielen. Welche gravierenden Folgen durch Kaliumverluste entstehen können, erfahren Sie im Kapitel über Kalium. Personen, die bisher diese Abführmittel unkontrolliert einnahmen, sollten nach Rücksprache mit dem Arzt unbedingt auf natürliche Verdauungshilfen, wie eine nahrungsfaserreiche Kost, Weizenkleie, Leinsamen, bittersalzhaltiges Mineralwasser, zu-rückgreifen. Der Darm und der gesamte Organismus danken es Ihnen.

Verluste bei Schlankheitskuren   Elektrolytverluste treten be-sonders dann auf, wenn Abspeckwillige radikale Kuren mit Abführmitteln und Entwässerungstabletten durchführen. Oft werden bei diesen Kuren die verlorengegangenen Vitamine und Elektrolyte nicht in ausreichenden Men-gen durch die Nahrungsmittelzufuhr ersetzt. Bei diesen Kuren beobachtet man Störungen im Mineralstoffhaushalt, die sich katastrophal auswirken können. Bei extremen Kuren, ohne ärztliche Überwachung, traten sogar Todesfälle infolge Herzversagen auf. Manche konnten ihre Gewaltkuren gerade noch rechtzeitig abbrechen, nachdem sich die verschiedensten Stö-rungen zeigten.

Oft trinken die Menschen, die abspecken wollen, nur mineralarmes Leitungswasser. Sie beachten dabei nicht, daß mit dem Wasser auch körper-eigene Elektrolyte über die Nieren ausgeschieden werden. Deshalb sollte man eine Kur nur unter gleichzeitiger Vitamin- und Mineralstoffzufuhr durchführen.

Verluste bei Magersucht und Eß-Brechsucht   Als *Mager-sucht* (Anorexia nervosa) bezeichnet man eine bewußt herbeigeführte rapide Gewichtsabnahme. Als Auslöser dieser seelisch bedingten Krankheit sind meistens Beziehungsprobleme, Probleme in Schule und Beruf, Gewichtspro-bleme und der Zeitpunkt des Auftretens der ersten Monatsblutung zu nen-nen. Charakteristisch für die Magersucht sind eine Gewichtsabnahme von 25 bis 50%, das Ausbleiben der Monatsblutung und eine Überaktivität. Viele Magersüchtige führen die Gewichtsabnahme durch heimliches Erbrechen herbei. Andere reduzieren ihr Gewicht durch Abführmittel, Appetitzügler und Entwässerungstabletten.

Die *Eß-Brechsucht* (Bulimarexie) ist gekennzeichnet durch eine zyklische Ernährungsstörung mit dem unkontrollierten Zwang, große Men-gen zu essen und anschließend durch Erbrechen wieder hinauszubefördern. Meist sind Frauen im Alter von 15 bis 50 Jahren betroffen. Sie haben ein niedriges Selbstwertgefühl und meinen, zu dick zu sein. Auch hier treten erhebliche Elektrolytverluste durch Erbrechen, Abführmittelmißbrauch und durch die Verwendung harntreibender Mittel auf. Oft zeigen sich Ka-lium- und Magnesiummangelerscheinungen. Herzrhythmusstörungen, Nierenschäden, Muskelkrämpfe, Verstopfung, Kopfschmerzen, Übelkeit und Mattigkeit sind die Folgen. Außerdem zeigen sich ein Zahnverfall infol-ge Übersäuerung mit Magensaft, eine Magenerweiterung, Verletzungen der Speiseröhre, Störungen der Regelblutung und Wasseransammlungen in den Gelenken.

Verluste durch starkes Schwitzen Es ist nicht ungewöhnlich, wenn ein Sportler täglich bis zu 4 l Schweiß verliert. In dieser Menge können bis zu 35 g Elektrolyte (Natrium, Kalium, Magnesium, Chlorid) gelöst sein. Darüberhinaus verliert der aktive Sportler auch mit dem Urin verstärkt Elektrolyte. Um die volle Leistungsfähigkeit zu erhalten, müssen unbedingt die Elektrolyte durch eine mineralstoffreiche Kost oder bei besonders intensivem Training oder anstrengenden Wettkämpfen durch entsprechende Elektrolytgetränke ersetzt werden. Bei Nichtersetzung zeigen sich unweigerlich Krämpfe in der Beinmuskulatur, Erschöpfung, Kopfschmerzen, Übelkeit, Kreislaufschwäche und Muskelschmerzen.

Säuren und Basen für unser Wohlbefinden

Zu den wichtigsten chemischen Verbindungen gehören die Säuren, die Laugen (Alkalien, Basen) und die Salze. **Säuren** sind Verbindungen, die in wäßriger Lösung in positiv geladene Wasserstoff-Ionen und negativ geladene Säurerest-Ionen zerfallen. Leiten wir z. B. Chlorwasserstoffgas (HCl) in Wasser, dann zerfallen diese in positiv geladene Wasserstoff-Ionen und negativ geladene Chlor-Ionen. Die Wasserstoff-Ionen bedingen die saure Reaktion. Je mehr Wasserstoff-Ionen vorhanden sind, desto stärker ist die Säure. **Laugen** spalten sich in wäßriger Lösung in positiv geladene Metall-Ionen und negativ geladene Hydroxid-Ionen auf. Lösen wir z. B. Ätznatron (NaOH) in Wasser auf, dann entstehen Natrium-Ionen, die positiv geladen sind, und Hydroxid-Ionen (OH-Ionen), die negativ geladen sind.

Im Schulexperiment wiesen wir früher Säuren oder Laugen mittels *Lackmuspapier* nach (Lackmus wird aus einer nordischen Flechtenart gewonnen); heute verwendet man Indikatorpapier oder ermittelt den pH-Wert mit Hilfe eines Meßgerätes. Der pH-Wert ist eine Maßzahl für die Konzentration der Wasserstoff-Ionen in der Lösung. pH 7 = neutral, pH-Wert über 7 = alkalisch, pH-Wert unter 7 = sauer. Säuren färben das Papier rot, Laugen den roten Farbstoff blau. Was passiert, wenn wir gleiche Mengen gleichstarker Säuren mit Laugen miteinander mischen? Das Lackmuspapier verändert seine Farbe nicht, die Flüssigkeit reagiert neutral. Das Metall der Lauge und der Säurerest der Säure haben sich zu einem neuen Typ von Verbindungen, dem **Salz**, verbunden. Das bekannteste Salz ist das Kochsalz (Natriumchlorid = NaCl). Aus Natronlauge (NaOH) und Salzsäure (HCl) entstehen Kochsalz und Wasser. Die Salze der Salzsäure bezeichnet man als *Chloride*, die Salze der Schwefelsäure als *Sulfate*, die Salze der Phosphorsäure als *Phosphate* usw.

Der **Säure-Basen-Haushalt** im Organismus ist von entscheidender Bedeutung für unser Wohlbefinden. Wird beispielsweise der sehr enge Bereich des Säure-Basen-Verhältnisses unter- oder überschritten, dann entstehen, wie wir später sehen werden, gravierende Gesundheitsstörungen. Zum Glück verfügt unser Körper über sehr empfindliche Regulationsmechanismen, um das Säure-Basen-Verhältnis in den Körperflüssigkeiten wie Blut und Lymphe und in den Geweben konstant zu halten. Dies geschieht durch die Lunge (Abatmung von Kohlendioxid), durch die Nieren (Ausscheidung von Säuren und Basen) und durch Bikarbonat-, Phosphat- und Eiweißpuffer.

Lebensrettende Puffersysteme

Was sind und was bewirken Puffersubstanzen? Dazu ein Beispiel: Die Puffer an den Eisenbahnwaggons dienen dazu, daß die Druck- und Stoßkräfte, die bei der Fahrt oder beim Rangieren entstehen, abgefangen oder »abgepuffert« werden. Ähnliches geschieht im Blut. Die Puffersubstanzen sind in der Lage, die Stöße an Säuren oder Basen abzufangen und abzuschirmen.

Chemisch betrachtet binden die Puffersubstanzen Säuren bzw. Basen, und es kommt zu keiner plötzlichen Veränderung zur sauren oder basischen Seite hin. Würden die erwähnten Verbindungen nicht in Aktion treten und die Nieren und die Lunge nicht Hilfestellung leisten, dann würde der Säure-Basen-Haushalt empfindlich gestört werden. Eine zu starke Veränderung der Säure-Basen-Verhältnisse wäre mit dem Leben nicht vereinbar. Unsere Puffersysteme wirken also lebensrettend.

Die Pufferungskapazität ist jedoch noch längst nicht erschöpft. Der Körper kann einen 35%igen Zuwachs durch eine verstärkte Atmung erreichen. Dabei wird die Kohlensäurekonzentration im Blut gesenkt, da Kohlendioxid vermehrt ausgeatmet wird.

Ein »Abgas« als Lebensfaktor

Jeder von uns kennt die Kohlensäure. Beim Öffnen einer Mineralwasserflasche entweicht die Kohlensäure (genauer gesagt entweicht Kohlendioxid, da die Kohlensäure sehr instabil ist und in Kohlendioxid und Wasser zerfällt). Das Kohlendioxid, das auch beim Verheizen von fossilen Brennstoffen frei wird, entsteht auch in unserem Körper und zwar als

Endprodukt vieler Abbauwege. Unsere Ausatemluft enthält etwa 4% Kohlendioxid.

Wie wir wissen, versorgt das Blut jede Zelle mit Sauerstoff und Nährstoffen. Die Zelle »verbrennt« die Nährstoffe mit Hilfe des Sauerstoffes, und es entsteht u. a. die Kohlensäure. Diese wird im Organismus gespalten und das freigewordene Kohlendioxid ausgeatmet.

Das Atemzentrum im Gehirn wird ständig über den Kohlendioxidgehalt des Blutes informiert und reagiert bei ansteigenden Werten mit einer Erhöhung der Atemfrequenz.

Störungen im Säure-Basen-Haushalt

Wenn das Säure-Basen-Gleichgewicht gestört ist, dann tritt entweder eine *Azidose* (Säureüberschuß im Blut) oder eine *Alkalose* (Basenüberschuß im Blut) auf.

Die **stoffwechselbedingte (metabolische) Azidose** entsteht durch eine vermehrte Bildung von Säuren im Organismus, infolge von Krankheiten (Diabetes, Laktatazidose) und während des Hungerns, durch Zufuhr von Säuren (Ammoniumchlorid, Lysin- u. Argininhydrochlorid), Basenverlust infolge von Durchfall, Dünndarm- und Bauchspeicheldrüsenfisteln, und durch eine mangelhafte Tätigkeit der Nieren. Sie wird auch durch Vergiftungen durch Salicylate, Ethylenglykol, Paraldehyd oder Methylalkohol verursacht. Was bewirkt eine stoffwechselbedingte Azidose? Es entstehen eine verminderte Herzmuskelzusammenziehung, Verlangsamung des Pulses und Abnahme des Gefäßwiderstandes. Es stellt sich ein Blutdruckabfall ein. Die Kalziumverluste über die Nieren sind beträchtlich und können die Ausbildung einer Osteoporose begünstigen.

Die **atmungsbedingte (respiratorische) Azidose** ist u. a. durch eine Zurückhaltung von Kohlendioxid durch die Lunge (Kohlendioxid bleibt in größeren Mengen als Kohlensäure im Blut gelöst) und einen Abfall des pH-Wertes unter 7,35 gekennzeichnet. Diese Azidoseform entsteht durch eine Verlegung der Atemwege (z.B. bei schweren Bronchialkrämpfen, Aspiration von Erbrochenem), durch Erkrankungen der Lunge, Vergiftungen mit Beruhigungsmitteln, Schlafmitteln, Botulismus; durch Rückenmarkoder Hirnstammverletzungen, Hirntumoren, Zwerchfellähmung. Die atmungsbedingte Azidose verursacht Blutdruckanstieg, Erhöhung des Pulses auf über 100/min, Engstellung der Pupillen, Hautrötung. Im fortgeschrittenem Stadium zeigen sich Atemnot, Blaufärbung (besonders gut an Fingernägeln und Lippen zu sehen), Müdigkeit, Schwäche und Desorientiertheit.

Eine **stoffwechselbedingte (metabolische) Alkalose** entsteht u. a. bei chronischem Erbrechen (Verlust von Magensäure!), Durchfällen, Magensaftdauerabsaugung, gutartiger Darmgeschwulst, Mukoviszidose, Kaliumverlusten, Milch-Alkali-Syndrom, Alkalizufuhr, exzessiver Gabe von harntreibenden Medikamenten und Lakritze. Der Organismus versucht in solchen Fällen mit aller Macht, Bikarbonat, Natrium und Kalium vermehrt über die Nieren auszuscheiden. Der Natriumverlust bewirkt eine Aktivierung bestimmter Hormone. Das hat zur Folge, daß noch mehr Kalium ausgeschieden wird. Kaliummangelerscheinungen sind nicht selten.

Kennzeichen einer stoffwechselbedingten Alkalose sind Erhöhung des Pulses auf über 100/min, Herzrhythmusstörungen, Blutdruckabfall, gesteigerte Erregbarkeit des Nervensystems, Kribbelgefühl, Hitzegefühl und Ohrensausen. Müdigkeit, Muskelbeschwerden, Darmerschlaffung und Durst wird durch den begleitenden Kaliummangel hervorgerufen. Eine Alkalose kann einen epileptischen Anfall auslösen.

Die **atmungsbedingte (respiratorische) Alkalose** entsteht bei gesteigerter Atmung (vermehrter Kohlendioxidverlust über die Atmung; dies führt zur Erhöhung des pH-Wertes), wie dies bei Angst, Schmerz, bei erhöhtem Sauerstoffbedarf (Aufenthalt in großen Höhen, bei verminderter Transportkapazität des Blutes infolge »Blutarmut«, Fieber, Herzkreislaufschwäche) oder bei Salizylsäurevergiftung der Fall ist. Sie kann auch durch Hormone (Tage vor Eintritt der Monatsblutung, Schwangerschaft) oder organ. Erkrankungen des Zentralnervensystems wie Hirnhautentzündung, Tumore, Hirnödem, Schädelverletzungen hervorgerufen werden. Diese Form der Alkalose macht sich wie folgt bemerkbar: Atemnot, Gefühl des Lufthungers, vermehrtes Gähnen; später folgen Hand-, Fuß- und Mundkrämpfe, Reizbarkeit, Angstzustände, Konzentrationsschwäche, Leeregefühl im Kopf, Schwindel, Bewußtseinsverlust.

_____   *Welche Behandlung muß angestrebt werden?*

Im Vordergrund steht die Beseitigung oder Besserung des Grundleidens. Bei der stoffwechselbedingten Azidose gibt der Arzt *Natriumkarbonatinfusionen*, bei der stoffwechselbedingten Alkalose eine *normale salzhaltige Nahrung* oder die Mineralstoffe *Natrium* und *Kalium*. Bei der atmungsbedingten Alkalose helfen auch *Beruhigungsmittel* oder eine *gezielte Psychotherapie*.
Liegt eine Störung des Säure-Basen-Haushaltes infolge extremer Nahrungswahl vor, dann wird der Arzt versuchen, eine entsprechende *Ernährungsumstellung* bei dem Patienten zu erreichen. Auch bei bestimmten

Erkrankungen, wie rheumatischen Erscheinungen, chronischen Entzündungen, Geschwüren, Harnsteinen und Hautkrankheiten ist oft eine bewußte Steuerung des Stoffwechsels, man spricht auch von »Umstimmung«, erforderlich. Es werden dann, je nach Art der Störung, entweder basenreiche oder säurereiche Nahrungsmittel bevorzugt.

Basen- oder säurereiche Ernährung?

Der Organismus benötigt für sein Wohlbefinden Säure- und Basenbestandteile in wohlausgewogener Menge. Dies wird durch eine abwechslungsreiche Mischkost erreicht, die viel Obst, Gemüse, Vollkornprodukte, Milchprodukte und auch etwas Fleisch oder Fisch enthält.

Eine kurzzeitige Säure- und Basenbelastung schadet dem Gesunden keineswegs, da er sehr leistungsfähige Puffersysteme hat. Sie dürfen also ohne weiteres einmal Nudelgerichte oder andere Nahrungsmittel mit Säureüberschuß aufnehmen, ohne daß Sie befürchten müssen, daß Sie gleich »sauer« werden. Es empfiehlt sich jedoch, bei Konsumierung dieser Nahrungsmittel basenüberschüssige Lebensmittel wie Obst oder Gemüse zusätzlich auf den Tisch zu bringen, um eine »gesunde« Mischung von basen- und säureüberschüssigen Nahrungsmitteln zu erreichen (s. Tab. 2).

Die Gemüsesorten erweisen sich besonders wertvoll. Sie sind nämlich nicht nur wertvolle Vitamin- und Nahrungsfaserlieferanten, sondern bringen gehörige Portionen an Mineralstoffen. Zu beachten ist jedoch, daß diese nicht durch eine allzu brutale Behandlung in der Küche »ausgelaugt« werden. Kartoffeln und Gemüse sollte man also auf jeden Fall in einem Dünsttopf zubereiten. Die Vitamin- und Mineralstoffverluste halten sich dann in Grenzen.

Tab. 2   Basen- und säureüberschüssige Nahrungsmittel

Basenüberschüssige Nahrungsmittel[1]	Säureüberschüssige Nahrungsmittel[2]
Obst (Ausnahme: Preiselbeeren) Gemüse (Ausnahmen: Rosenkohl, Hülsenfrüchte, Spargel, Artischocken) Gurken, Tomaten, grüne Salate, Zwiebeln, Pilze, Kartoffeln, Sojabohnen	Fleisch, Wurst, Fisch, Käse, Milch, Quark, Ei, Butter, Öl, Getreide, Brot, Nudeln, Reis, Hülsenfrüchte, Rosenkohl, Preiselbeeren, Nüsse, Artischocken, Spargel

1 Beim Abbau dieser Nahrungsmittel bleiben basenbildende Bestandteile übrig.
2 Beim Abbau dieser Nahrungsmittel bleiben säurebildende Bestandteile übrig.

Die Fruchtsäuren des Obstes sind ebenfalls gute Basenträger. Wie ist das möglich? Die Fruchtsäuren machen in unserem Körper einen ganz anderen »Verbrennungsprozeß« durch als die anorganischen Säuren. Aus den Fruchtsäuren entstehen letzten Endes Kohlendioxid und Wasser. Das Kohlendioxid wird durch die Ausatmung eliminiert. Die in den Früchten enthaltenen basischen Bestandteile werden frei und können die anorganischen Säuren »neutralisieren«.

Mengenelemente

Unter Mengenelementen verstehen wir solche Mineralstoffe, die im Organismus in einer Konzentration von mehr als 50 mg pro kg Körpertrockengewicht (KTG) vorkommen. Eine Ausnahme bildet das Eisen. Obwohl es mit 60 mg/kg KTG über das festgelegte Limit von 50 mg hinausgeht, wird es weiterhin zu den Spurenelementen (siehe Kapitel über Spurenelemente) gezählt.

Welche Mineralstoffe gehören zu den Mengenelementen? Es sind dies die Metalle Natrium, Kalium, Kalzium und Magnesium sowie die Nichtmetalle Chlor, Phosphor und Schwefel.

In unserer hochzivilisierten Welt ist die Mineralstoffversorgung nicht immer ausreichend. Der Amerikaner PRICE hat nachgewiesen, daß die Kost der Naturvölker viermal soviel Mineralstoffe enthält wie die der Zivilisierten. Wie ist das zu erklären? Erstens wird durch die Konsumierung der industriell behandelten und falsch zubereiteten Kost, durch einseitige Ernährung und die allgemeine Mineralstoffverarmung im Boden immer weniger an diesen lebensnotwendigen Mineralstoffen aufgenommen und zweitens wird oft nicht beachtet, daß die Mineralstoffe aus den Nahrungsmitteln nur zu einem geringen Prozentsatz resorbiert werden (z.B. Eisen nur zu etwa 10% aus der Durchschnittskost). Im neuesten Ernährungsbericht der DGE ist zu lesen, daß die Versorgung mit Phosphor aufgrund des hohen Fleisch- und Colakonsums überreichlich ist, während die Versorgung bestimmter Bevölkerungsgruppen mit Eisen, Jod, Zink, Magnesium und Kalzium nicht immer gewährleistet ist. Besonders die Kalziumzufuhr liegt im argen. Schuld ist u.a. der verminderte Verbrauch von Milch und Milchprodukten und von Brot. So ging z.B. der Milchverbrauch in den letzten 35 Jahren von 125 kg auf 90 kg pro Person und Jahr zurück. Besonders Jugendliche, Kinder und ältere Menschen sind mit Kalzium unterversorgt.

Man schätzt, daß ein erheblicher Prozentsatz unserer Bevölkerung zu wenig Magnesium aufnimmt. Besonders gefährdet sind Personen, die hauptsächlich mineralstoffarme Nahrungsmittel wie Feingebäck, Nudeln, Weißbrot, Feingrieß, Süßigkeiten und Zucker konsumieren.

Stärkere Mineralstoffverluste treten insbesondere bei radikalen Schlankheitskuren und bei Abführmittelmißbrauch auf. Auch beim Schwitzen, Erbrechen, bei Durchfällen und bei Verwendung von bestimmten Medikamenten gehen Mineralstoffe verloren.

Wie macht sich ein Mineralstoffmangel bemerkbar? Er kann sich in Abgeschlagenheit, Nachlassen der Gedächtnisleistung, Nervosität, Herab-

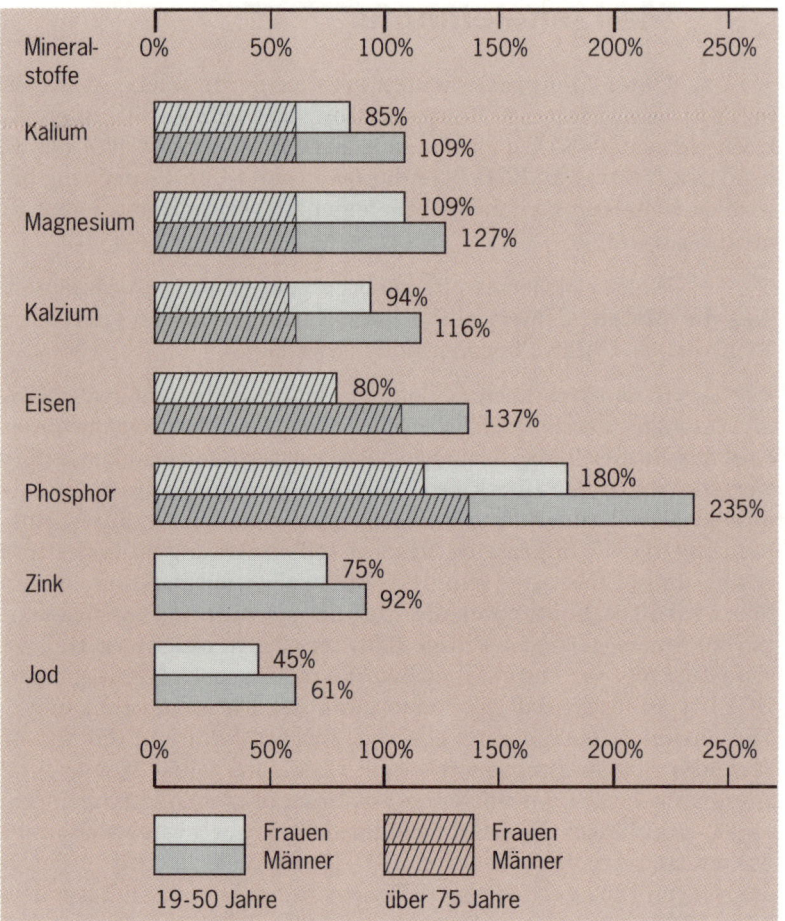

Abb. 6   Mineralstoffaufnahme bei 19–50jährigen und über 75jährigen Frauen und Männern – verglichen mit der Zufuhrempfehlung der DGE (»Ernährungsberichte 1984 und 1988«).

setzung der Widerstandskraft, Migräne, Krämpfen, Durchblutungsstörungen, Schlaflosigkeit, Appetitlosigkeit, Übelkeit, schlechter Wundheilung, Haarausfall, welker Haut, schlechten Zähnen, brüchigen Nägeln und Entzündungen äußern. Von den schweren Formen eines Mineralstoffmangels sind u.a. Rachitis, Knochenerweichung, schmerzhafter Muskelkrampf, erhöhte Knochenbrüchigkeit zu nennen.

Diese Beispiele zeigen auf, wie eminent wichtig eine ausreichende Mineralstoffzufuhr für den Organismus heute ist. Ich hoffe, daß sich immer mehr Menschen zu einer Rückkehr zur gesunden Lebensweise und zu einer weitgehend unbehandelten mineralstoffreichen Kost bewegen lassen.

≡ Mineralstoffe im Gleichgewicht

≡ Wechselwirkungen beachten!

Wenig bekannt ist, daß sich Mineralstoffe gegenseitig beeinflussen können. Ein Zuviel des einen Elements kann die Resorption des anderen hemmen, fördern oder sogar potenzieren. In Abbildung 7 sehen Sie sehr schön die mit Linien verbundenen Elemente, die sich gegenseitig beeinflussen.

Dasselbe gilt auch für andere Nahrungsbestandteile, wie Vitamine, Eiweißverbindungen, Gerbstoffe, Phytinsäure. So fördert beispielsweise das Vitamin C, wie wir später im Kapitel über Eisen sehen werden, die Eisenaufnahme aus der Nahrung, während zuviel Zink in der Nahrung die Eisenverwertung verschlechtert. Zuviel Zink hemmt auch die Kupferaufnahme. Näheres dazu in den einzelnen Kapiteln.

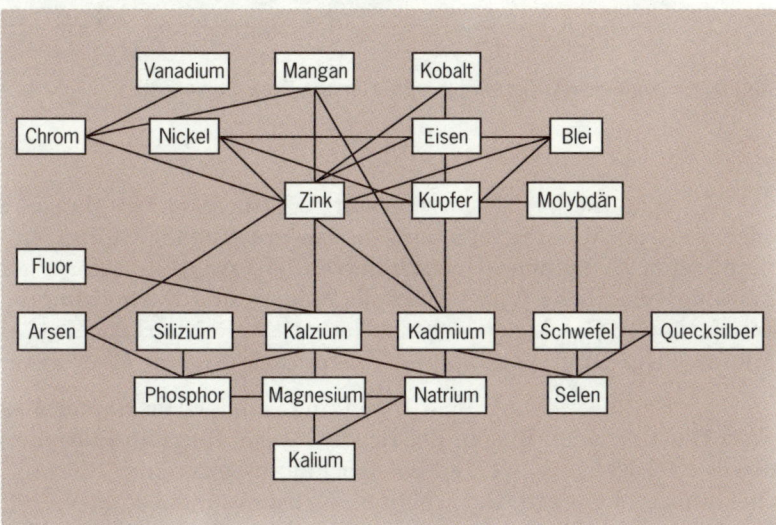

Abb. 7   Wechselwirkungen zwischen den einzelnen Mineralstoffen. Die durch Linien verbundenen Elemente beeinflussen sich gegenseitig (nach H. H. Sandstead).

Optimale Verhältnisse sind wichtig

Ein Organismus kann nur dann optimal funktionieren, wenn die Mineralstoffe in ausreichenden Mengen vorhanden sind und sowohl außerhalb wie innerhalb der Zellen im Gleichgewicht, d. h. in einem speziellen Verhältnis zueinander, stehen.

ALBERT SZENT-GYÖRGYI, Nobelpreisträger und Vitaminentdecker, untersuchte die Wirkung der essentiellen Elektrolyte auf die nervöse Erregbarkeit. Nach seiner Formel (s. Abb. 8) führen die im Zähler stehenden Ionen (Kalium-, Phosphat- und Bicarbonat-Ionen) zu einer Steigerung und die im Nenner befindlichen Ionen (Calcium-, Magnesium-, Wasserstoffionen) zu einer Herabsetzung der nervösen Erregbarkeit.

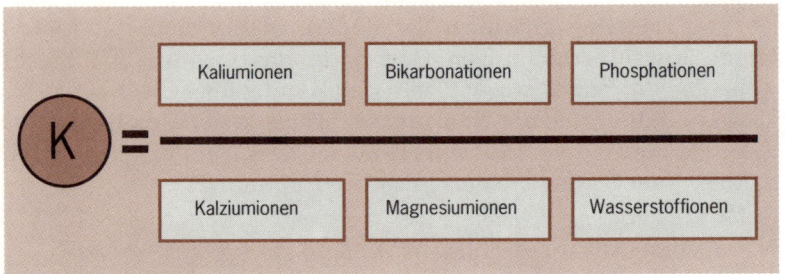

Abb. 8   Szent Györgyi-Quotient (K = neuromuskuläre Erregbarkeit).

Sind die Verhältnisse gestört oder besteht ein Mangel des einen oder anderen Mineralstoffs, zeigen sich gravierende Störungen. Hier die wichtigsten Symptome: Herzschmerzen, Herzrhythmusstörungen, Gefäßkrämpfe, nächtliche Wadenkrämpfe, Magen- und Darmkrämpfe, Krämpfe der Harn- und Geschlechtsorgane, Nervosität, Reizbarkeit, Kopfschmerzen, Migräne, Durchfall, Verstopfung, Ödeme und juckende Hauterkrankungen.

Ergänzend dazu eine Mitteilung von der Haarmineralienexpertin Frau DR. BLAUROCK-BUSCH. Bei Erhöhung des Kalzium-Phosphor-Verhältnisses (viel Kalzium, wenig Phosphor) kann es zu einer Störung des Knochenaufbaus kommen. Bei erhöhtem Kalzium-Magnesium-Verhältnis (viel Kalzium, wenig Magnesium) beobachtet man oft Osteoporose, Zahnprobleme und Schilddrüsenüberfunktion. Ein hohes Kadmium-Kupferverhältnis (viel Kadmium, wenig Kupfer) führt zu Skelettveränderungen.

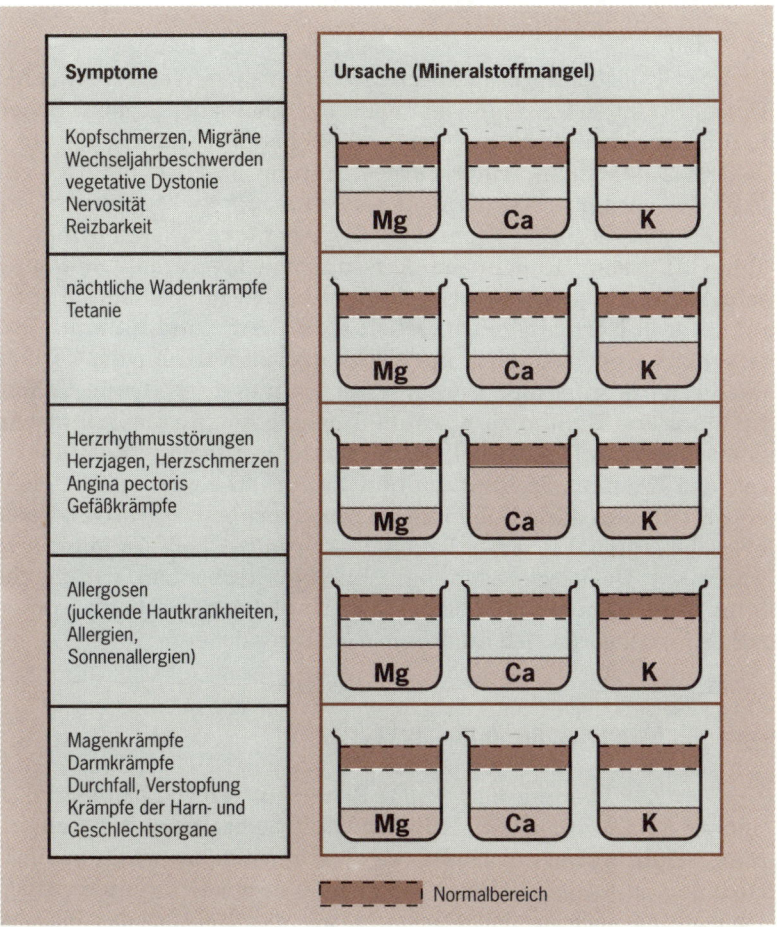

Symptome	Ursache (Mineralstoffmangel)
Kopfschmerzen, Migräne Wechseljahrbeschwerden vegetative Dystonie Nervosität Reizbarkeit	Mg Ca K
nächtliche Wadenkrämpfe Tetanie	Mg Ca K
Herzrhythmusstörungen Herzjagen, Herzschmerzen Angina pectoris Gefäßkrämpfe	Mg Ca K
Allergosen (juckende Hautkrankheiten, Allergien, Sonnenallergien)	Mg Ca K
Magenkrämpfe Darmkrämpfe Durchfall, Verstopfung Krämpfe der Harn- und Geschlechtsorgane	Mg Ca K

Normalbereich

Abb. 9   Durch Verschiebungen im Elektrolythaushalt von Magnesium, Kalzium und Kalium bedingte Fehlregulationen des vegetativen Nervensystems. Durch kombinierte Zufuhr dieser Elektrolyte werden Mangelzustände behoben und Ungleichgewichte beseitigt.

—   *Krämpfe eines Lehrers*

Ein 40jähriger Lehrer leidet seit einigen Wochen unter Magen- und Darmkrämpfen. Der Mann ist überzeugt, die zurückliegende Scheidung, der berufliche Streß und eine nicht ausreichende Ernährung seien schuld an seinem Zustand. In seiner Fernsehzeitung liest er zufällig einen Bericht über das »Antistreß-Mineral« Magnesium. Er ist beeindruckt und besorgt sich ein Magnesium-Präparat in der Apotheke. Dieses bringt ihm jedoch keine Linderung. Er geht zum Arzt, und dieser veranlaßt eine spektrometrische Vollblutanalyse. Das Ergebnis ist höchst interessant: Magnesiumwert im unteren Normalbereich, Defizit an Kalzium und Kalium, Natriumwert ist erhöht. Es besteht nicht nur ein Mangel an Kalzium und Kalium, sondern auch eine Störung der Verhältnisse Kalium zu Natrium, Magnesium zu Kalzium und Kalium zu Kalzium. Deshalb konnte die Zufuhr eines einzelnen Mineralstoffs nicht helfen. Der Arzt verordnet ein Kombinationspräparat, das Kalzium, Magnesium und Kalium in einem optimalen Verhältnis enthält, da sich diese Kombination besonders bei vegetativen Fehlregulationen, die durch Elektrolythaushaltsstörungen bedingt sind, sehr gut bewährt hat. Begleitende Maßnahmen, wie Streßabbau, Ernährungsumstellung, unterstützen die Therapie. Die Ungleichgewichte im Körper des Lehrers normalisieren sich innerhalb weniger Wochen.

═══   **Mineralstoffe kombiniert zuführen?**

Zur Therapie noch einige Bemerkungen von JÖRGENSEN: »Hüten wir uns vor dem heute in der Medizin so weit verbreiteten Trugschluß, daß man Mangelsubstanzen nur massiv zu verabreichen braucht, um alles wieder in Ordnung zu bringen. Nichts bringt man damit in Ordnung, meist wird die Unordnung noch größer. So wenig, wie das Heil(en) des Patienten in der Cortison- oder Östrogen-Spritze liegt, so wenig ist ihm auf die Dauer mit einer reinen Kalzium- oder Magnesium-Therapie geholfen.«

Aus diesen Gründen werden immer mehr Kombinationspräparate, die die wichtigsten Elemente in einem optimalen Verhältnis aufweisen, verordnet. Natrium fehlt in diesen Kombinationen, weil wir dieses Element in genügenden Mengen mit der Nahrung zuführen.

Natrium – wichtig für Muskeln und Nerven

Das Natrium reguliert im Organismus den Wasserhaushalt, den osmotischen Druck, den Säure-Basen-Haushalt, gewährleistet die Erregbarkeit von Muskeln und Nerven und aktiviert verschiedene Enzyme. Ohne Natrium wäre der Körper nicht befähigt, Wasser zu speichern. Ohne Natrium und Kalium wäre eine Muskelbewegung und Schmerzempfindung nicht möglich (siehe S. 18 f).

In diesem Kapitel werden wir erfahren, daß besonders ein Natriummangel gefährliche Folgen hat. Auch ein Zuviel an Kochsalz (Natriumchlorid) ist nicht gesundheitsfördernd. Im Gegenteil, man bringt den Bluthochdruck u. a. mit einer zu starken Kochsalzzufuhr in Verbindung.

Die Verbreitung von Natrium

2,6% der Erdkruste bestehen aus Natrium. Die Hauptmenge liegt als Kochsalz vor. Dieses findet sich zu 2,6–2,9% im Meerwasser und bis zu 36% in den Salzsolen. Die riesigen **Salzlager** bildeten sich durch Abschnürung und darauffolgender Eindunstung vorzeitlicher Meeresteile. Steinsalz überwiegt in diesen Lagerstätten. Da Kaliumchlorid leichter in Wasser löslich ist als Natriumchlorid, sammelte sich die erstgenannte Verbindung bis zuletzt in der flüssig gebliebenen Mutterlauge über dem auskristallisierten Kochsalz und bildete beim Eintrocknen die oberste Schicht. Später wurde die kaliumchloridführende Schicht mit dem Regen- und Flußwasser weggespült, so daß die Steinsalzlagerstätten nur wenig Kaliumsalze haben oder diese nur in den obersten Schichten anzutreffen sind.

Der Natriumgehalt in unseren **Nahrungsmitteln** ist starken Schwankungen unterworfen. Obst und Gemüse weisen einen geringen Gehalt auf. Diese eignen sich also besonders für eine kochsalzarme Ernährung.

Salz ist als **Konservierungsstoff** in der Fleischwaren- und Konservenindustrie geschätzt. Kochsalz entzieht den Nahrungsmitteln Wasser und erschwert das Wachstum von Kleinlebewesen. Wurst, geräucherter Schinken, Räucherfisch, bestimmte Käsesorten, Sojasoße, Ketchup, Senf, Fertigsaucen, Fleischbrühwürfel, Salzstangen enthalten beträchtliche Mengen an Kochsalz. So finden wir in 100 g Kasseler 958 mg, im geräucherten Schinken 2530 mg, in der Salami 1260 mg Natrium. Die höchsten Salzgehalte besitzen der Salzhering mit 5930 mg, die schwarze Olive (»griechische Art«) mit 3823 mg und der russische Kaviar mit 2200 mg.

Tab. 3   Täglicher Natriumbedarf (in g)

Säuglinge 0–12 Monate	0,1–0,3 g
Kinder 1–14 Jahre	1–2 g
Jugendliche und Erwachsene	2–3 g
Schwangere und Stillende	2–3 g

Tab. 4   Natriumgehalt in Nahrungsmitteln (mg/100 g)

Pflanzliche Nahrungsmittel		Tierische Nahrungsmittel	
Olive (schwarz, griech.)	3288	Salzhering	5930
Olive (grün, marin.)	2250	Matjeshering	2500
Salzstangen	1800	Kaviar (russ.)	2200
Cornflakes	915	Roquefort	1810
Curry-Ketchup	730	Schinken, ger.	1400
Pumpernickel	660	Käse	335–1450
Roggenvollkornbrot	550	Salami, Cervelatwurst	1260
Weißbrot	385–540	Kasseler	950
Bierhefe	120	andere Wurst	700
Vollmilchschokolade	80	Bückling	720
Kakaopulver	60	Brathering	570
Grünkohl	40	Ölsardinen, Aal	500
Artischocke	47	Seefische	70–115
Endivien	55	Geflügel	46–111
Rosinen	20	Kondensmilch	130
Möhren, Spinat	65	Hühnerei	140
Nüsse	2–5	Fleisch	50–95
Kartoffeln	3	Buttermilch	55
Obst, Beeren	1–3	Vollmilch	50
		Joghurt	50
		Molke	45

50 bis 100 g dieser Produkte würden jeweils genügen um den täglichen Natriumbedarf von 2 bis 3 g (Erwachsene) voll zu decken. Der Gesunde darf jedoch ohne weiteres nach einer durchtanzten Nacht einen Salzhering konsumieren. Das verlorengegangene Kochsalz durch den Schweiß wird dann durch den Hering voll gedeckt.

Unser Natrium-Haushalt

Natrium wird nur wenig vom *Magen*, hauptsächlich im *Darm* resorbiert. Ebenso können die Haut und die Vagina Spuren von Natrium aufnehmen. Die Aufnahme von Natrium ist starken Schwankungen unterworfen. In der Bundesrepublik Deutschland beträgt die Kochsalzaufnahme zwischen 5 und 10 g. Bei einseitiger Ernährung mit stark gesalzenen Nahrungsmitteln sind 15 und mehr Gramm Kochsalz nichts ungewöhnliches.

90 bis 95% des aufgenommenen Natriums werden über die *Niere* mit dem Harn ausgeschieden. Geringe Mengen verliert der Organismus mit dem Kot, der Tränenflüssigkeit, dem Nasenschleim und mit der Speichelflüssigkeit. Starkes Schwitzen führt zu beträchtlichen Natriumverlusten.

Der Natriumhaushalt wird, wie schon im Kapitel über Elektrolyte erwähnt, durch die Nieren reguliert. Diese stehen unter der Kontrolle von Drüsen und Hormonen. Die Hauptaufgabe leistet dabei die *Nebennierenrinde*, die die für die Regulation des Natriumhaushaltes zuständigen Hormone produziert. Bei geringer Hormonausschüttung, wie dies z.B. bei einer Schwächung der Nebennierenrinde der Fall ist, verläßt zuviel Natrium die Nieren. Es entsteht dann ein Natriummangel, der gravierende Folgen hat. Bei einer vermehrten Hormonausschüttung infolge Überfunktion der Nebennierenrinde wird demzufolge wenig Natrium ausgeschieden. Dies ist bei verschiedenen ödematösen Krankheiten gegeben, auch in Perioden stärkerer Natriumzurückhaltung während der Schwangerschaft, bei Verletzungen und bei Angstzuständen. Chronisch erhöhte Natriumkonzentrationen im Blutplasma führen zu Unruhe, Schwindel, Erbrechen, Übererregbarkeit der Muskulatur, Haut- und Schleimhautaustrocknung, Benommenheit mit abnormer Schläfrigkeit und in besonders schweren Fällen zu Herzversagen.

Wie entsteht ein Natriummangel?

Beim Menschen kann es zu einem Natriummangel nicht nur bei einer Schwächung der Nebennieren kommen, sondern auch durch eine natriumarme Ernährung, durch Schwitzen, durch harntreibende Mittel, durch starkes Erbrechen oder durch Durchfälle. Ein Natriummangel macht sich wie folgt bemerkbar: Die Menschen sind teilnahmslos, es fehlt die Antriebskraft, sie sind verwirrt, und es kann sogar Bewußtlosigkeit auftreten. Weitere Anzeichen eines Natriummangels sind Übelkeit, Erbrechen, fehlender Durst, Appetitlosigkeit, niedriger Blutdruck, Kollapsneigung, Steigerung des Pulses, verminderte Harnausscheidung, Ermüdbarkeit und Muskelkrämpfe.

Wie gravierend sich ein Natriummangel bei Sportlern auswirken kann, schildert FRIZZELL, Nashville, in einer amerikanischen Ärztezeitschrift.

»Verwirrte« 100-km-Läufer   Zwei 100-km-Läufer wurden desorientiert und verwirrt in die Notfallstation einer Klinik eingeliefert. Die Ärzte stellten bei den Patienten einen extrem niedrigen Natriumgehalt im Blutserum fest. Recherchen ergaben, daß die Männer während des »Irrsinns«-Laufs 20 l Flüssigkeit in Form von Cola, Wasser und elektolyt- und traubenzuckerhaltigen Getränken aufgenommen hatten. Diese Getränke waren ausgesprochen elektrolyt- bzw. natriumarm. Nachdem die »geschafften« Sportler Kochsalzinfusionen bekamen, erholten sie sich allmählich wieder. Nur der Jüngere mußte wegen epileptischer Krampfanfälle etwas länger im Krankenhaus bleiben.

Fazit: Während eines Marathon-Laufs verliert der Sportler viele Liter Schweiß und jede Menge Elektrolyte, insbesondere Natrium. Wenn nun große Mengen elektrolytarmer Getränke zugeführt werden, verschlimmert sich ein Elektrolytmangel immer mehr. Das überschüssige Wasser wird nämlich unter Mitnahme von Elektrolyten ausgeschieden.

=== Verteuflung des Kochsalzes

Vielerorts wird das Würzen der Speisen mit Kochsalz verteufelt. In einigen Familien wurde der obligatorische Salzstreuer schon verbannt, ebenso verpönt ist die Verwendung von scharfen Gewürzen. Um es vorweg zu sagen, ein stures Verbot von Salz ist ebenso unsinnig, wie ein übertriebener Verbrauch.

DR. KILIAN berichtet in einer Pressemitteilung des Deutschen Grünen Kreuzes über ein Erlebnis, das ich den Lesern nicht vorenthalten möchte. Der Arzt schreibt: »Welch ernster Zustand sich bei längerer völlig salzarmer Kost entwickeln kann, habe ich einmal in Spanien erlebt. Aufgeschreckt rief ein Hoteldirektor nach einem Arzt, weil ein weiblicher Hotelgast unter schmerzhaften Krämpfen der Arme und Beine litt. Ich stand zunächst vor einem Rätsel und kam nur aus Zufall zu einer schnellen Diagnose. Die Dame berichtete nämlich, daß sie herzkrank sei und sich deshalb streng salzfrei ernähre. Dieser chronisch entstandene Natriummangel, der durch starkes Schwitzen bei hohen Temperaturen verstärkt wurde, hatte zu dem Krankheitsbild geführt. Nachdem ich ihr einige gesalzene Sardinen zu essen verordnet hatte, verschwanden die schmerzhaften Muskelversteifungen sehr schnell.«

Urlauber, die sich in südlichen Gefilden aufhalten, sollten unbedingt daran denken, daß eine extrem salzarme Kost schädlich sein kann. Besteht eine ärztliche Diätverordnung für salzarme Kost, dann sollte der Arzt konsultiert werden. Eventuell ist eine Lockerung der Diät möglich. Zu erwähnen ist, daß nicht bei allen Nierenkranken oder Magen-Darm-Kranken ein striktes Salzverbot notwendig ist. Wenn aus medizinischen Gründen der Kochsalzverbrauch stark eingeschränkt werden muß, dann sollte der betroffene Personenkreis ein anderes Urlaubsziel wählen.

Bluthochdruck durch zuviel Kochsalz?

Das Institut für Dokumentation und Information, Sozialmedizin und Öffentliches Gesundheitswesen (IDIS) und das Nationale Blutdruckprogramm (NBP) gaben zu dem Thema Salz und Bluthochdruck interessante Fakten bekannt. Die Kochsalzaufnahme sollte auf ein gesundheitlich vernünftiges Maß von *maximal 6 g täglich* beschränkt werden. Diese Empfehlung gilt nur für das Kochsalz (Natriumchlorid) und nicht für andere Natriumverbindungen, wie z. B. Natriumcitrat oder Natriumbikarbonat. Neueste Untersuchungen ergaben nämlich, daß Natrium vorwiegend in Verbindung mit Chlorid befähigt ist, den Blutdruck zu erhöhen. Aber nur 30 bis 50 % der Blutdruckpatienten reagieren mit einer Absenkung des Blutdrucks nach einer Kochsalzreduzierung. Diese Menschen sind also kochsalzempfindlich. Man vermutet, daß diese Empfindlichkeit erblich bedingt ist.

Was können wir unseren Bluthochdruckpatienten raten? Sie sollten die wichtigsten Verursacher – Übergewicht, erhöhter Alkohol- und Fettkonsum, Streß – ausschalten. Auf jeden Fall sollte die tägliche Kochsalzmenge verringert werden. Eine Reduktion wirkt sich auf die Behandlung des Bluthochdruckes positiv aus. Es werden nämlich weniger blutdrucksenkende und harntreibende Medikamente benötigt. Nimmt der Betroffene weniger Natrium auf, wird demzufolge weniger Kalium ausgeschieden. Damit reduziert sich die Gefahr einer Kaliumverarmung nach Gabe von harntreibenden Mitteln.

=== Natriumarme Kost – wann ist sie angebracht?

Eine natriumarme Kost wird nicht nur salzempfindlichen Personen empfohlen, sondern auch bei Gewebswassersucht, Leberverhärtung, Eiweißmangel, Herzmuskelschwäche und bei der Langzeitbehandlung mit Kortisonen.

Wie führt man eine kochsalzarme Diät durch? Zunächst sollte man beim Kochen das Salz durch *Gewürze* ersetzen. Gewürze vermögen den Geschmack der Speisen besser zu heben als Kochsalz! Das Nachsalzen oder das Essen von salzreichen Lebensmitteln ist zu unterbinden. Keine Fertigprodukte (Konserven, salzhaltige Tiefkühlkost) verwenden, sondern frisches oder salzarmes, tiefgefrorenes Gemüse auf den Tisch bringen. Auf Suppen und zuviel Brot verzichten (verschiedene Brotsorten weisen einen Natriumgehalt zwischen 250 und 500 mg je 100 g auf!). Produkte verwenden, die »**natriumarm**« (weniger als 120 mg je 100 g) oder »**streng natriumarm**« (unter 40 mg Natrium je 100 g) sind.

Kalium – lebenswichtig für unser Herz

Das Kalium ist an der Aufrechterhaltung des osmotischen Druckes beteiligt, besitzt Bedeutung für die Aktivierung einer Reihe von Enzymen, ferner ist es wichtig für die Biosynthese von Eiweiß. Zusammen mit Natrium wirkt Kalium auf die Herztätigkeit (die Reizleitung am Herzen ist hauptsächlich kaliumabhängig!) und ist für die normale Erregbarkeit von Muskeln und Nerven zuständig (siehe S. 18).

Im folgenden Text werden wir erfahren, wie gefährlich sich ein Kaliummangel auswirken kann. Besonders wird darauf hingewiesen, daß der chronische Mißbrauch von Abführmitteln und bestimmten anderen Medikamenten zu einem vermehrten Kaliumverlust über die Niere führt.

=== Wieviel Kalium brauchen wir täglich?

Der Kaliumbedarf wird durch eine vollwertige Ernährung vollauf gedeckt. Die richtig gewählten Zwischenmahlzeiten tragen ebenfalls einen Prozentsatz der Kaliumaufnahme bei. Süßigkeiten bringen zwar viele Kalorien, aber wenig Kalium, Trockenfrüchte und Bananen sind dagegen kaliumreich.

Tab. 5   Täglicher Kaliumbedarf (in g; empfohlen von der Dt. Gesellschaft für Ernährung)

Säuglinge 0–12 Monate	0,3–1,0
Kinder 1–14 Jahre	1 –3 g
Jugendliche und Erwachsene	3 –4 g
Schwangere und Stillende	3 –4 g

Tab. 6   Kaliumgehalt in Nahrungsmitteln (mg/100 g)

Pflanzliche Nahrungsmittel		Tierische Nahrungsmittel	
Kakaopulver	1500–2000	Stockfisch (getr.)	1500
Sojabohnen	1740	Steckmuschel	800
Bierhefe	1500	Bachforelle	465
Petersilienblatt	1500	Seefische	280–445
Weizenkleie	1390	Fleisch	260–420
Bohnen (weiß)	1310	Geflügel	190–420
Aprikosen (getr.)	1175	Kasseler	325
Pistazienkerne	970	Wurstwaren	140–300
Weizenkeime	835	Schinken (gek.)	270
Pflaumen (getr.)	825	Hummer	220
Nüsse	460–825	Austern	110–185
Linsen	810	Vollmilch, Joghurt	155
Rosinen	780	Käse	60–150
Feigen (getr.)	745	Buttermilch	145
Datteln (getr.)	650	Speisequark (20% F.)	85–145
Spinat	635	Hühnerei	140
Meerrettich	555	Molke	130
Roggen-, Weizenkorn	500–530		
Kartoffeln	400–500		
Gemüse	195–500		
Vollmilchschokolade	400–470		
Sesamsamen	460		
Pumpernickel	455		
Knäckebrot	435		
Banane	395		
Haferflocken	335		
Beeren	65–310		
Roggenvollkornbrot	270		
Ananas, Apfelsine	170		
Nudeln	165		
Reis (unpol.)	150		
Apfel	145		
Weißbrot	130		
Reis (pol.)	105		

Die kaliumreichsten Nahrungsmittel sind Gemüse, Nüsse, Obst, getrocknete Pilze, Trockenfrüchte. 100 g getrocknete Aprikosen (1175 mg) oder 100 g getrocknete Bananen (1477 mg) oder 300 g Kartoffeln (1350 mg) decken schon über ein Drittel des Tagesbedarfes. Auch Petersilie, Weizenkeime, Weizenkleie und Bierhefe weisen einen beachtlichen Gehalt an Kalium auf. Weißbrot, Brötchen, Kuchen und einige Fleisch- und Wurstwaren sind dagegen kaliumarm.

Keine Angst vor zuviel Kalium!

Die *Aufnahme* des Kaliums erfolgt hauptsächlich im *Dünndarm*. Die Resorptionsquote ist etwas geringer als die von Natrium und Chlorid. Bei einer sportlichen Tätigkeit wird weniger Kalium aus der Nahrung resorbiert, weil das Magen-Darm-System weniger durchblutet wird.

95% des aufgenommenen Kaliums wird durch unsere »Kläranlage«, die *Nieren*, ausgeschieden, ein Teil durch den Kot, den Speichel und den Schweiß.

Es ist klar, daß ein sogenannter »Schreibtischtäter« nur eine geringe Menge durch den Schweiß verliert. Arbeiter, die eine schweißtreibende Arbeit ausführen und Sportler können dagegen die 10fache Menge an Kalium, das sind etwa 30% der Gesamtausscheidung, durch den Schweiß abgeben.

Die Kaliumausscheidung nimmt übrigens auch zu, wenn zuviel Kochsalz konsumiert wird.

Wie steht es nun damit, wenn der Körper zuviel Kalium erhält? Der Gesunde braucht sich keine Gedanken zu machen, daß ihm ein Zuviel an Kalium schadet. Die intakten Nieren eliminieren nämlich innerhalb von 24 Stunden die überschüssigen Mengen an Kalium spielend. Eine Kaliumzurückhaltung wurde bei einem gesunden Organismus bisher noch nicht beobachtet. Sogar bei einer Kaliumverarmung des Organismus wird Kalium weiter ausgeschieden. Eine Vergiftung des Körpers mit kaliumreichen Nahrungsmitteln ist also nicht zu befürchten. Man registriert höchstens eine vermehrte Harnausscheidung.

Die *Kaliumausscheidung* wird durch Hormone der *Nebennierenrinde* und Hormone des *Hypophysenhinterlappens* reguliert.

Eine Kaliumzurückhaltung wird insbesondere bei Schwächung der Nebennierenrinde beobachtet. Wird nichts gegen den Kaliumanstieg im

Blutserum unternommen, dann zeigen sich Störungen in der Muskel-, Nerven- und Herz-Kreislauffunktion. Ohrensausen, Verwirrtheit, Halluzinationen, Fehlempfindungen (»Kribbeln«, »Ameisenlaufen«) können Anzeichen einer Kaliumvergiftung sein.

Welche Folgen hat ein Kaliummangel?

Kaliummangel ermittelte man bei Menschen, die sich sehr einseitig ernährten, bei Störungen des Säure-Basen-Gleichgewichts, nach Infusionen größerer Mengen kaliumfreier Lösungen, bei Magersucht, Hungerzuständen, Lebererkrankungen, starkem Schwitzen, Durchfällen, Erbrechen, Darmfisteln und nach Gabe bestimmter Hormone, Digitalis- und Kortisonpräparaten und bei Streß. Bei Streß wird nämlich ein bestimmtes Hormon der Hypophyse vermehrt gebildet. Dieses stimuliert die Nebennierenrinde, und die Folge ist eine erhöhte Hormonbildung in dieser Rinde. Werden nun die Nieren mit größeren Mengen dieser Hormone bombardiert, dann wird vermehrt Kalium mit dem Harn ausgeschieden. Mangelerscheinungen sind Muskelschwäche, Muskellähmung, verminderte Sehnenreflexe, Übelkeit, Erbrechen, Apathie, Blähsucht, Herzmuskelschwäche, Herzrhythmusstörungen, Herzvergrößerung, Beschleunigung des Pulses auf über 100/min, Appetitlosigkeit, herabgesetzte Darmbewegung, Verstopfung, Atemnot, Blausucht.

Schicksal einer Läuferin

Beim starken Schwitzen gehen nicht nur Natrium, Chlorid, Magnesium und Wasser verloren, sondern auch Kalium. Verringert sich der Kaliumgehalt im Organismus, dann wird die Fähigkeit des Herzmuskels, sich zusammenzuziehen, erheblich eingeschränkt, und es kann in besonders ungünstigen Fällen zum Herzstillstand kommen. Wenn mit stärkerem Schwitzen noch eine körperliche Anstrengung verbunden ist (Training, Exerzieren, Marschieren bei starker Sonneneinstrahlung), dann können die Kaliumverluste bis zu 4 g betragen. Bei nicht allzu kaliumreicher Nahrung wird dann höchstens die Hälfte an Kalium aufgenommen, woraus eine Kaliumverarmung resultiert.

Nach einer Untersuchung am Sportmed. Institut der Uni Freiburg hatte jeder fünfte Sportler bedenklich erniedrigte Kaliumwerte und nahezu 40% einen für Leistungssportler nicht akzeptablen Grenzwert. Jüngere Frauen waren stärker betroffen als Männer. Besonders fatal ist, daß sich ein

Kaliummangel anfangs nicht immer durch ein gestörtes Allgemeinbefinden bemerkbar macht, so daß auch erfahrene Sportler sich täuschen lassen, weiter trainieren, bis der Leistungsabfall das Ausmaß des Defizits an Kalium anzeigt. In der Vergangenheit gab es leider auch Fälle, wo von ärztlicher Seite aus ein Kaliummangel nicht rechtzeitig erkannt wurde. Der folgende Fall mag dies verdeutlichen.

Eine Läuferin stieg in mehreren internationalen Läufen wenige Wochen vor einer Europameisterschaft mehrfach aus, da Arme und Beine unerträglich schwer wurden. »Ich hatte das Gefühl, als hätte ich eine Bleiweste an«, beschrieb sie ihren unerträglichen Zustand. Lange Zeit konnten die Ärzte den Grund dieses Leistungstiefs nicht ermitteln. Erst wenige Tage vor der EM wurde ein Kaliummangel festgestellt. Mit kaliumhaltigen Medikamenten wurde ihr Zustand gebessert, aber an der EM konnte die Sportlerin nicht teilnehmen, da ihre Muskeln noch längere Zeit zur Erholung benötigten.

—— Nicht nur Kalium muß ersetzt werden

Früher glaubte man, daß Trinken bei Sport schädlich sei. Dies ist keineswegs der Fall. *Flüssigkeit und Elektrolyte* müssen in physiologischen Verhältnissen rasch ersetzt werden, damit Organismus und Kreislauf voll funktionsfähig bleiben. Deshalb die Forderung an alle Sportler und Arbeiter, die eine schweißtreibende Arbeit verrichten:

Konsumieren von reichlich Flüssigkeit und Multimineraltabletten oder noch besser Essen von Trockenobst, Nüssen, Bierhefe, Nußmus, »Studentenfutter«, Obst (Bananen), Kartoffelgerichten und Aufnahme von »Energie-Elektrolyt-Getränken«. Aus diesen Elektrolytmischungen werden die einzelnen Mineralstoffe rascher resorbiert als durch die Nahrungsmittel.

—— Kaliummangel bei Magersucht

Auch *Magersucht* führt zu einem Kaliummangel. Ist eine magersüchtige Mutter noch schwanger, kann das Leben des Kindes aufs Spiel gesetzt werden. Auf der 26. Jahrestagung der Südd. Gesellschaft für Kinderheilkunde wurde ein solcher Fall erörtert. Eine magersüchtige Mutter mußte sich während der Schwangerschaft täglich übergeben. Die Folge war, daß sowohl die Mutter als auch das Neugeborene zuwenig Kalium im Serum aufwiesen. Das Neugeborene hatte eine Alkalose, und am 3. Tag zeigten sich Herzstörungen. Durch entsprechende Mineralstoffzufuhr gelang es, die Alkalose des Säuglings bis zum 9. Tag in den Griff zu bekommen. Ärzte fordern deshalb, daß die Elektrolyte von Frauen mit übermäßigem und anhaltendem Erbrechen oder bei Magersüchtigen während der Schwangerschaft überprüft werden und nötigenfalls sofort mit einer Zufuhr begonnen wird.

Auch bei *Hungerkuren* (extremen Abmagerungskuren, Eier-Kur) kann ein Kaliummangel entstehen. Wenn jemand unbedingt eine Kur machen will, dann unter Beratung und Beobachtung des Therapeuten und unter Mineral- und Vitaminzufuhr.

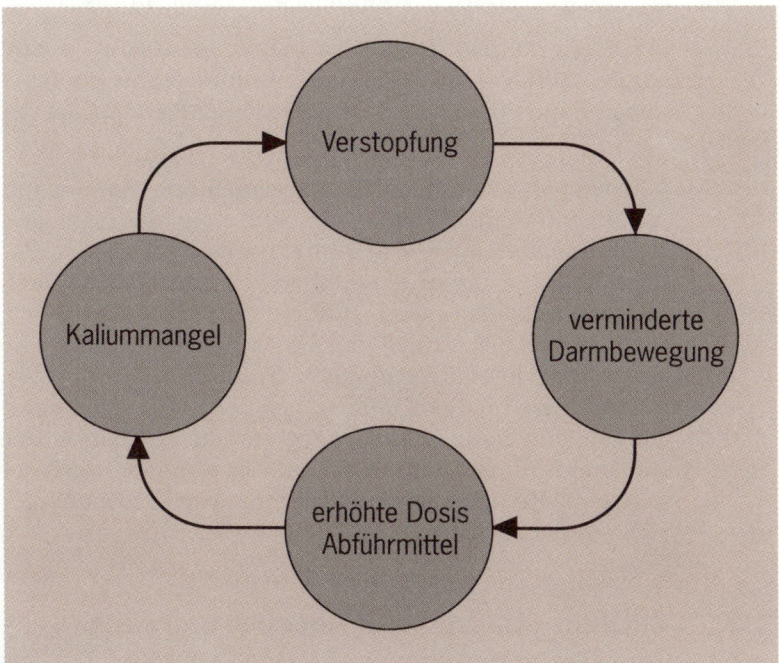

Abb. 10 Die Grafik zeigt den Teufelskreis bei Abführmittelmißbrauch. Infolge längeren Abführmittelgebrauchs wird dem Körper immer mehr Kalium entzogen. Die Folge ist eine Erschlaffung des Darmes, d. h. es müssen immer höhere Dosen des Medikamentes eingenommen werden, um überhaupt eine Wirkung zu erzielen.

—   *Kaliummangel bei Abführmittelmißbrauch*

Die Herz- und Darmmuskulatur reagiert sehr empfindlich auf einen Kaliummangel. Bei Abführmittelmißbrauch geraten die Menschen in einen wahren Teufelskreis. So weiß man, daß durch den längeren Gebrauch von Abführmitteln dem Körper Kalium entzogen wird. Die Folge ist eine Erschlaffung des Darmes. Es müssen immer höhere Dosen des Mittels verwendet werden, um überhaupt eine Wirkung zu erzielen. Der in Abb. 10 gezeigte Teufelskreis Kaliummangel – Darmerschlaffung – Verstopfung – Abführmittelmißbrauch – Kaliumausschwemmung kann nur unterbrochen werden, wenn die Abführmittel durch natürliche Verdauungshilfen ersetzt werden, eine ballaststoffreiche Ernährung konsumiert oder wenn das Abführmittel unter gleichzeitiger Kaliumgabe verabreicht wird.

Der Heilpraktiker JÖRGENSEN meint, man solle es zunächst vor Verordnung des Abführmittels mit einer Kaliumverabreichung versuchen. In den meisten Fällen findet der Darm wieder zu einer normalen Funktion zurück.

Welche negativen Folgen ein übermäßiger und langandauernder Abführmittelmißbrauch haben kann, zeigt der folgende Fall einer 39jährigen Patientin. Wie DAHLMANN berichtet, nahm die Patientin über 15 Jahre täglich 2 Abführpillen ein. Als sich letzten Endes Herzrhythmusstörungen, Lähmungserscheinungen im Bereich des Beckens, der Rumpf- und Halsmuskulatur und im linken Arm sowie Apathie und verminderte Konzentrationsfähigkeit einstellte, wurde sie in eine Klinik eingeliefert. Dort wurde eine extreme Kaliumverarmung im Serum festgestellt. Die Patientin erhielt intravenös Kalium verabreicht und nach wenigen Tagen normalisierte sich die Herztätigkeit und die sonstigen Erscheinungen bildeten sich weitgehend zurück.

≡ Kalzium – Baustein für Knochen und Zähne

In den 80er Jahren des vorigen Jahrhunderts beobachteten Ärzte nach Kropfoperationen schwere Krämpfe, die oft tödlich endeten. Zunächst konnte kein Chirurg diesen Zustand erklären. Erst als SANDSTRÖM die winzigen *Nebenschilddrüsen* entdeckte und die an Krämpfen leidenden Patienten einen stark erniedrigten Blutkalziumspiegel aufwiesen, konnten sich die Mediziner den möglichen Zusammenhang mit dem Kalziumstoffwechsel und den Nebenschilddrüsen erklären. Bei Schilddrüsenoperationen blieben von nun an die Nebenschilddrüsen an Ort und Stelle. Krämpfe wurden daraufhin nicht mehr beobachtet. Die Nebenschilddrüsen sind deshalb so wichtig, weil sie Hormone *(Parathormon, Calcitonin)* produzieren, die den Kalziumspiegel im Blutplasma konstant halten.

Der Knochen braucht Kalzium

Das Kalzium hat eine große Bedeutung für die Blutgerinnung, ist am Aufbau der Knochen und Zähne beteiligt, steuert die Erregung der Muskeln und Nerven, stabilisiert Zellmembranen und aktiviert einige Enzyme.

Der erwachsene Mensch hat einen Kalziumbestand von 1,0 bis 1,1 kg. 99% dieser Menge befinden sich in Knochen und Zähnen. Im Knochen ist das Kalzium in erster Linie als *Kalziumapatit* eingelagert. Diese äußerst stabile Verbindung verleiht dem Knochen seine Festigkeit. Wie kommt das Kalzium in den Knochen? Hier die Erklärung: Das mit der Nahrung aufgenommene Kalzium wird über das Blut in den Knochen transportiert, und umgekehrt kann Kalzium aus dem Knochen wieder ins Blut gelangen. Überschüssige Mengen an Kalzium werden über Nieren und Darm ausgeschieden. Ohne Hormone kann dieser Transport nicht bewerkstelligt werden. Hormone sorgen dafür, daß Blut exakt immer denselben Blutkalziumspiegel von 100 mg/l Serum enthält. Ein Zuviel oder Zuwenig des Mineralstoffs im Blut hat schwerwiegende Auswirkungen auf den Körper. Am Steuerungssystem sind das erwähnte *Parathormon* (erhöht den Kalziumgehalt im Blut), der Gegenspieler des Parathormons, das *Calcitonin* (erniedrigt den Kalziumgehalt), und das *Vitamin D* (hilft bei der Aufnahme von Kalzium aus der Nahrung) beteiligt. Es gibt jedoch noch andere Hormone, die in den Knochenstoffwechsel eingreifen. Von besonderer Wichtigkeit ist das weibliche Geschlechtshormon *Östrogen* und das männliche Geschlechtshormon *Testosteron*. Diese vermögen den Knochen vor dem Abbau zu schützen.

Wieviel Kalzium brauchen wir täglich?

Die empfohlene tägliche Zufuhrmenge liegt bei Säuglingen und Kindern zwischen 500 und 1000 mg. Jugendliche und Erwachsene benötigen 800 mg. Während der Schwangerschaft und Stillzeit sollte die Menge auf 1200 mg erhöht werden. Die Mutter muß nämlich an das Kind in den letzten drei Monaten der Schwangerschaft etwa 20 g Kalzium abgeben. In dieser

Tab. 7   Täglicher Kalziumbedarf (in mg; empfohlen von der Deutschen Gesellschaft für Ernährung und der amerikanischen Osteoporosekonferenz)

Säuglinge 0–12 Monate	500
Kinder 1–3 Jahre	600
Kinder 4–6 Jahre	700
Kinder 7–9 Jahre	800
Kinder 10–14 Jahre	900–1000
Jugendliche und Erwachsene	800– 900
Schwangere ab 6. Monat	1200
Stillende	1200
Frauen vor den Wechseljahren	1000
Frauen nach den Wechseljahren	1500

Tab. 8   Kalziumgehalt in Nahrungsmitteln (mg/100 g)

Pflanzliche Nahrungsmittel		Tierische Nahrungsmittel	
Sesamsamen	785	Käse	810–1290
Sojabohnen	257	Ölsardinen	330
Nüsse	30–250	Kondensmilch	315
Petersilienblatt	245	Kaviar (russ.)	275
Grünkohl	220	Vollmilch	120
Vollmilchschokolade	215	Joghurt	120
Bierhefe	210	Buttermilch	110
Brunnenkresse	180	Speisequark	80
Feige, getr.	160	Molke	70
Schnittlauch	130	Süßwasserfische	13–90
Kakaopulver	115	Austern	80
Broccoli	105	Seefische	35–85
Bohnen (weiß)	105	Wurstwaren	4–40
Sellerie	80	Wild	5–25
Linsen	75	Geflügel	10–25
Salat	30–70	Fleisch	3–15
Pumpernickel	85		
Pilze	5–85		
Haferflocken	65		
Vollkornbrot	60		
Weizenkeime	60		
Obst	8–40		
Rosinen	30		
Brötchen	25		
Reis (unpol.)	25		
Reis (pol.)	6		

Zeit ist das Knochenwachstum stark ausgeprägt. Es ist verständlich, daß gerade werdende Mütter umso mehr von diesem lebensnotwendigen Stoff aufnehmen sollten. Die Ernährung der Schwangeren muß deshalb reichlich Eiweiß, Milchprodukte, Obst und Gemüse enthalten. Gerade diese leicht verdaulichen Nahrungsmittel enthalten viel Kalzium. Auch während der Stillzeit sollte die Mutter auf eine optimale Kalziumversorgung achten, denn gerade die Bildung der Muttermilch bedingt einen erhöhten Kalziumbedarf.

Um einer Osteoporose vorzubeugen, empfiehlt die amerikanische Osteoporosekonferenz u. a. den Frauen 1000 mg (vor den Wechseljahren) bis 1500 mg (nach den Wechseljahren) Kalzium täglich aufzunehmen.

Oft liegt die Kalziumzufuhr im argen. So unterschritten laut »Ernährungsbericht« 30 bis 48% der Kinder, 20 bis 28% der Jugendlichen und 17 bis 24% der Frauen die Zufuhrsempfehlungen.

—— *Gründe der Unterversorgung mit Kalzium*

1. Verminderte Aufnahme von kalziumreichen Produkten: In den letzten 30 Jahren ging der Verzehr von Milch und Milchprodukten um 30% zurück; auch läßt der Verzehr von grünem Gemüse immer mehr zu wünschen übrig. Viele Reduktionsdiäten liefern nur wenig Kalzium.

2. Falsche Zubereitung der Speisen: Zu langes Wässern und Kochen verringern den Kalziumgehalt (Kalzium geht teilweise in das Wasch- oder Kochwasser über).

3. Aufnahme von resorptionshemmenden Nahrungsbestandteilen: Hauptgründe, warum Kinder zuwenig Kalzium bekommen, sind die Aufnahme von zuwenig Milchprodukten und Gemüse, ein zu hoher Konsum phosphathaltiger Softdrinks (z. B. Cola), Wurst- und Schmelzkäsesorten und die Aufnahme oxalathaltiger Nahrungsmittel wie Schokolade und Kakao. Die Resorption von Kalzium aus der Nahrung wird bei Anwesenheit von zuviel Fett, Phosphat, Phytinsäure und Oxalsäure (Vorkommen: Spinat, Rhabarber, schwarzer Tee, Kakao) erschwert. Wie sieht es mit der Phytinsäure aus? Diese bildet mit Kalzium, Eisen, Zink und Magnesium schwerlösliche Salze, die *Phytate* genannt werden. Diese kommen besonders in den Kleiebestandteilen von Getreide vor. Getreide enthält jedoch das Enzym Phytase, das während der Teigherstellung die Verbindungen »aufknackt« und die Mineralstoffe freisetzt.

Vitamin D, Milchzucker, bestimmte Aminosäuren und Zitronensäure fördern dagegen die Kalziumaufnahme. Die beste Ausnutzung erfolgt aus Milchprodukten.

4. Änderung der Kalziumverwertung: Mit zunehmendem Alter wird die Kalziumaufnahme aus den Nahrungsmitteln schlechter. Ein 70jähriger nimmt z. B. nur noch ein Drittel eines 40jährigen auf. Zur Verwertung von Kalzium wird Säure benötigt. Da im Alter oft zu wenig Magensäure produziert wird, ist demzufolge die Kalziumaufnahme reduziert. Der Ältere benötigt also für die Deckung des Bedarfs größere Mengen an kalziumhaltigen Nahrungsmitteln. Auch die verminderte Produktion von Östrogen nach den Wechseljahren führt zu einer Verschlechterung der Kalziumbilanz.

Wie äußert sich ein Kalziummangel?

Sinkt der Serumkalziumspiegel beträchtlich ab, dann entstehen Krampfanfälle (Tetanie). Die *Tetanie* entsteht durch eine Unterfunktion der Nebenschilddrüse, Vitamin D- und Kalziummangel, Nierenschwäche, Bauchspeicheldrüsenentzündung, Schwangerschaft und Stillzeit und nach Langzeitgaben von Abführmitteln und harntreibenden Medikamenten.

Beim Säugling und Kleinkind entsteht durch Mangel an Vitamin D und Kalzium die *Rachitis*.

Bei zu niedriger Zufuhr von Kalzium muß der Körper aus dem Knochen Kalzium entnehmen. Im Wachstumsalter stellt sich eine Verminderung der Knochendichte ein. Kommt zum normalen Verlust an Knochenmasse im Alter noch ein Mangel an Kalzium hinzu, dann wird die Knochenmasse vermehrt abgebaut, und es bildet sich eine *Osteoporose* aus. Sie ist durch Schwund des Knochengewebes, Brüchigkeit der Knochensubstanz, Schmerzen im Bereich der unteren Wirbel und der Hüftgelenke sowie durch einen mehrere Zentimeter betragenden Größenverlust gekennzeichnet. Es bildet sich allmählich ein Rundrücken, der unbarmherzig »Witwenbuckel« genannt wird (s. Abb. 11).

Eine besondere wichtige Vorbeugemaßnahme ist die körperliche Bewegung. Diese erhöht die Knochenmasse und hemmt den Knochenschwund. Empfehlenswert sind Bewegungen aller Art ohne Streß (Wandern, Tanzen, leichte gymnastische Übungen von 15 Minuten Dauer) und Übungen zur Kräftigung der Rücken- und Bauchmuskulatur. »Bewegung ist vorbeugend, und auch für den

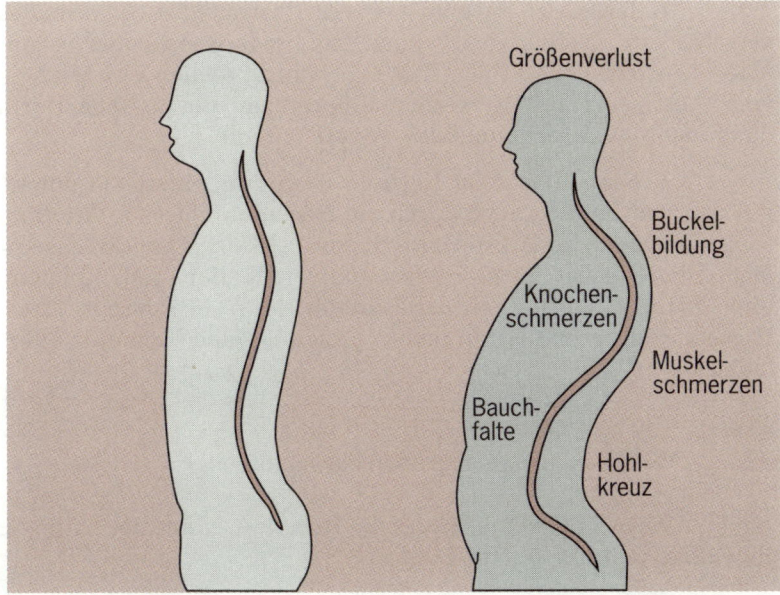

Abb. 11   Links: Normale Körperform. Rechts: Typische Krankheitszeichen bei Osteoporose.

Osteoporosebetroffenen die beste Medizin. Selbst unter Schmerzen sollten Sie sich noch angemessen bewegen, notfalls im Sitzen«, meint DR. BRINKMANN vom Rehazentrum Karlsbad-Langensteinbach.

Ein anhaltender niedriger Kalziumspiegel bewirkt Veränderungen an Haut, Nägeln, Haaren, und es entwickelt sich ein sogenannter *Tetaniestar*, der zur Erblindung führen kann. Ferner wurden Schäden an wachsenden Zähnen festgestellt. Die Herzstromkurve verändert sich bei Kalziummangel ebenfalls.

Schadet zuviel Kalzium?

Früher wurde das Gerücht in die Welt gestreut, zuviel Kalzium bzw. Milch würde die Verkalkung beschleunigen. Dies ist jedoch ein gewaltiger Irrtum. Beim Gesunden erfolgt nämlich keine Kalziumaufnahme über den physiologischen Bedarf hinaus. Es kann also nicht zu einer Ablagerung von Kalzium in den Geweben oder Gefäßwänden kommen.

Kalzium ist auch in höherer Dosierung nicht schädlich. Durch verschiedene Krankheiten bedingt kann jedoch ein hoher Serumkalziumspiegel entstehen. Als Folge dieser Erhöhung stellen sich Müdigkeit, Übelkeit, Antriebsarmut, Erbrechen, Depression, übermäßige Harnausscheidung sowie »Austrocknung« des Organismus ein.

Erhöhte Werte an Kalzium im Serum entstehen durch Überproduktion von Parathormon durch die Nebenschilddrüse, Vitamin-D-Vergiftung, Geschwülste, Milch-Alkali-Syndrom (Kalziumstoffwechselstörung infolge Überangebot leicht resorbierbarer Alkalien, z. B. Kalziumkarbonat und Milch), Überfunktion der Schilddrüse, Nebennierenrindenschwäche, Hypophysengeschwulst. In diesen Fällen ist eine Kalziumzufuhr *nicht* erlaubt.

Wie erreichen wir eine optimale Versorgung?

Vermeiden Sie die unter der Rubrik »Gründe der Unterversorgung mit Kalzium« aufgeführten Punkte.

Wichtig ist der reichliche Verzehr von Gemüse, Milch und Milchprodukten. 100 g Käse liefern z. B. 810 bis 1290 mg Kalzium, ein Liter Voll- und Buttermilch 1100 bis 1200 mg (s. Tab. 8). Nicht wenige ältere Menschen leiden unter einer *Milchunverträglichkeit* infolge des Mangels des milchzuckerspaltenden Enzyms *Laktase*. Hier empfiehlt sich ein Versuch mit Buttermilch oder anderen milchsauren Produkten. Diese werden dann meistens vertragen, da durch die Säuerung der Milch bereits ein Teil des Milchzuckers umgewandelt wurde. Auch Käse enthält sehr wenig Milchzucker. Hilfreich bei Milchunverträglichkeit sind entsprechende Präparate, die Laktase enthalten.

Zur Resorption von Kalzium wird, wie schon erwähnt, das *Vitamin D* benötigt. Eine vielseitige Mischkost sowie Sonnenbestrahlung reichen in der Regel aus, um den Bedarf an Vitamin D zu decken, da aus einer Vorstufe in der Haut durch Sonnenbestrahlung bzw. UV-Strahlen das Vitamin D_3 entsteht. Aber im Alter ist die Vitamin-D-Versorgung nicht immer ausreichend. Vitamin D sollte man jedoch nicht ohne ärztlichen Rat einnehmen, da ein Zuviel eine Kalziumablagerung in Blutgefäßen und Nieren bewirkt.

Der Knochenaufbaustoff Magnesium sollte nicht vergessen werden. Achten Sie deshalb auf die ausreichende Zufuhr dieses Mineralstoffs.

Eine Reduzierung der täglichen Alkohol-, Nikotin- und Kaffeemenge ist anzustreben. Alkohol beeinflußt nämlich den Vitamin-D-Stoffwechsel, außerdem werden Kalzium und Magnesium vermehrt mit dem Harn ausgeschieden. Auch größere Mengen Koffein erhöhen die Magnesium- und Kalziumausscheidung. Nikotin ist ebenfalls für eine vermehrte Kalziumausscheidung verantwortlich.

≡ Magnesium – Balsam für Herz und Nerven

Das Magnesium erfüllt wichtige Aufgaben im Stoffwechsel. Es ist nahezu in alle Stoffwechselfunktionen eingeschaltet. Viele *Enzyme* entfalten ihre Wirkung erst in Verbindung mit Magnesium. Bis heute sind etwa 300 magnesiumabhängige Enzyme aufgefunden worden. Magnesium ist zum Beispiel am Traubenzucker-, Fett- und Eiweißabbau beteiligt. Es verbessert die Leistung des Herzmuskels, erweitert die Herzkranzgefäße und beeinflußt die Gerinnungsfähigkeit des Blutes günstig. Die Blutgerinnungstendenz wird durch Verdrängung des Kalziums gehemmt. Außerdem stabilisiert Magnesium die Blutplättchen *(Thrombozyten)* und setzt die Gefahr einer Verklebung dieser Blutzellen herab. Magnesium könnte man als körpereigenen Schutzfaktor gegen Gefäßverschlüsse *(Thrombosen)* bezeichnen. Das Thromboserisiko nach Operationen kann durch Magnesiumzufuhr verringert werden. Da Magnesium blutgerinnungshemmend und blutfettsenkend wirkt, spielt es eine große Rolle bei der *Herzinfarktvorbeugung.*

Ferner hemmt Magnesium als Gegenspieler des Kalziums alle Erregungs- und Sekretionsvorgänge. Durch Dämpfung der Nerven-Muskel-Erregbarkeit ist Magnesium bei Migräne, krampfartigen Kopfschmerzen, Gefäßkrämpfen und Krämpfen innerer Organe therapeutisch wirksam. Magnesium wird auch als *»Anti-Streß-Mineral«* bezeichnet, weil es Erregtheit, Gereiztheit und Aggressivität dämpfen kann.

Der Gesamtbestand des Menschen liegt zwischen 25 und 35 g Magnesium und ist etwa fünfmal so groß wie der des Eisens. Nach Kalium rangiert Magnesium an 2. Stelle unter den Mineralstoffen, die in den Zellen vorkommen. *60% des gesamten Magnesiumbestandes liegen im Knochen vor*, und diese dienen als Reservoir. Bei Bedarf kann das im Knochen gebundene Magnesium mobilisiert werden. Im Muskelgewebe findet sich Magnesium gegenüber Kalzium in siebenfacher Menge konzentriert.

Tab. 9   Täglicher Magnesiumbedarf (in mg; nach Stolley, Seelig, Glatzel, Holtmeier, Lang und Spätling)

Säuglinge 0–12 Monate	75–120
Kinder 1–3 Jahre	165
Kinder 4–11 Jahre	190–135
Kinder 12–14 Jahre	285
Jugendliche und Erwachsene	300–350
Schwangere	450
Stillende	370–480

Tab. 10   Magnesiumgehalt in Nahrungsmitteln (mg/100 g)

Pflanzliche Nahrungsmittel		Tierische Nahrungsmittel	
Weizenkleie	590	Seefische	24–73
Kakaopulver	400	Garnele	67
Leinsamen (Linusit)	380	Steckmuschel	63
Weizenkeime	308	Käse	29–55
Nüsse	135–270	Aal (ger.)	50
Sojabohnen	247	Austern	40
Bierhefe	230	Kondensmilch	35
Hirse (Korn)	170	Fleisch	12–33
Pistazienkerne	160	Truthahn	27
Portulak (roh)	150	Wurst	11–18
Bohnen (weiß)	132	Buttermilch	16
Grünkern (Korn)	130	Ei	13
Erbsen	125	Vollmilch	12
Steinmetzbrot	122	Joghurt	12
Reiskorn (unpol.)	120		
Grahambrot	92		
Pumpernickel	71		
Knäckebrot	68		
Rosinen	65		
Spinat (roh)	58		
Datteln (getr.)	50		
Aprikose (getr.)	50		
Banane	36		
Grünkohl (roh),	34		
Brunnenkresse	34		
Reiskorn (pol.)	30		
Obst, Beeren	6–30		
Pilze	6–24		
Weißbrot	24		

Resorption und Ausscheidung

Im Magensaft findet meistens eine vollständige Aufspaltung der Magnesiumsalze statt. Sobald der Speisebrei mit dem Magnesium in den Dünndarm kommt, beginnt die Aufnahme (Resorption) durch die Darmschleimhaut ins Blut. In der Regel werden 30 bis 40% aufgenommen. Die Resorptionsquote kann je nach Bedarf bis auf 25% gesenkt und bis auf 75% erhöht werden. Der *unresorbierte* Anteil wird mit dem *Stuhl* ausgeschieden.

Die Ausscheidung des *resorbierten* Magnesiums erfolgt hauptsächlich über die *Nieren*, in geringen Mengen über Schweiß und Darmsekret. Die Niere ist in der Lage, durch Rückresorption aus dem Harn dem Körper Magnesium je nach Bedarf wieder zuzuführen (siehe auch S. 24).

Wieviel Magnesium brauchen wir täglich?

Der exakte Magnesiumbedarf des Menschen ist schwer feststellbar. Er hängt vom Gesundheitszustand, von der Zusammensetzung der Nahrung (Fett, Eiweiß, Kalzium) und von vielen anderen Faktoren wie Alkoholkonsum, Streß, Schwangerschaft und Stillzeit ab. Die Werte, die in verschiedenen Publikationen angegeben werden, schwanken beträchtlich und können nur als Orientierungshilfe dienen.

Die DGE empfiehlt für Erwachsene 300 mg bis 350 mg Magnesium pro Tag (Schwangere: 400 mg, Stillende: 450 mg). Empfehlungen verschiedener Autoren finden Sie in Tabelle 9.

Eine erhöhte Versorgung mit Mineralstoffen, insbesondere Magnesium, erfordern vor allem Schwangerschaft, Stillzeit, Wachstumsalter, Gebrauch von Abführmitteln, einseitige Schlankheitskuren, Gebrauch von Entwässerungsmitteln, streßbedingte Tätigkeiten und Alkoholkonsum.

Welche Nahrungsmittel liefern Magnesium?

Magnesium, Baustein des Chlorophylls (Blattgrün), findet sich in allen grünen Pflanzen. Beachtliche Mengen an Magnesium enthalten Getreide- und Gemüsesorten, Nüsse, Sojabohnen, Kakao, Milch- und Vollkornprodukte. Die höchsten Gehalte wurden im Kakaopulver, in der Weizenkleie, in Leinsamen und in Weizenkeimen ermittelt. Von den Brotsorten führt das Steinmetzbrot die Hitliste an. Unter den Nüssen, die man im wahrsten Sinne des Wortes als »Mineralstoffbomben« bezeichnen kann, ist die Cashew-Nuß am gehaltvollsten (270 mg/100 g). Allein 100 g dieser Nuß würde den Tagesbedarf an Magnesium fast decken. Zu beachten ist der hohe Kaloriengehalt der Nüsse. Die erwähnte Menge Cashew-Nuß liefert 600 Kilokalorien, das sind 2520 Kilojoule.

Gründe der Unterversorgung mit Magnesium

Es ist erstaunlich, daß in sogenannten Industrieländern trotz der Fülle des Nahrungsangebotes häufig eine Unterversorgung an gewissen Mineralstoffen und Vitaminen beobachtet wird. Besonders trifft dies auf Magnesium zu. Eine Ernährungsstudie aus der DDR ergab, daß die tägliche Magnesiumaufnahme mit 193 bis 215 mg bei Männern und 160 mg bis 166 mg bei Frauen eindeutig zu niedrig liegt! Der Ernährungswissenschaftler PROF. HOLTMEIER schätzt, daß 10% unserer Bevölkerung mit diesem lebensnotwendigen Nahrungsbestandteil unterversorgt sind. Andere Wissenschaftler berichten von einer 40%igen Unterversorgung bei bestimmten Personengruppen.

Mögliche Gründe für eine Magnesiumunterversorgung:

1. **Kochen und Wässern der Nahrungsmittel**.

2. **Vermehrte Aufnahme von magnesiumarmen Nahrungsmitteln** wie Weißmehlprodukte, Süßspeisen.

3. **Fettreiche Ernährung** führt zu einer Hemmung der Magnesiumresorption.

4. **Eiweißreiche Ernährung** bedingt einen erhöhten Bedarf an Magnesium.

5. **Kalziumreiche Kost**: Bei einem erhöhten Kalzium-Magnesium-Verhältnis (also viel Kalzium, wenig Magnesium in der Nahrung) kommt es zu einer verminderten Magnesiumresorption und zu einer erhöhten Magnesiumausscheidung über den Darmtrakt.

6. **Übermäßiger Alkoholkonsum, Phosphatüberschuß (z.B. übermäßiger Gebrauch von Cola-Getränken) und Vitamin** B_1-, B_2–B_6-**Mangel** beeinträchtigen ebenfalls die Magnesiumaufnahme; eine erhöhte Zufuhr von Natrium (kochsalzhaltige Kost) vermehrt die Magnesiumausscheidung.

7. **Düngefehler:** Durch falsche Mineralzusammensetzung der Dünger kann die Resorption von Magnesium durch die Pflanze nachteilig beeinflußt werden.

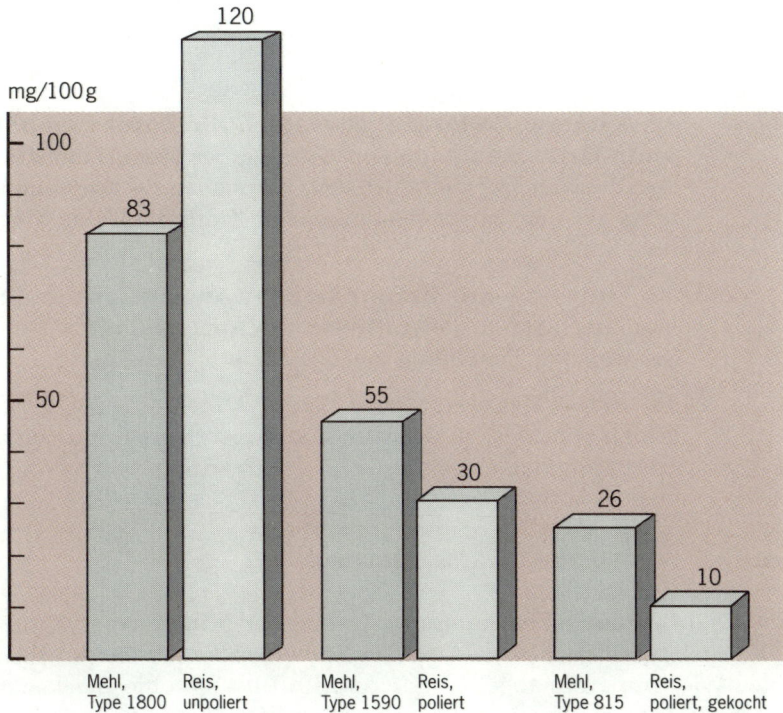

Abb. 12   Magnesiumgehalt von Roggenmehl und Reis in verschiedenen Bearbeitungsstufen.

8. Abführmittelmißbrauch und harntreibende Mittel: Bei diesen Medikamenten werden Magnesium und auch andere Mineralstoffe aus dem Körper »geschwemmt«.

9. Verschiebung des Blut-pH-Wertes zur sauren Seite hin (Azidose): Auch hier kann eine Resorptionsverminderung eintreten.

10. Eine Störung der Resorption von Magnesium kann bei folgenden Krankheiten auftreten: Knochenerweichung, chronische Nierenerkrankungen, Myxödem (Folge von Thyroxinmangel bei Unterfunktion der Schilddrüse), Aldosteronismus (vermehrte Bildung des Hormons Aldosteron), Darmerkrankungen, Krankheiten, die von Durchfall, Fettdurchfall, Erbrechen, Entzündungen des Darmes begleitet sind.

11. Übermäßige Schweißabsonderung: Leistungssportler, Glas- und Hochofenarbeiter sowie Saunabesucher verlieren durch die übermäßige Schweißabsonderung nicht nur Kalium, Natrium und Kalzium, sondern auch Magnesium.

12. **Vitamin-D-Mangel, aber auch die Zufuhr zu hoher Vitamin-D-Mengen** kann eine Störung des Magnesium-Haushaltes verursachen. Der Gebrauch von Östrogenen zur Empfängnisverhütung hat möglicherweise negativen Einfluß auf den Magnesiumhaushalt.

13. **Ungenügende Zufuhr in Schwangerschaft und Stillzeit** kann nach SEELIG das Auftreten von Abnormalitäten des Herzens, der Arterien, der Nieren und des Skeletts herbeiführen.

14. **Streß:** Magnesium wird bei Streß, insbesondere Lärmstreß, in geringeren Mengen aus dem Darm resorbiert und zusätzlich vermehrt mit dem Urin ausgeschieden (bis 15%).

Wie äußert sich ein Magnesiummangel?

Begrenzte Zeit kann der Körper, der Mineralreserven in Gewebe und Skelett besitzt, Mangelsituationen überbrücken. Während dieser Phase bleibt der Mineralmangel »versteckt«. Im Blut sind die Bioelemente noch nachweisbar, im Gewebe oder in den Haaren sind sie schon stark reduziert. Schließlich kommt es zu Ungleichgewichten im Blut, Zellplasma und in anderen Körperflüssigkeiten. Empfindliche Störungen für Gesundheit und Wohlbefinden sind die Folge.

Ein Mangel äußert sich in muskulären Verkrampfungen (»Ameisenlaufen«, »Kribbeln«, Taubheit, Wadenkrämpfe, Nackenkrämpfe, Verspannungen, Hinterkopfschmerzen), Eingeweidekrämpfen, nervliche Krampfformen und Herz- und Blutgefäßverkrampfungen (Herzenge, Herzschmerzen, Herzjagen, Herzdruck, Rhythmusstörungen). Weitere Mangelerscheinungen sind Taubheitsgefühle in den Händen und im Gesicht, Kau- und Schluckkrämpfe oder Schnauzkrämpfe (in den Lippen).

Die Beschwerden können bei ein- und demselben Patienten wechseln. So ist es durchaus möglich, daß ein Patient jahrelang über Herzschmerzen klagt, plötzlich jedoch Beschwerden im Magen-Darm-Trakt auftreten. Vielfach wird dann die Diagnose »*Vegetative Dystonie*« gestellt. Bei dieser Krankheit sollte man unbedingt den Gehalt an Magnesium im Serum oder im Vollblut untersuchen lassen und gegebenenfalls sofort Magnesium verabreichen.

— *Krampfanfälle*

Ein streßgeplagter Firmenchef erlebte 20 Jahre lang gesundheitliche Tiefen infolge eines nicht erkannten Magnesiummangels. Er litt unter Übererregbarkeit der Nerven, Schlaflosigkeit, Migräne, Konzentrationsschwäche und bekam zeitweise »wahnsinnige« Angstzustände. Er konnte in dieser Zeit nie alleine in der Wohnung bleiben, immer mußte seine Frau zugegen sein. Diese »Anfälle«, die sich in Angst und totaler Verkrampfung äußerten, kamen völlig unerwartet, sahen nach Herzattacken aus und wiederholten sich in immer kürzerem Abstand. Untersuchungen ergaben jedoch kein Herzleiden. Neben der entsetzlichen Angst stellten sich depressive Verstimmung, Kribbeln und Ameisenlaufen in Händen und Füßen ein. Nach einer Kalziumbehandlung steigerten sich die Erregungsanfälle bis zur Unerträglichkeit. Die Ärzte wußten sich keinen Rat mehr und meinten, die Krankheit wäre unheilbar. Nach einem besonders heftigen Krampfanfall mit Herzkomplikationen erkannte eine Ärztin endlich die Ursache. Die Krampfkrankheit (Tetanie) wurde nicht durch Kalziummangel, sondern durch Magnesiummangel verursacht. Der Patient erhielt sofort Magnesiuminjektionen. Innerhalb weniger Tage verschwanden die Verkrampfungen, der Pulsschlag normalisierte sich, das Herzstolpern und die Verdauungsbeschwerden verschwanden. Der Patient war wieder lebensfroh und unternehmungslustig wie nie zuvor. Untersuchungen ergaben, daß er unter einer Fettstoffwechselstörung litt und der Körper somit zuwenig Magnesium resorbierte. Außerdem stand er laufend unter Streß. Unter Streßbelastung wird vermehrt Magnesium mit dem Urin ausgeschieden und weniger Magnesium resorbiert.

— *Magnesium und Lärmstreß*

Zwischen Lärmstreß und Magnesiumbedarf bestehen enge Beziehungen. Untersuchungen ergaben folgendes: Je geringer der Magnesiumgehalt in den roten Blutkörperchen, umso empfindlicher reagierten Testpersonen auf Lärm. Blutdruckanstieg und psychische Spannungszustände waren die Folge. Die Lärmempfindlichkeit kann man durch eine erhöhte Magnesiumzufuhr mildern. Zwischen Streß und Magnesiummangel besteht ein »Teufelskreis«. Unter Streßbelastung verringert sich das in den Zellen befindliche Magnesium immer mehr, dies führt zu einer verstärkten Streßreaktion.

——   *Hilfreich bei Muskelkrämpfen*

Schwangere werden zuweilen von Wadenkrämpfen heimgesucht. Wiener Mediziner untersuchten Schwangere mit Wadenkrämpfen eingehender. Sie wollten herausfinden, welcher Mineralstoffmangel diese Krämpfe verursacht und wie diese verhindert werden können. Überraschenderweise waren die Kalium- und Kalziumspiegel der Schwangeren mit und ohne Krämpfen gleich. Dagegen fand man niedrige Magnesiumwerte bei Frauen mit Wadenkrämpfen. Die Hälfte der 42 Patientinnen bekam daraufhin täglich Magnesium. Nach 4 Wochen waren 19 von 21 Patientinnen beschwerdefrei. Die meisten der Schwangeren, die kein Magnesium erhielten, litten weiterhin unter Wadenkrämpfen. Hier waren nur 7 von 21 ohne Beschwerden.

Unter Magnesiummangel kann es zu Früh- oder Fehlgeburten kommen. Ungarische Ärzte ermittelten bei 1884 schwangeren Frauen, die Magnesium zusätzlich erhielten, eine deutliche Senkung der Häufigkeit von spontanen Fehl- und Frühgeburten. Die gleichzeitige Verabreichung von Magnesium mit wehenhemmenden Mitteln (Tokolytika) hat sich bei vorzeitigen Wehen gut bewährt. Auf diese Weise konnte die notwendige Dosis dieser mit erheblichen Nebenwirkungen behafteten Arzneimittel deutlich gesenkt werden.

——   *Nervöse Kinder brauchen Magnesium*

Bei Kindern kann die Ursache für Nervosität und Aggression ein Magnesium- und Vitamin-B_1-Mangel sein. Oft erhalten die Kinder vitalstoffarme und süße Nahrung oder es liegen Resorptionsstörungen vor. Hier hilft eine radikale Ernährungsumstellung, eine Darmsanierung und die Zufuhr von gut resorbierbaren Magnesium-Präparaten.

CLASSEN verabreichte 34 Jungen und Mädchen mit nervösen Erkrankungen mindestens drei Wochen bis maximal sieben Monaten täglich 180 mg Magnesium. Bei 34% der Kinder wurden sehr gute, bei 24% gute, bei 16% mäßige und bei 26% keine Erfolge beobachtet. Am wirksamsten war die Therapie bei Kindern, die unter allgemeiner Nervosität, Ticks, leichter Reizbarkeit, Unbeherrschtheit, Konzentrationsschwäche, leichter Ablenkbarkeit und ängstlichen Hemmungen litten.

Schadet zuviel Magnesium?

Ein ausgeprägter Magnesiumüberschuß (Hypermagnesiämie) kommt äußerst selten vor. In der Regel wird er nur in Kombination mit anderen Mineralstoffentgleisungen beobachtet. Erhöhte Magnesiumwerte im Serum treten z. B. bei gestörter Magnesiumausscheidung infolge akutem oder chronischem Nierenversagen auf sowie nach Einläufen mit Magnesiumlösungen, nach Magnesiuminfusionen und Einnahme von säurebindenden Medikamenten (Antazida). *Antazida* enthalten oft Magnesium- und Aluminiumverbindungen und werden zur Neutralisation von Magensäure verordnet. Bei schweren Nierenstörungen und Nierenversagen ist deshalb eine hochdosierte Antazidatherapie fehl am Platze.

Magnesium-Überdosierungen sind beim gesunden Menschen mit normal funktionierenden Nieren wegen der langsamen Resorption und der geregelten Ausscheidung überschüssiger Mengen durch Harn und Stuhl nicht zu befürchten.

Wie erreichen wir eine optimale Versorgung?

- Bereiten Sie Nahrungsmittel schonend zu. Verwenden Sie das Kochwasser eventuell für Suppen. Erhöhen Sie den Rohkostanteil und überstreuen Sie die fertigen Gerichte mit Weizenkeimen oder Bierhefeflocken.
- Verwenden Sie Vollkornmehl und Frischkornmüsli.
- Reduzieren Sie fett-, eiweiß- und kalziumreiche Nahrung. Führen Sie ausreichend Vitamine zu.
- Reduzieren Sie die tägliche Alkoholmenge.
- Verzichten Sie auf extreme Schlankheitskuren.
- Nehmen Sie keine stark wirkenden Abführmittel ein.
- Vermeiden Sie krankmachenden Streß, insbesondere Lärmstreß.
- Heilen Sie Krankheiten wie Azidose, Nierenerkrankungen, Magen- und Darmerkrankungen unter ärztlicher Kontrolle aus. Vielfach hilft bei Stoffwechselstörungen schon eine Kostumstellung.
- Nehmen Sie gut resorbierbare Magnesiumverbindungen auf.

≡ Phosphor liefert Energie

In den letzten Jahren geriet der Phosphor bzw. das Phosphat in Mißkredit. Als Lebensmittelzusatzstoff soll er für das weltweit vermehrte Auftreten des hyperkinetischen Syndroms bei Kindern verantwortlich sein. Mediziner halten diese These für baren Unsinn. Auf der anderen Seite gibt es ausgezeichnete Erfolge mit phosphatarmer Ernährung. Die neuesten Ergebnisse finden Sie am Schluß dieses Kapitels. Zunächst möchte ich mich auf die »guten« Eigenschaften des Phosphors konzentrieren. Diese sind nicht von der Hand zu weisen, wie wir sehen werden.

≡ Die guten Seiten des Phosphors

Phosphor ist Baustein der Knochen und Zähne, Bestandteil von Enzymen und vielen anderen organischen Verbindungen. Phosphate regulieren außerdem den Säure-Basen-Haushalt.

Der Erwachsene weist in seinem Körper etwa 600–700 g Phosphor auf. Davon entfallen auf das Skelett 85–90%. 10% des Bestandes sind in den übrigen Geweben und nur 2 g im Blut. Der größte Teil des Kalziums ist im Organismus an Phosphor gebunden. Dieser »phosphorsaure Kalk« (Apatit) baut unsere **Knochen** auf. Er ist verständlich, daß bei einem Phosphormangel auch eine Osteoporose (siehe S. 54) auftreten kann.

Zu den wichtigsten Bausteinen der lebenden Zellen gehören die organischen Phosphorverbindungen. Zahlreiche Enzyme verdanken ihre Wirksamkeit dem Phosphor. Organische Phosphorverbindungen sind ferner die wichtigsten **Energieüberträger**. Aus diesem Grunde benötigen Sportler und Schwerstarbeiter mehr Phosphor. Ohne Phosphor gäbe es keine Energie, keine »Verbrennung« und keine Muskelarbeit.

Die Lecithine, die zu den Phosphatiden gehören, sind Bestandteil jeder Zelle und sind beim **Aufbau von Zellmembranen** von besonderer Bedeutung. Ferner beteiligen sich die Lecithine am Nervenstoffwechsel und greifen in den Kohlenhydrat-, Fett- und Eiweißstoffwechsel ein. Die Lecithine kommen reichlich im Eidotter, in der Hirnsubstanz, in Hefen, in vielen Pflanzensamen, im Getreidekeim, in Vollkornprodukten, Sojamehl, Rückenmark, Nervensubstanz, Herz, Leber und in den roten Blutkörperchen vor.

Lecithin-Präparate werden heute bei Leber- und Gallenerkrankungen, erhöhten Blutfettwerten, nachlassender Gedächtniskraft eingesetzt.

Tab. 11 Täglicher Phosphorbedarf (in mg; empfohlen von der Deutschen Gesellschaft für Ernährung)

Säuglinge 0–12 Monate	120– 500
Kinder 1–3 Jahre	600
Kinder 4–6 Jahre	700
Kinder 7–9 Jahre	800
Kinder 10–14 Jahre	900–1000
Jugendliche	800– 900
Erwachsene	800
Schwangere ab 6. Monat	1000
Stillende	1000

Tab. 12 Phosphorgehalt in Nahrungsmitteln (mg/100 g)

Pflanzliche Nahrungsmittel		Tierische Nahrungsmittel	
Bierhefe	1800	Käse	500–840
Weizenkeime	1100	Ölsardinen	430
Kakaopulver	650	Innereien	250–400
Sesamsamen	605	Kaviar (russ.)	300
Nüsse	335–675	Fische	190–250
Sojabohnen	590	Wild	220–250
Bohnen (weiß)	430	Fleisch	150–215
Linsen	410	Geflügel	165–240
Getreide	310–405	Ei	205
Knäckebrot	400	Quark	165
Haferflocken	390	Austern	155
Erbsen (trocken)	380	Vollmilch	90
Reis (unpol.)	325	Buttermilch, Joghurt	90
Vollkornbrote	230–265		
Vollmilchschokolade	240		
Rosinen	110		
Pilze	45–160		
Reis (pol.)	120		
Gemüse, Salate	50–80		
Obst, Beeren	10–45		
Cola-Getränke	14–22		

═══ Wieviel Phosphor brauchen wir täglich?

Der Phosphorbedarf steht in Beziehung zum Kalziumbedarf. Nach Angaben der DGE gilt ein *Kalzium-Phosphor-Verhältnis von 1:1,0 bis 1:1,2* als optimal. Infolge der heutigen Ernährungsweise ist das Verhältnis zu ungunsten des Kalziums verschoben. Frauen und Männer im Alter zwischen 19 und 50 nehmen wesentlich mehr Phosphor auf als Kalzium (Kalzium-Phosphor-Verhältnis: 1:2 bei Männern, 1:1,5 bei Frauen).

Das Brustkind bekommt im ersten Lebenshalbjahr 120 mg Phosphor täglich, die mit Kuhmilchmischungen gefütterten Babies mindestens 380 mg Phosphor am Tag. Wie wir aus der Tabelle ersehen, benötigen Kinder im Wachstumsalter, Schwangere und Stillende am meisten Phosphor.

Wie schon erwähnt, spielt der Phosphor im Energiestoffwechsel eine wichtige Rolle. Deshalb steigt auch der Phosphatbedarf bei Schwerstarbeitern und Hochleistungssportlern an. Nach HALDEN und PROKOP sollten Sportler mindestens die doppelte Menge an Phosphor aufnehmen wie Nichtsportler.

─── *In welchen Nahrungsmitteln ist Phosphat enthalten?*

Am gehaltvollsten sind Schmelzkäse, Emmentalerkäse, Getreide, Brote, Parmesankäse, Weizenkeime, Sojabohnen, Nüsse, Hefen, Kakaopulver und getrocknete Pilze. Den höchsten Gehalt weist die Bierhefe auf, nämlich 1800 mg je 100 g, gefolgt von den Weizenkeimen (1100 mg je 100 g) und dem Käse (500–840 mg je 100 g).

═══ Resorption und Ausscheidung

Die Resorption von Phosphat wird durch aktives Vitamin D und Parathormon gefördert und durch Eisen, Aluminium, Kalzium und Phytinsäure verschlechtert. Säuglinge nehmen zwischen 85 und 90% des in der Muttermilch vorhandenen Phosphats auf, während der erwachsene Organismus aus einer normalen Kost nur 50 bis 60% verwertet.

Die Ausscheidung von überschüssigen Phosphatmengen erfolgt zwischen 60 und 80% durch den *Harn* und 20 bis 40% durch den Kot. Die Ausscheidung über die Niere steht unter Kontrolle von Hormonen. So erfolgt eine Steigerung der Ausscheidung durch Parathormon, Östrogen und Thyroxin und eine Senkung durch Insulin, Wachstumshormon und Cortisol.

Wie äußert sich ein Phosphatmangel?

Erhielten Ratten nur 0,008% Phosphor mit dem Futter, so wurde keine Gewichtssteigerung erreicht, und die Tiere starben innerhalb kurzer Zeit aufgrund eines Kräfteverfalls. Das Skelett dieser Tiere war kaum verknöchert und die Kalziumbilanz negativ.

Beim Menschen kann ein Phosphatmangel, dies wurde insbesondere in den Kriegs- und Nachkriegsjahren beobachtet, lange Zeit verborgen bleiben, da bei Bedarf Phosphor aus den Knochen mobilisiert wird. Bei längerer verminderter Zufuhr trat die sogenannte Hunger-Knochenerweichung auf.

Weitere Mangelerscheinungen sind Wachstumsstörungen, Rachitis und Skelettverformungen. Ein niedriger Phosphatspiegel im Blut (Hypophosphatämie) entsteht nicht nur durch hungern, sondern hauptsächlich durch Nierenfunktionsstörungen, Vitamin-D-Mangel und Überfunktion der Nebenschilddrüse.

Schadet zuviel Phosphat?

Schäden durch eine hohe Phosphatzufuhr (vorausgesetzt, das Kalzium-Phosphor-Verhältnis ist in Ordnung) sind bisher beim Menschen nicht bekannt geworden. EMBDEN empfahl früher sogar eine Tageszufuhr von 5–7 g Phosphat, um eine Leistungssteigerung zu erzielen. Diese günstige Wirkung wurde vor allem in den Kriegsjahren, wo eine mangelnde Phosphatzufuhr vorlag, erzielt.

Schäden sind registriert worden, wenn erstens zuviel Kalzium und zuwenig Phosphat konsumiert wird (Bildung von Nierensteinen) und zweitens bei einer zu geringen Kalziumzufuhr (unter 300 mg) und einer zu hohen Phosphatzufuhr (mehr als 1500 mg/Tag). Dies ist der Fall, wenn unvernünftige Menschen kaum Milch und Käse aufnehmen und dafür übermäßig phosphorsäurehaltige Getränke schlürfen. Die Folge ist eine Störung des Kalziumstoffwechsels. Eine einseitige Ernährung ist, wie aus diesem Beispiel ersichtlich, keinesfalls zu empfehlen. **Man muß immer wieder betonen, daß die Grundregel für eine gesunde Ernährung die abwechslungsreiche Mischkost, die vollwertige Nahrungsmittel enthält, ist.**

Säuglinge, die in den ersten Lebenstagen Kuhmilch (Kalzium-Phosphor-Verhältnis 1,3 : 1) anstelle von Muttermilch (Kalzium-Phosphor-Verhältnis 2,1 : 1) bekamen, zeigten erhöhte Phosphatspiegel im Blut (Hyperphosphatämie). Diese kleinen Erdenbürger waren besonders tetaniegefährdet. Obwohl die Kuhmilch mehr Kalzium enthält, ist die Kalziumausnutzung wegen des hohen Phosphatgehaltes schlechter.

Ein erhöhter Phosphatspiegel im Blut zeigt sich auch bei Nierenschwäche oder einer Unterfunktion der Nebenschilddrüse. Bei diesen Störungen kommt es zu einer unzureichenden Ausscheidung von Phosphat und zu einer hohen Wiederaufnahme von Phosphat in den Nierenkanälchen.

Ist der Zusatzstoff Phosphat unbedenklich?

Orthophosphorsäure und die verschiedensten Phosphate sind erlaubte Zusatzstoffe bei Schmelzkäse, Schmelzkäsezubereitungen, Käse und anderen Nahrungsmitteln (Tabelle 13). Zweck dieses Zusatzes ist eine Vermeidung der Ausscheidung von Fett und Molke beim Erwärmen. Es gibt jedoch auch Käsezubereitungen, die die laut Käseverordnung unter Deklaration zugelassenen Zusatzstoffe nicht enthalten. Man kann also auch ohne diese Fremdstoffe einen guten Käse, der vielleicht etwas teurer ist, herstellen. Sehr beliebt sind auch bestimmte Phosphate bei den Wurstfabrikanten. Die Phosphate binden nämlich Wasser. Die Wurst schmeckt dem Verbraucher dann saftiger und ist knackiger. Der Verbraucher merkt jedoch nicht, daß er eine gehörige Portion Wasser mitbezahlt.

Auch in Kondensmilch, Fertiggerichten, Suppen, Soßen, Backmischungen, Backpulver, Puddingspeisen, Cremefüllungen, Mayonnaisen, Speiseeis, Kindernährmitteln und in Tablettenbestandteilen, Spül- und Reinigungsmitteln sowie im Kunstdünger sind Phosphate enthalten.

Die phosphathaltigen Zusatzstoffe verbessern u. a. die Backfähigkeit von Mehlen, verhindern als Antioxidantien das Ranzigwerden von Fetten und Ölen, verkürzen die Garzeit von Hülsenfrüchten und erleichtern die Verarbeitung von gekühltem und aufgetautem Fleisch; außerdem wird eine Farberhaltung und ein besseres Safthaltungsvermögen erreicht. Sie dienen ferner als Stabilisatoren (Kondensmilch, Schmelzkäse) und Säuerungsmittel (Cola-Getränke).

Bedeutende Ernährungsforscher sind der Ansicht, daß Phosphate als Lebensmittelzusatzstoffe keine giftigen Wirkungen entfalten. Französische Forscher beobachteten jedoch bei Aufnahme von Tri- und Polyphosphaten (E 450 b, c) Verdauungsschwierigkeiten infolge Enzymblockierung.

Tab. 13 Phosphorsäure und Phosphate, die als Zusatzstoffe für Lebensmitteln zum Einsatz kommen

Zusatzstoff	E-Nummer	Vorkommen
Orthophosphorsäure	E 338	Cola-Getränke, gekochte Fleisch- und Wurstwaren, Schinken, Käse
Mononatriumorthophosphat	E 339a	gekochte Fleisch- und Wurstwaren, Schinken, Sprudel, Käsekuchenmischungen
Dinatriumorthophosphat	E 339 b	gekochte Fleisch- und Wurstwaren, Nahrungsmittel, die Butter oder Margarine enthalten
Trinatriumorthophosphat	E 339 c	Schmelzkäse, gekochte Fleisch- und Wurstwaren, Schinken, Schnelldesserts
Monokaliumorthophosphat	E 340 a	Gelee-Gebäck, Desserts
Dikaliumorthophosphat Trikaliumorthophosphat	E 340 b E 340 c	milchfreie Kaffeeweißer
Monokalziumorthophosphat	E 341 a	Backpulver, Backmischungen
Dikalziumorthophosphat	E 341 b	Tierfutter, Zahnpasta (Poliermittel), Backmischungen
Trikalziumorthophosphat	E 341 c	Zahnpasta, Kuchenmischungen, Zuckersirup (Klärmittel)
Natrium-, Kalium, Kalziumdiphosphate	E 450 a	Käse, Kondensmilch, Brot
Triphosphate (Na-, K-)	E 450 b	Käse, Kondensmilch, Dosenwürstchen
Polyphosphate (Na-, K-)	E 450 c	Pudding in Dosen, Käse, tiefgefrorene Fisch- und Truthahnprodukte

Die übermäßige Aufnahme von phosphathaltigen Nahrungsmitteln verursacht nach der Theorie von Frau HAFER, daß Kinder hyperaktiv werden (siehe S. 72).

═══ Zappelige Kinder durch zuviel Phosphat?

Eine besonders stark ausgeprägte Überaktivität von Kindern ist das *»hyperkinetische Syndrom« (HKS)*. Hier liegt eine Störung im komplizierten Ablauf des biochemischen Hirnstoffwechsels vor. Diese Störung verschwindet meistens bis zur Pubertät. Wie äußert sich das HKS? Die Kinder sind aggressiv, überaktiv, zeigen ein unkontrolliertes Verhalten, leiden unter Konzentrationsschwäche, sind leicht ablenkbar, unfolgsam, stören den Unterricht, können nicht stillsitzen. Es sind im wahrsten Sinne des Worten »Zappelphilippe«. Solche Fälle von Überaktivität können so schlimm werden, daß Ehen in die Brüche gehen, Nervenzusammenbrüche entstehen, Geschwister, die durchaus normal reagieren, stark belastet werden. Ärzte verordnen Beruhigungsmittel, Vitamin B_1 und Magnesium (siehe S. 64); in schweren Fällen ist eine unterstützende Therapie durch geschulte Psychologen oder Erziehungsberater von Vorteil.

Großes Aufsehen erregte die von Frau HAFER vertretene Theorie, daß Kinder vor allem dann hyperaktiv werden, wenn sie übermäßig phosphathaltige Nahrungsmittel aufnehmen. Dadurch würde sich der Stoffwechsel verändern und die Bildung von Neurotransmittern, das sind Überträgerstoffe, die an den Nervenendigungen freigesetzt werden, reduzieren. Die Folge wäre eine Hyperaktivität.

── *Gegenteilige Ansichten*

Führende Ernährungsforscher sind gegenteiliger Ansicht, weil Phosphat in vielen Lebensmitteln vorkommt und der Heranwachsende besonders viel Kalzium und Phosphat für den Knochen- und Zahnaufbau braucht. Sie vertreten die Meinung, daß die Übeltäter nicht im Phosphat, sondern hauptsächlich in den zahlreichen **Zusatzstoffen** (Farb-, Aroma-, Konservierungsstoffe, Salizylate) oder anderen Nahrungsbestandteilen zu suchen sind. Auffällig ist, daß viele hyperaktive Kinder eine verfeinerte Kost konsumieren, die viel Süßigkeiten, Limonaden, Cola-Getränke, aber auch Milch und Milchprodukte beinhaltet.

Mediziner kritisieren, daß die phosphatarme Diät nach HAFER eine Mangeldiät ist, in der Milch und Milchprodukte entfernt sind. PROF. DR. GLATZEL vertritt sogar die Ansicht, daß die Behandlung mit phosphatarmer Kost im Sinne einer psychologischen Hilfestellung wirkt. Die Eltern kümmern sich nämlich intensiver um das Kind!

— *Erfolge mit phosphatarmer Diät*

Eltern von hyperaktiven Kindern stört der Streit der Gelehrten wenig. Sie sind überzeugt, eine wirkungsvolle Waffe in der Hand zu haben. Sie gründeten deshalb Phosphatligen. In diesen können sich betroffene Eltern informieren, Ratschläge einholen, Diätpläne anfordern und Erfahrungen austauschen.

Welche Erfolge wurden mit der phosphatarmen Diät erzielt?

Im Erfahrungbericht eines Mitgliedes der Schweizer Phosphatliga heißt es u. a.: »Unser Sohn flippte oft aus, warf mit Gegenständen um sich, biß die Kindergärtnerin und konnte mit keinem anderen Kind zusammen spielen. Seit wir die phosphatreduzierte Diät einhalten, sind die Störungen völlig verschwunden.«

Die Hamburger Kinderärztin Frau DR. KLEMM hat bisher über 300 Patienten in der eigenen Praxis erfolgreich mit dieser Diät behandelt. In über 100 Selbsthilfegruppen sind weit über 1000 Kinder und Jugendliche, denen geholfen werden konnte. Dazu Frau DR. KLEMM: »Unsere vielen Erfolge durch konsequente Ernährungsumstellung beim hyperkinetischen Syndrom zeigen eindeutig, daß eine gesunde Kost, in der große Mengen der zugesetzten Nahrungsphosphate, Zitrate, Farb-, Aroma- und Zuckerstoffe sowie Emulgatoren, Stabilisatoren und Lecithin eliminiert werden, die richtige Therapie ist.«

Inzwischen liegt auch eine interessante Studie vor. Im Fachkrankenhaus für Kinder- und Jugendpsychiatrie in Marl-Sinsen (Nordrhein-Westfalen) wurden 22 hyperaktive Kinder 4 Wochen lang einer phosphatarmen Diät unterzogen. Die Kinder waren nach der Kur zugänglicher, friedlicher, ausgeglichener und entspannter.

— *Nahrungsmittelallergien und Wechseldiäten*

Wie mir Frau BERNAU vom »Arbeitskreis Überaktives Kind e.V.« mitteilte, strebt die Gesellschaft keinesfalls allein die Reduzierung der Phosphate in der Nahrung, sondern auch die Ausschaltung individuell bestehender Nahrungsmittelallergien und die Behandlung von Mineralstoff- und Vitaminmangelerscheinungen an. Somit kann ein Mineralstoff- und Vitaminmangel nicht auftreten.

Zusätzlich wird eine Darmsanierung (Behebung von Pilzbefall im Verdauungstrakt, Aufbau einer gesunden Darmflora) und eine begleitende Therapie verhaltensmodifikatorischer Art durchgeführt. Die vom Arbeitskreis betreuten Familien erfahren eine gründliche Einweisung in die Ernährungsumstellung und sorgfältige ärztliche Überwachung. Die Ernährungsumstellung wird als Grund-, Such- und Testdiät in der strengen Form nur für 3 Monate empfohlen. Danach erfolgt eine Phase des »Austestens« und ein langsamer Wiederaufbau der Nahrung.

Frau Dr. Rapp, Chicago, meint, daß hyperkinetische und verhaltensgestörte Kinder nicht nur auf phosphathaltige Nahrungsmittel reagieren, sondern auf eine Vielzahl von Nahrungsmitteln. die Behandlung sollte deshalb individuell erfolgen. Also nicht alle phosphathaltigen Nahrungsmittel aus der Kost eliminieren, sondern nur diejenigen absetzen, auf die das Kind überempfindlich reagiert (mittels Auslaß- und Expositionstest wird die Überempfindlichkeit auf bestimmte Nahrungsmittel festgestellt!). Diese Vorgehensweise hat den Vorteil, daß die Diät des Hyperkinetikers weniger eingeschränkt ist. Die Ärztin empfiehlt eine Wechseldiät und folgende Vorgehensweise: Zunächst solche Produkte nicht mehr verzehren, die als Allergene erkannt wurden oder vermutet werden, die übrigen Nahrungsmittel im Vier-Tage-Rhythmus einnehmen. Die Diät zwingt zum Variieren, reduziert Organbelastungen mit immer denselben Nahrungsmitteln und kann sogar auf Allergien hinweisen, die sonst nur durch teure Tests festgestellt werden.

___ Die besten Empfehlungen für hyperaktive Kinder

Die bisher vorliegenden Ergebnisse deuten darauf hin, daß eine **Ernährungstherapie** beim hyperaktiven Kind äußerst wichtig ist. Neben der phosphatreduzierten Kost nach Hafer hat sich folgende Vorgehensweise nach Dr. William H. Philpott bewährt: optimale Ernährung, meiden allergieauslösender Nahrungsmittel bzw. Zusätzen, Wechseldiät, Mineralstoff-, Vitamin-, Enzym- und Aminosäurenzufuhr, Eliminierung der toxischen Elemente Blei, Kadmium, Quecksilber und Aluminium; Ausheilung eventuell vorhandener Infektionen.

Eine Reduktion der meisten toxischen Elemente erreicht man z. B. durch Zufuhr bestimmter Aminosäuren sowie durch die Vitamine C, E und A. Enzyme haben die Aufgabe, die Magen-Darmfunktion zu unterstützen, und die Mineralstoffzufuhr beseitigt Störungen im Mineralhaushalt.

Micro Trace Minerals, Mitglied der Deutschen Phosphatliga und eines der größten Institute für Haarmineralienanalysen, untersuchte die Haare von 29 hyperaktiven Kindern im Alter von 2 bis 16 Jahren. Alle Kinder zeigten Störungen des Mineralstoffhaushaltes. Insbesondere hatten die Kinder zuwenig Magnesium, Kupfer und Mangan. Dagegen waren die Werte von Aluminium, Blei, Kadmium, Nickel und Quecksilber erhöht.

Chlorid läßt die Magensäure fließen

Zusammen mit Natrium ist das Chlorid für die Aufrechterhaltung der Flüssigkeitsverteilung und des osmotischen Druckes im Organismus zuständig. Ferner ist Chlorid Bestandteil von Knochen und Magensäure. Diese Säure, es handelt sich um Salzsäure, wird in den Belegzellen des Magens produziert.

Was tun bei Übersäuerung?

Die Magensäureproduktion wird durch Röststoffe, scharfe Gewürze, Koffein, Alkohol und Histamin (= Gewebshormon) verstärkt. Eine krankhafte Steigerung der Säurewerte des Magensaftes bezeichnet man als *Hyperazidität*. Diese Störung wird vor allem bei Magenschleimhautentzündungen (Gastritis) registriert. Die Übersäuerung führt zu saurem Aufstoßen, Magendrücken, Sodbrennen und eventuell Erbrechen. Vielfach werden heute *Antazida*, das sind Magensäure bindende Mittel, verordnet. Diese Medikamente enthalten u. a. Aluminiumhydroxid, Aluminiumnatriumkarbonatdihydroxid, basisches Wismutkarbonat, Aluminiummagnesiumsilikathydrat, Magnesium- und Kalziumkarbonat, Magnesiumhydroxid, Magnesiumtrisilikat und Natriumhydrogenkarbonat.

Als natürliche Hilfe bietet sich vor allem der frisch gepreßte Kartoffelsaft zur Behebung der erwähnten Beschwerden an. Die *Kartoffelsaftkur* sollte man 10−14 Tage lang durchführen (natürlich muß zuerst der Therapeut befragt werden, denn viele Beschwerden haben andere Ursachen, zum Beispiel kann auch eine verminderte Magensaftproduktion die Beschwerden auslösen). Auffallend ist eine schlagartige Besserung der subjektiven Beschwerden. Schon nach den ersten Gaben verschwinden in der Regel das Brennen, das saure Aufstoßen und das Druckgefühl in der Magengrube. Kartoffelsaft entfaltet eine günstige Wirkung auf den Darm. Eine verkrampfte Verstopfung wird behoben und es erfolgt nach dieser Kur eine spontane Stuhlentleerung.

Die heilsame Wirkung des Kartoffelsaftes wird wahrscheinlich durch spezifische Schleimstoffe, Vitamin C und Solanin hervorgerufen. Entscheidend für den Erfolgt der Kur ist, daß der Patient alle schädlichen Einflüsse, wie Aufregung, seelische Konflikte, Nikotin, Alkohol, Bohnenkaffee, hastiges Essen (gut kauen und einspeicheln), ausschaltet.

Was tun bei Untersäuerung?

Die verminderte Salzsäureabsonderung im Magen bezeichnet man als *Hypochlorhydrie*. Meistens ist die gesamte Sekretbildung im Magen (Säure, Enzyme, Schleimstoffe) reduziert. Die mangelnde Bildung wird vor allem bei der bösartigen Blutarmut, Magenschleimhautentzündungen und Magenkrebs beobachtet.

Als natürliche Behandlungsmaßnahmen und Mittel bieten sich folgende an: Leibmassage, Ganzwaschung, Oberkörperwaschung, Güsse, Wechselfußbad oder Wassertreten, viel Bewegung, Wermut- oder Fenchelpulver und Papaya als pflanzliches Verdauungsenzym (Papaya enthält das Enzym Papain) sowie homöopathische Mittel werden außerdem empfohlen.

Gefährlicher Chloridmangel

Kehren wir noch einmal kurz zum Chlorid zurück. Wir haben ja noch nichts über die Aufnahme und den Verbleib im Körper gehört. Die Aufnahme erfolgt in der Hauptsache durch kochsalzhaltige Nahrungsmittel (Wurstwaren, geräucherte und gesalzene Produkte, Käse, Oliven, Kaviar). Der tägliche Bedarf wird ausreichend durch die erwähnten Produkte ge-

Tab. 14   Täglicher Chloridbedarf (in g; empfohlen von der Deutschen Gesellschaft für Ernährung)

Säuglinge 0–12 Monate	0,3–1,2
Kinder 1–3 Jahre	0,5–1,5
Kinder 4–6 Jahre	0,7–2,1
Kinder 7–14 Jahre	0,9–2,8
Jugendliche 15–18 Jahre	0,9–2,8
Erwachsene	1,7–5
Schwangere, Stillende	3 –5

deckt. Überschüssige Mengen werden mit dem *Harn* ausgeschieden. Pro Tag verlassen 6 bis 10 g Chlorid unseren Körper. Die Regulation des Chloridbestandes erfolgt, analog wie beim Natrium, durch bestimmte Hormone.

Beim Menschen kann ein Chloridmangel durch ständiges Erbrechen entstehen. Wie LANG erwähnt, entsteht **bei einem Chloridverlust von über 45% ein lebensbedrohender Zustand.** Zunächst erfolgt eine Muskelschwäche und eine Alkalose, schließlich tritt der Tod infolge eines Hirnödems ein.

Die erblich bedingte Chloridaufnahmestörung führt beim Neugeborenen zu Durchfällen, Dehydratation, Alkalose und Wachstumsstörungen.

≡ Schwefel entgiftet und baut Aminosäuren auf

Schwefel kommt in der Natur entweder elementar oder in Form von Sulfiden (Eisensulfid, Bleiglanz, Kupferkies, Zinkblende, Zinnober), Sulfaten (Gips, Bittersalz = Magnesiumsulfat, Glaubersalz = Natriumsulfat), Schwefelwasserstoff und Schwefeldioxid vor. Größere Mengen dieses Nichtmetalls finden wir in den fossilen Brennstoffen Kohle, Erdgas und Erdöl.

Schwefel ist Baustoff für die Aminosäuren Cystein, Cystin und Methionin. Diese werden für die Produktion von Eiweiß benötigt. Ohne Schwefel gäbe es kein Vitamin B_1, Biotin, Insulin und Keratin. Der Hornstoff *Keratin*, ebenfalls ein Eiweißstoff, wird zur Bildung von Haaren und Nägeln benötigt.

≡ Sulfat zur Entgiftung

Unsere Nahrungsmittel enthalten kaum Sulfat. Die Salze der Schwefelsäure sind überhaupt nicht oder nur minimal resobierbar. Bestimmte Sulfate (Glauber- und Bittersalz) dienen als salzartige Abführmittel. Wegen der Unresorbierbarkeit halten diese Salze ihr Lösungswasser fest und regen durch den Reiz des Flüssigkeitsvolumens die Darmbewegung an. Die Stühle, die entleert werden, sind deshalb sehr wasserhaltig.

Im Organismus entsteht Sulfat beim Abbau der schwefelhaltigen Aminosäuren. Das meiste Sulfat wird mit dem Harn ausgeschieden. Ein Teil des Sulfats wird jedoch zum »aktiven Sulfat«, das im Stoffwechsel eine wichtige Rolle spielt. Unter anderem ist es an Entgiftungsprozessen im

Organismus und am Aufbau des Bindegewebes maßgeblich beteiligt, ferner fungiert es als sulfatübertragendes Coenzym (= Nichteiweißbestandteil des Enzyms, das für die Wirkung des Enzyms verantwortlich ist).

Eine weitere Schwefelverbindung, das Dimercaprol (BAL = British antilewisit) wird als Gegenmittel bei Schwermetallvergiftungen (Arsen-, Quecksilber-, Gold- und Chromvergiftung) eingesetzt. Das Mittel entfaltet Nebenwirkungen wie Erbrechen, Übelkeit, Schwindel, Blutdruck- und Pulsanstieg, Darmkoliken.

Sulfite und Schwefeldioxid

Die schweflige Säure und deren Salze *(Sulfite)*, aber auch Schwefeldioxid dienen als Konservierungsstoffe und werden bestimmten Lebensmitteln zugesetzt. So wird zum Beispiel die schweflige Säure in den Wein gegeben, da schon 20 mg pro Liter das Wachstum von Schimmel- und Kahmhefen verhindern.

Neben dem Schwefeldioxid bzw. schwefliger Säure (E 220) sind noch folgende Sulfite als Zusatzstoffe erlaubt: Natriumsulfit (E 221), Natriumhydrogensulfit (E 222), Natriumdisulfit (E 223), Kaliumdisulfit (E 224), Kalziumsulfit (E 226) und Kalziumhydrogensulfit (E 227). Die genannten Verbindungen sind Konservierungs- und Bleichmittel.

Gibt es eine Schwefelunverträglichkeit?

Wir alle kennen die »geschwefelten« Trockenfrüchte. Diese Früchte werden mit Schwefeldioxid behandelt. Durch Wasserzutritt bildet sich die schwefelige Säure. Ein Teil dieser Säure setzt sich mit Bestandteilen der Lebensmittel um, so daß nur ein Teil als schweflige Säure in diesen Früchten frei vorliegt. Durch diese Maßnahme, also der »Schwefelung«, sollen mikrobielle Veränderungen und Verfärbungen vermieden werden.

Zum Glück gibt es auch Trockenfrüchte, die nicht behandelt werden. Wie wichtig dieser Unterschied sein kann, soll folgendes Beispiel zeigen.

Ich kenne persönlich einen Mann, der nur unbehandelte Trockenfrüchte essen kann. Wie ist das möglich? Dieser leidet nämlich seit etlichen Jahren an einer Schwefelunverträglichkeit. Jede kleinste

Menge Schwefel in einem Nahrungsmittel löst Unverträglichkeits-
erscheinungen aus (Benommenheit, Pulsbeschleunigung, Ge-
dächtnislücken). Im schlimmsten Fall tritt sogar Bewußtlosigkeit
auf. Der Hausarzt dieses Bedauernswerten konnte es anfangs nicht
glauben und machte einige Tests. Er verquirlte eine kleine Menge
Eiereiweiß in einem Glas Wasser und gab es dem Patienten zum
Trinken. Nach wenigen Stunden traten die oben erwähnten Beschwerden auf. Auch »geschwefelte« Früchte und Plätzchen, die
unter Verwendung von Eiern gebacken wurden, lösten diese Beschwerden aus. Der auslösende Faktor war immer Schwefel. Bisher
konnte dem Menschen noch nicht entscheidend geholfen werden.
Die einzige wirksame Maßnahme ist die Aufnahme einer Diät, die
keinen Schwefel enthält, was jedoch angesichts der weiten Verbrei-
tung des Schwefels in Eiweiß als fast unmöglich betrachtet werden
muß.

Wahrscheinlich funktioniert bei diesem Patienten der Entgiftungs-
mechanismus für Schwefel nicht mehr. Diese Form der Schwefelunverträglichkeit ist nicht oft anzutreffen. Beim Gesunden wird nämlich das Sulfit,
das auch im Organismus beim Abbau von Cystein entsteht, durch ein Enzym
zum unschädlichen Sulfat umgewandelt. Wie reaktionsfreudig Sulfite sind,
geht daraus hervor, daß diese mit Eiweißstoffen, Kohlenhydraten, Vitamin
B_1 und Enzymen reagieren. Vitamin B_1 wird durch Sulfit zerstört. Bestimmte Enzyme büßen bei Anwesenheit von Sulfit bis zu 50% ihrer Wirkung ein.

Wie giftig sind Sulfite?

Wegen der großen Reaktionsfähigkeit der Sulfite sind auch giftige
Wirkungen möglich. Ratten vertrugen im Mittel 15 mg Sulfit pro kg Körpergewicht. Größere Dosen verursachten Blutungen im Magen-Darm-Trakt
und eine Entzündung der Magenschleimhaut.

Nach LINDNER traten bei bestimmten Menschen nach Weingenuß
Kopfschmerzen auf. Sehr empfindliche Personen reagierten schon bei einer
Menge von 25 bis 30 mg freier schwefliger Säure im Liter. Hauptsächlich
können jedoch Kopfschmerzen auftreten, wenn größere Mengen eines solchen Weines getrunken werden, der über 40 mg freie schweflige Säure
enthält. Der Wein sollte also bei häufigem Genuß nicht mehr als 30 mg freie
schweflige Säure im Liter aufweisen. Zu erwähnen wäre noch, daß je nach
Qualitätsstufe über 50 mg pro l schon einen Schwefelgeschmack bewirken
können.

Entfalten die erwähnten anderen Zusatzstoffe auch Nebenwirkungen? Sulfite können zu Magenreizung führen und allergische Hautreaktionen hervorrufen. Nach Untersuchungen in den USA führte die Einnahme von Kaliumdisulfit bei Asthmatikern zu Atemschwierigkeiten, »Blausucht«, Schwächeanfällen und sogar zu Bewußtlosigkeit.

—— Waldsterben durch Schwefeldioxid

90% des in der Luft vorhandenen Schwefeldioxids stammt aus der Verbrennung von Kohle, Erdöl, Erdgas, Holz und Torf. Der Rest stammt aus den 100 tätigen Vulkanen der Erde und aus anderen Quellen. Insgesamt werden derzeit weltweit 750 Millionen Tonnen Schwefelverbindungen pro Jahr in die Luft »gepustet«. Das Schwefeldioxid ist am Waldsterben maßgeblich beteiligt. Das Pflanzengift legt sich entweder gebunden an Feinstaub auf die Blätter und Nadeln oder kommt in Form von Schwefelsäure in Nebeltröpfchen oder im »sauren Regen« gelöst auf Blätter und Nadeln oder durchdringt den Waldboden.

Hohe Schwefeldioxidkonzentrationen verursachen eine Schädigung der Zellmembranen, Hemmung der Photosynthese, Störung der Spaltöffnungsregulation und greifen damit in den internen Wasserhaushalt der Pflanzen ein. Darauf reagiert die Pflanze mit der Bildung des Hormons Abszisinsäure. Diese Verbindung ist befähigt, die Spaltöffnungen zu regulieren. Dieser Rettungsversuch der Natur ist jedoch zum Scheitern verurteilt, wenn Schwefeldioxid weiterhin in solchen Mengen wie heute auf den Baum »einstürmt«.

—— Schwefeldioxid schädigt Flimmerhärchen

Das stark giftige Gas verursacht beim Menschen bereits in einer Konzentration von 0,04% in der Luft Vergiftungserscheinungen (Hornhauttrübung, Atemnot, Entzündungen der Atmungsorgane). Größere Mengen sind tödlich.

Das Gas schädigt bevorzugt die kleinen Flimmerhärchen der Bronchialschleimhaut. Die Härchen haben die Aufgabe, eingeatmete Staub- und Aerosolpartikel hinauszubefördern. Bei Schädigung der Flimmerhärchen bleiben Staub- und Rußpartikel in der Lunge und können eine giftige Wirkung entfalten.

═══ Heilsame Schwefelbäder

Natrium-, Magnesium-, Kalzium-, Eisen- und Aluminiumsulfathaltige Heilwässer (Sulfatwässer) sind hilfreich bei Leber-, Gallenblasen-, Darmstörungen, Diabetes. Schwefelpräparate, die fein verteilten Schwefel enthalten, haben sich bei Ekzem, Akne und Krätze bewährt. Kopfschuppen lassen sich gut mit schwefelhaltigen Shampoos bekämpfen.

Schwefelbäder eignen sich besonders bei Gelenkerkrankungen, Gicht, Nervenentzündung, Schuppenflechte und Pilzinfektionen. Die im Handel befindlichen Schwefelbäder enthalten kolloidalen Schwefel oder Kaliumpolysulfide, Kaliumsulfat, eventuell zusätzlich noch Natriumhydrogenkarbonat, Huminsäuren, Harnstoff und ätherische Öle. Natürliche Schwefelquellen beinhalten Schwefelwasserstoff sowie Sulfide (Mindestanforderung an eine Heilquelle: 1 mg Gesamtschwefel/l Wasser).

Das Homöopathikum *Sulfur* (D3–D12) hat ein großes Anwendungsgebiet. Es wird u. a. bei Entzündungen, Leberleiden, Verdauungsstörungen mit Sodbrennen, Akne, Geschwüren, Hämorrhoiden, Muskel- und Gelenkrheumatismus, Alkoholismus verordnet.

═══ Schwefel schützt!

Die in Meerrettich, Kresse, Senf, Kohl, Rettich, Zwiebeln, Knoblauch, Lauch vorkommenden *Senföle* (diese enthalten Isothiozyanate) wirken antibiotisch. Sie leisten bei Infektionen der Harnwege und bei Atemwegserkrankungen gute Dienste. Die Bedeutung der Thiozyanate oder Rhodanide (Salze der Thiozyansäure, H-SCN) für die körpereigene Abwehr wurde erst in neuerer Zeit eingehend untersucht. Man fand heraus, daß sie stärkend auf die körpereigene Abwehr einwirken, und zwar indirekt durch Förderung der Membrandurchlässigkeit von Zellen sowie der Enzymaktivitäten.

Achtung! **Thiozyanate wirken kropfbildend**, aber nur bei ausgeprägtem Jodmangel und hoher Zufuhr von Thiozyanaten (z. B. 0,4 bis 2,5 kg Weißkohl pro Tag). Goitrin, ebenfalls eine schwefelhaltige Substanz, wirkt unabhängig von der Jodaufnahme kropfbildend.

1950 entdeckte der Amerikaner CHENEY im Kohlsaft einen Anti-Ulkus-Faktor, den er Vitamin U nannte. Es handelt sich dabei um eine Verbindung der schwefelhaltigen Aminosäure *Methionin* (Methylmethioninsulfonium). Dieser Stoff ist in der Lage, eine Schutzwirkung auf Schleimhäute im Magen und Darm zu entfalten. In etlichen Studien konnte eine Verkürzung der Heilunsgdauer von Magen- und Zwölffingerdarmgeschwüren und Dickdarmentzündungen bei Anwendung mit Vitamin U erreicht werden.

═══ Wieviel Schwefel brauchen wir täglich?

Empfehlungen wurden bisher von Ernährungsfachleuten nicht ausgesprochen. Da Schwefel in eiweißhaltigen Nahrungsmitteln in ausreichenden Mengen enthalten ist und wir täglich genügend dieser Produkte verzehren, brauchen wir uns um den täglichen Schwefelbedarf keine Sorgen zu machen.

Tab. 15 Schwefelgehalt in Nahrungsmitteln (mg/100 g)

Pflanzliche Nahrungsmittel		Tierische Nahrungsmittel	
Erdnüsse, geröstet	377	Miesmuscheln	367
Meerrettich	212	Kammuscheln	342
Kakaopulver	203	Parmesan	251
Haferflocken	199	Fische	130−238
Haselnüsse, Paranüsse	198	Innereien	161−228
Mandeln	150	Fleisch	199−211
Brunnenkresse	147	Hühnerei	197
Walnüsse	146	Vollmilch	29
Gemüse	20−137		
Getreide	116−134		
Linsen	122		
Reis (Vollreis)	121		
Rosinen	42		
Oliven, grün	32		
Obst, Beeren	2,5−29		

Lebensnotwendige Spurenelemente

Es ist erstaunlich, daß 99% des Körpergewichts eines Menschen nur aus 11 Elementen gebildet werden. Der Organismus könnte jedoch keinesfalls auf das restliche Prozent verzichten. In diesem Restprozent sind nämlich alle die Elemente enthalten, die man zu den Spurenelementen zählt (Abb. 13).

Bis heute sind 14 Spurenelemente ermittelt worden, welche dem Körper regelmäßig zugeführt werden müssen. Diese sind Silizium, Vanadium, Chrom, Molybdän, Mangan, Eisen, Kobalt, Nickel, Kupfer, Zink, Selen, Zinn, Jod und Fluor. Arsen wurde erst in letzter Zeit als lebensnotwendiges Spurenelement bei Tieren erkannt. Ob das Arsen auch für den Menschen von Bedeutung ist, werden sicherlich weitere Forschungen klären. Bis es soweit ist, bleibt das Arsen bei den toxischen Elementen eingeteilt.

Früher zählten Ernährungsforscher die genannten 14 Spurenelemente zu den *essentiellen*, also lebensnotwendigen, Stoffen. Der Begriff »essentiell« wird heute bei den Spurenelementen nicht mehr so häufig ver-

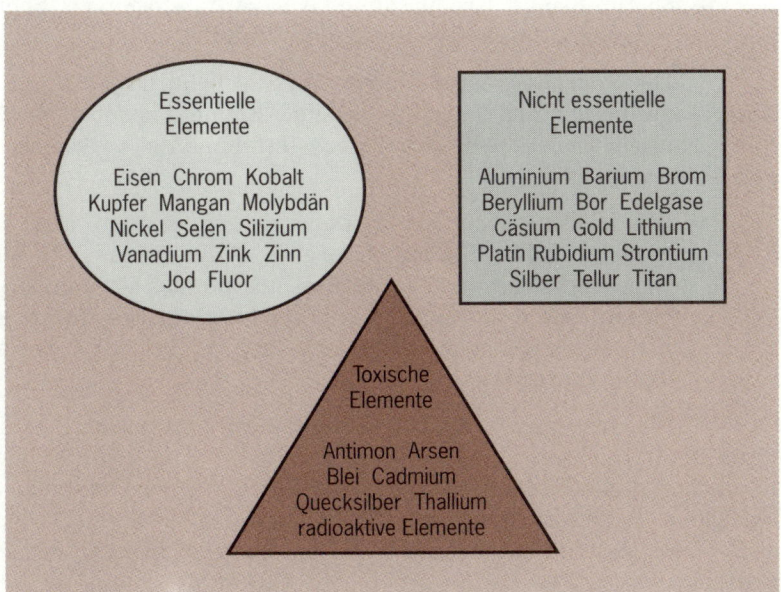

Abb. 13   Spurenelemente, die im menschlichen Körper vorkommen.

wendet, da es sehr schwierig ist, die Lebensnotwendigkeit immer experimentell nachzuweisen. Heute wird ein Element als notwendig für den Organismus erachtet, wenn ein Mangel in der Ernährung meßbar ist und Wachstum und Leistung von Mensch, Tier und Pflanze reduziert (ELMADFA, LEITZMANN).

Zu den Spurenelementen, die für den Menschen *lebensnotwendig* sind, zählt man Eisen, Kupfer, Zink, Chrom, Selen, Kobalt, Molybdän, Jod, Silizium, Fluor und wahrscheinlich Mangan. Spurenelemente, deren Funktion beim Menschen noch nicht genügend gesichert ist, sind Zinn, Nickel, Vanadium, Mangan und Arsen. Obwohl Mangan für zwei Enzyme notwendig ist, wurde die Essentialität noch nicht eindeutig bewiesen.

Die Spurenelemente, die nur in geringen Mengen im Körper vorkommen (weniger als 50 mg/kg Körpertrockengewicht; Ausnahme Eisen mit 60 mg/kg KTG) und die wir nur in winzigen Dosen (Milligramm- oder Mikrogramm-Bereich) täglich zuführen müssen, beeinflussen u. a. die Zeugungskraft und das Wachstum, sie sind an der Enzym- und Hormonproduktion beteiligt und bauen den roten Blutfarbstoff sowie den Zahnschmelz auf.

Wie bei den Vitaminen oder den Mengenelementen entstehen auch bei Mangel an Spurenelementen die verschiedensten Krankheiten. Nennen möchte ich Blutarmut, Kropfbildung, Wachstumsstörungen, Schwächung der körpereigenen Abwehr und verzögerte Wundheilung.

Die Spurenelemente wirken spezifisch im Organismus, d. h. ein Mangel kann nur durch das entsprechende Element behoben werden. Chemisch ähnliche Elemente bewirken höchstens eine Abschwächung der Mangelerscheinung.

Wie leistungsfähig Spurenelemente sein können, zeigt folgendes Beispiel auf: 0,1 mcg (1 mcg = 1 Mikrogramm = 1 millionstel Gramm) Kobalt pro Tag reichen aus, um das Vitamin B_{12} zu aktivieren. Das so aktivierte Vitamin ist in der Lage, die körpereigene Eiweißproduktion in Gang zu setzen. 10 bis 50 g Eiweiß werden dadurch produziert.

Wer nun glaubt, Spurenelemente entfalten nur eine positive Wirkung, der irrt sich gewaltig. Es kommt auf die Dosis an. Jedes Element wirkt nämlich in größeren Mengen giftig. Dabei gibt es große Unterschiede in der Giftigkeit. Es gibt Elemente, die eine geringere (z. B. Mangan) oder größere (z. B. Fluor, Selen) Giftwirkung entfalten. Darüber mehr in den einzelnen Kapiteln.

Die Erforschung der Spurenelemente ist noch längst nicht abgeschlossen. Bis heute wurden lediglich viele Mosaiksteinchen aufgefunden. So weiß man zum Beispiel noch nicht viel über die anderen Elemente, die ebenfalls in Spuren in unserem Körper vorkommen.

Wie sieht die Zukunft aus? Wie DR. SCHRADER berichtet, werden die Forscher eines Tages dem Gesunden sagen können, warum er sich an bestimmten Tagen matt und zerschlagen fühlt, warum er plötzlich ein Leistungstief, Kopfschmerzen oder ein Stimmungstief hat. Viele dieser Alltagsbeschwerden hängen eventuell mit einer leichten Störung oder Verschiebung des Mineralhaushalts zusammen. Man könnte die Störungen dann durch Konsumierung bestimmter mineralstoffreicher Nahrungsmittel oder durch Einnahme von Mineralstofftabletten beheben.

≡ Chrom verbessert die Insulinwirkung

Bei Chrom denken die meisten Menschen wohl an Zierleisten, Radkappen und Stoßstangen ihrer fahrbaren Untersätze und weniger an das Spurenelement, das erst in den letzten Jahren immer mehr in den Blickpunkt so mancher Forscher geraten ist. Das Chrom ist in geringen Mengen lebensnotwendig und in höheren Dosen giftig.

Welche Funktionen hat Chrom? Als Bestandteil des Glucosetoleranzfaktors (GTF) ist es befähigt, die Glucose-(Traubenzucker-)Belastbarkeit des menschlichen Organismus zu verbessern. Der Faktor bewirkt eine Verstärkung der Insulinwirkung.

≡ Wieviel Chrom brauchen wir pro Tag?

Der Minimalbedarf des Menschen liegt in der Größenordnung um 50 mcg pro Tag. Die RDA (= Recommended Dietary Allowances) fordert die tägliche Aufnahme zwischen 50 und 250 mcg. Diese Mengen werden in vielen Fällen infolge Aufnahme einer verfeinerten Kost nicht erreicht. So betrug die Aufnahme in Finnland um 30 mcg, in den USA 30 bis 140 mcg, in der Schweiz 50 mcg, in der Bundesrepublik Deutschland 62 mcg, und in Japan 130 bis 140 mcg pro Tag. Männer nehmen mehr Chrom auf als Frauen. Dies ist nicht darauf zurückzuführen, daß der männliche Organismus Chrom besser aus Nahrungsmitteln resorbiert, sondern Männer führen insgesamt mehr Nahrung zu und haben demzufolge auch mehr Chrom zur Verfügung.

Schwangere gehören zur Risikogruppe, da die Leibesfrucht einen Großteil des Chroms »verbraucht«. Sportler, ältere Menschen und Schwerarbeiter sollten ebenfalls auf eine ausreichende Chromzufuhr achten.

ANDERSON wies bei Läufern, die einen 6-Meilen-Lauf absolvierten, eine vermehrte Chromausscheidung im Urin nach. Auch die Aufnahme von raffiniertem Zucker bewirkte denselben Effekt. Es ist noch nicht geklärt, ob mehr Chrom aus den Nahrungsmitteln resorbiert oder Chrom aus Körperspeichern freigesetzt wird.

Tab. 16 Chromgehalt in Nahrungsmitteln (Mikrogramm/100 g)

Pflanzliche Nahrungsmittel			Tierische Nahrungsmittel	
Weizenkeime	127	−136	Rinderleber, Schweineleber	2−60
Gewürze	11	−71	Käse	1−36
Vollkornbrot	49		Rindfleisch	<30
Maiskeimöl	27	−42	Eigelb	8−30
Weizenkleie	3	−39	Muscheln	6−21
Gemüse, Obst	4	−27	Vollmilch	1− 4
Bohnen (weiß)	20			
Kakao	11	−15		
Melasse	8,5−11			
Nüsse	1	−10,5		
Hefe	1,8−5,3			
Reis (Vollkorn)	4	−5		
Honig	2	−4		
Rohzucker	2,8			
Haferflocken	1,1			

Chromreich: Weizenkeime und Melasse

Chromreich sind Maiskeimöl, Gewürze, Eidotter, Melasse, Bierhefe, Weizenkeime, Petersilie, Rindfleisch, Käse, Leber, Getreide, Vollkornprodukte. 1 l Vollmilch liefert 10 bis 40 mcg Chrom. Durch Raffination bestimmter Nahrungsmitteln gehen beträchtliche Mengen an Chrom verloren. Dazu zwei Beispiele: 100 g Zuckerrübenmelasse enthält 8,5 bis 11 mcg Chrom, dieselbe Menge Kristallzucker nur noch 0,2 mcg. Getreide hat 30 mcg Chrom pro 100 g, dieselbe Menge Weißmehl nur noch den zehnten Teil!

Merke: Raffinierter Zucker und Feinmehlprodukte verschlechtern die Chrombilanz erheblich.

Am besten wird Chrom resorbiert, wenn es organisch komplex gebunden ist (z.B. als GTF in Hefe, Leber, Fleisch). Die Resorptionsquote liegt dann zwischen 10 und 25%.

=== Die Folgen eines Mangels

Ein Chrommangel ist bisher nur bei *künstlich ernährten* Menschen gesehen worden. So zeigte sich bei einer 3,5 Jahre künstlich ernährten Frau ein Nervenleiden, Glucose-Intoleranz bei normalem Insulinspiegel, Gewichtsverlust und Störungen im Stickstoff-Stoffwechsel. Die Patientin bekam daraufhin anfangs 250 mcg und später eine Erhaltungsdosis von 20 mcg Chrom täglich. Alle Krankheitszeichen verschwanden. In einem anderen Fall zeigten sich bei einem Mann, der 5 Monate künstlich ernährt wurde, dieselben Symptome. Auch hier konnte eine Chromzufuhr die Störungen beseitigen.

Bekommt ein Mensch zuwenig Chrom aus der Nahrung angeboten, dann könnten sich eine verminderte Glucosetoleranz, erhöhte Blutfettwerte, Glucosurie (Ausscheidung von Zucker im Harn), erhöhte Nüchternblutzuckerwerte, verminderte Insulinempfindlichkeit der Gewebe und eine verminderte Insulinrezeptorenzahl entwickeln. Schwangere, ältere Menschen, unterernährte Kinder und Diabetiker zeigen oft Abweichungen der Werte von der Norm.

── *Diabetes und Arteriosklerose durch Chrommangel?*

Zwei Städte mit chromarmem Trinkwasser wurden mit zwei Städten mit chromreichem Trinkwasser in Simbabwe verglichen. In den Städten mit chromarmem Wasser wurde die doppelte Anzahl Diabetiker gezählt. Auch war in dieser Studie die Sterblichkeit infolge Arteriosklerose erhöht. DR. MASIRONI von der WHO und andere Mediziner vermuten einen Zusammenhang eines Chrommangels in der Nahrung mit der Häufigkeit der Arteriosklerose bzw. Herzkrankheiten. Herzinfarkt- und Angina-pectoris-Patienten wiesen nämlich niedrige Chromspiegel im Blutplasma auf.

═══ Wie wirkt der Glucosetoleranzfaktor?

Wie eingangs erwähnt, verbessert Chrom bzw. der GTF bei Diabetikern die Traubenzuckertoleranz bzw. verbessert die Wirkung des Insulins. Chrom könnte man als Co-Faktor des Insulins bezeichnen.

Was passiert eigentlich im Körper, wenn wir Zucker aufnehmen? Nach Traubenzuckerzufuhr wird Chrom sofort aus den Körperdepots (z.B. Leber) mobilisiert und die Insulinwirkung gesteigert. Das Bauchspeicheldrüsenhormon Insulin wirkt nämlich blutzuckersenkend. Hilfestellung leistet ein weiteres Hormon der Bauchspeicheldrüse, das *Glukagon*, das befähigt ist, den Blutzuckerspiegel zu erhöhen, wenn der Körper Energie benötigt. Beide Hormone garantieren einen normalen Blutzuckerspiegel.

METZ und SCHWARZ entdeckten 1959 einen chromhaltigen Faktor in Hefe, den sie Glucosetoleranzfaktor (GTF) nannten. Dieser soll aus Chrom, zwei Teilen Nikotinsäure und je einem Teil der Aminosäuren Cystein, Glyzin und Glutaminsäure bzw. Glutathion bestehen. Die genaue Struktur konnte noch nicht ermittelt werden. GFT aus Hefe oder Nahrungsmitteln besitzt gegenüber synthetischem GTF eine größere Wirkung auf die Steigerung der Insulinwirkung und Normalisierung der Glucose-Intoleranz. Wie Chrom oder der GTF wirkt, darüber »streiten« sich noch die Gelehrten. Es könnte sein, daß Chrom mit Insulin im Blut oder in der Bauchspeicheldrüse einen Komplex bildet, Chrom das insulinabbauende Enzym im Gewebe hemmt, Chrom die Bindung des Insulins ans Gewebe fördert, Chrom als Co-Faktor eines Trägermoleküls (»Carrier«) für den Glucosetransport agiert oder Chrom die Bindungsreaktion zwischen Insulin und seinem spezifischen Rezeptor (Empfangseinrichtung einer Zelle oder eines Organs) an der Zellmembran ermöglicht. Neuere Versuche deuten auf die letzte Wirkungsweise hin.

═══ Was bewirkt eine Chromzufuhr?

Untersuchungen ergaben folgendes: Kinder reagieren besonders schnell nach einer Chromzufuhr mit einer Steigerung der Glucosetoleranz. Dies deutet darauf hin, daß Chrom rasch in den GTF eingebaut wird. Ältere Personen dagegen benötigen dazu 1 bis 3 Monate, was auf eine reduzierte Bildung des GTF im Alter hindeutet. Der Bildungsort des GTF ist noch nicht bekannt (Leber?).

ANDERSON konnte durch Chromzulagen bei Kindern mit einer Verdauungsstörung infolge Eiweißmangelernährung und Vitaminmangel (die

Krankheit bezeichnet man als Kwashiorkor) die Glucoseverwertung verbessern. Diabetiker, die Chrom oder GTF erhielten, zeigten eine Verbesserung der Glucosetoleranz.

ANDERSON führte an 76 Patienten einen Glucose-Belastungstest durch. Der Test wird wie folgt durchgeführt:

Patienten bekommen einen Probetrunk, der 75 oder 100 g Traubenzucker in 400 ml Wasser enthält. Im nüchternen Zustand, dann eine Stunde und zwei Stunden nach der Traubenzuckereinnahme wird der Blutzucker bestimmt. Mittels diesem Test kann z.B. ein verborgener Diabetes festgestellt werden.

Andersons Patienten bekamen 1 g Traubenzucker pro kg Körpergewicht. Nach 90 Minuten wurde ein Blutglucosespiegel von 135 mg/100 ml ermittelt. Nach Zufuhr einer täglichen Chrommenge von 200 mcg sank dieser auf 115 mg/100 ml. Der Nüchternblutspiegel sank von 90 auf 84 mg/100 ml.

Ist Chrom auch schädlich?

Der Mensch ist besonders dann gefährdet, wenn er mit bestimmten Chromsalzen hantieren muß oder »verseuchtes« Trinkwasser aufnimmt, das mit chromhaltigen Industrieabfällen in Berührung kam. So wurden 1975 im Sickerwasser in einem Stadtteil von Tokio 100 ppm (ppm = parts per million; Teilchen pro Million) Chrom nachgewiesen; zum Vergleich: ein Gehalt von 0,05 ppm wird in der Bundesrepublik Deutschland im Trinkwasser gesetzlich toleriert. Nachforschungen brachten an den Tag, daß eine Firma in der Nähe über 500 000 Tonnen chromhaltige Schlacke abgelagert hatte.

Wie gefährlich Chrom ist, wenn es in höheren Dosen chronisch aufgenommen wird, zeigen folgende Beispiele. Acht japanische Arbeiter, die viele Jahre Natriumdichromat produzierten und die Stäube einatmeten, starben an Lungenkrebs. Die Hokkaido-Universität untersuchte daraufhin jeden Betriebsangehörigen, der länger als neun Jahre mit Chrom gearbeitet hatte. Das Untersuchungsergebnis war erschreckend: Die Todesrate lag mehr als 26mal höher als im landesüblichen Durchschnitt.

12 Menschen starben 1919 in Breslau durch die Verwendung von Kaliumchromat anstelle von Schwefel in einer Krätzesalbe.

Als Vergiftungsquellen kommen insbesondere Abfälle der Metallindustrie, von Gerbereien, der Fotoindustrie, Textilindustrie und Farben in Betracht. Die Vergiftung erfolgt durch Einatmen von chromhaltigen Stäuben und durch Aufnahme von »verseuchtem« Trinkwasser.

Daß auch bei uns Vergiftungen mit Chromsalzen auftreten können, zeigt folgendes Beispiel: In einem westfälischen Ort verwendete eine Gerberei Chromsalze zur Lederverarbeitung. Die Chromverbindungen gelangten in die Kläranlagen und lagerten sich im Schlamm ab. Diesen Schlamm, den man früher für besonders wertvoll hielt, verwendeten die Bauern zum Düngen. Die Gemüsepflanzen gediehen zwar prächtig, hatten jedoch bis zu 300% mehr Chrom als üblich. In der Bevölkerung sollen durch den Verzehr dieser Nahrungsmittel doppelt soviele Krebserkrankungen aufgetreten sein als in anderen Orten. Bei einer akuten Vergiftung (Einnahme von Chromsalzen) entstehen Leibschmerzen, blutiges Erbrechen, Durchfall, Kreislaufkollaps, später kommen eine Zersetzung der Blutkörperchen sowie Nieren- und Leberschäden dazu. Die Harnvergiftung führt nach einigen Tagen zum Tode.

Allergien durch Chrom?

Verchromte Gegenstände, Legierungen und Spuren von Chrom in den Nahrungsmitteln sind nicht allergieauslösend. Dagegen rufen *Chromsalze* (Dichromate) schwere Kontaktallergien (Ekzembildung an Händen, Unterarmen und Füßen) hervor. Gefährdet sind Arbeiter der chromverarbeitenden Industrie, der graphischen Betriebe, des Bauhandwerks (»Maurerekzem«!). Chromate können auch in Lederwaren, Gummihandschuhen, Zündhölzern und Putzmitteln vorhanden sein, so daß man sich auch im Haushalt durchaus eine Kontaktallergie holen kann.

Eisen versorgt unseren Körper mit Sauerstoff

Eine »Haut wie Alabaster« galt in früheren Zeiten als Schönheitsideal. Um dieses Ziel zu erreichen, wurde nicht nur ängstlich jeder Sonnenstrahl zur Haut hin abgeschirmt, sondern man verwendete sogar bleichende Tinkturen. Viele Frauen hatten diese Prozedur nicht nötig, denn sie waren von Haus aus blaß. Die Damen dieser Zeit wußten nicht, daß sie eine Anämie (Blutarmut) hatten, die durch Eisenmangel ausgelöst wird. Eigentlich müßte man annehmen, daß dieser Mangel in unserem aufgeklärten Zeitalter weniger verbreitet ist als früher. Das Gegenteil ist der Fall. Der Eisenmangel wurde inzwischen zur häufigsten Mangelkrankheit.

Eisen hat wichtige Funktionen

Eisen entfaltet in unserem Körper äußerst wichtige Funktionen. Es ist Baustein bestimmter Enzyme, die u.a. an »Entgiftungsreaktionen« beteiligt sind. Das Eisen ist Bestandteil des roten Blutfarbstoffes *Hämoglobin*, das erstens den Sauerstoff von der Lunge zu den Körperzellen befördert und zweitens das im Körper entstehende Kohlendioxid abtransportiert. Der Blutfarbstoff reguliert außerdem die Blutreaktion (das Blut wird nicht zu sauer und nicht zu basisch, sondern hat immer dieselbe Reaktion). Auch der Muskelfarbstoff Myoglobin enthält Eisen und kann je nach Bedarf Sauerstoff aufnehmen und abgeben (s. u.)

Unser Körper besitzt etwa die Menge Eisen, die in einem mittelschweren Nagel (4–5 g) vorhanden ist. 65 bis 73% des Eisens entfallen auf den roten Blutfarbstoff, 3 bis 5% auf den Muskelfarbstoff, 0,3% auf Enzyme, 1% auf das Blutplasma (Transferrin) und 16 bis 32% auf Eisenspeichereiweißstoffe (Ferritin, Hämosiderin) in Milz, Leber, Darmschleimhaut und Knochenmark.

Eisen in 25 Billionen roten Blutkörperchen

Der erwachsene Mensch weist in seinem Blut die unvorstellbar große Menge von 25 Billionen roten Blutkörperchen *(Erythrozyten)* auf. Jedes Blutkörperchen wiederum besteht in der Hauptsache aus dem roten Blutfarbstoff Hämoglobin. Jeder Erwachsene trägt etwa 1 kg von diesem Farbstoff mit sich herum. Der Blutfarbstoff besteht aus einer großen eiweißartigen Komponente, einem kleinen Nichteiweißstoff und einem winzigen Eisenkern. Die wichtigste Funktion des roten Blutfarbstoffes ist der Sauerstofftransport von der Lunge in die Gewebe. Nach der Abgabe von Sauerstoff nimmt der Blutfarbstoff Kohlendioxid, das bei Stoffwechselprozessen entsteht, aus den Geweben auf und befördert diese über die Blutbahn in die Lunge, wo das Kohlendioxid ausgeatmet wird. Die Hämoglobin-Moleküle beladen sich wieder mit Sauerstoff, und der Transport beginnt von neuem. 120 Tage sind die Erythrozyten in der Lage, diesen ständigen Wechsel von Sauerstoff- und Kohlendioxidtransport auszuführen, dann werden sie abgebaut und durch neue ersetzt. Das produktivste Gewebe des Menschen, das Knochenmark, bildet jede Sekunde über 2 Millionen rote Blutkörperchen, innerhalb von 24 Stunden also 170 Milliarden! Diese unglaubliche Leistung kann der Organismus nur vollbringen, wenn genügend Eisen vorhanden ist. Menschen, die in großen Höhen leben, haben keinesfalls unter Sauerstoffmangel zu leiden. Die Natur hat es so eingerichtet, daß diese Höhenbewohner wesentlich mehr rote Blutkörperchen im Kubikmillimeter Blut haben. Tibeter oder die Hochlandindianer der Anden weisen zwischen 7 und 9 Millionen rote Blutkörperchen auf, während Flachlandbewohner nur 5 Millionen im Kubikmillimeter haben.

Der rote Muskelfarbstoff *Myoglobin* (Bestand 40 g) ist ähnlich aufgebaut wie das Hämoglobin. Myoglobin dient vor allen Dingen als Sauerstoffspeicher. Stark arbeitende Muskeln wie der Herzmuskel, Flügelmuskel und die Flossenmuskulatur sind reich an Myoglobin. Der Seehund kann mit dem im Myoglobin gespeicherten Sauerstoff längere Zeit unter Wasser verbringen.

══ Wie entsteht ein Eisenmangel?

Unsere Ernährung liefert pro Tag etwa 10 bis 15 mg Eisen. Davon wird jedoch nur ein Bruchteil vom Organismus verwertet. Aus einer Mischkost werden 5 bis 10% und aus einer vegetarischen Nahrung höchstens 5% vom Körper resorbiert. Eisen wird aus Fleisch am besten resorbiert (ca. 20%).

Da der normale Eisenverlust durch Stuhl, Hautabschilferung, Schweißabsonderung und durch die Monatsblutung etwa 1 bis 2 mg beträgt, müssen wir ständig für Eisennachschub sorgen, um den Verlust auszugleichen. Ein Plus an Eisen hat nur der gesunde Mann. Menstruierende oder schwangere Frauen haben dagegen ein Defizit. Unser Organismus verfügt zwar über eine »eiserne« Reserve in Form der Eisenspeicher; aber es leuchtet jedem ein, daß ein Eisenverlust, sei es durch eine verstärkte oder verlängerte Monatsblutung, bei Unfallblutungen, nach Blutspenden oder durch eine verminderte Eisenzufuhr mit der Nahrung diese Reserven langsam erschöpft. Es stellt sich zunächst der häufig übersehene **prälatente Eisenmangel** ein. Dieser kann sehr schnell **latent** (= verborgen, nicht zu erkennen) werden. Beim latenten Eisenmangel sind die Depots ziemlich leer, und außerdem nimmt bereits das Funktionseisen in den Zellen ab. Die schwerste Form des Eisenmangels ist die **manifeste** (= sich deutlich äußernde, offenbar werdende). Hier sind die Depots restlos erschöpft, das Funktionseisen in den Zellen ist erheblich vermindert und der Eisen- bzw. Hämoglobingehalt des Blutes reduziert.

Eine Blutarmut kann ferner bei Eisenresorptionsstörungen auftreten, d.h. bei mangelhafter Aufnahmefähigkeit (= Resorption), z.B. wenn zuwenig Magensäure vorhanden ist, und bei Störungen der Blutfarbstoffbildung.

Tab. 17 Hämoglobin-Normalbereiche und normale Anzahl von roten Blutkörperchen

	Mann	Frau
Rote Blutkörperchen (Millionen pro mm³)	4,4– 6,3	4,2–5,5
Hämoglobin (mmol/l)	8,0–11,1	6,8–9,9

—— *Schwangere und Babies sind besonders gefährdet*

Nach einer Untersuchung leidet heute fast jede zweite Frau unter Eisenmangel. Besonders gefährdet sind junge Frauen und werdende Mütter. Während der Schwangerschaft steigt der Eisenbedarf kontinuierlich an und erreicht im letzten Drittel ein Maximum. Insgesamt benötigt eine Schwangere 800 bis 1200 mg Eisen!

Wie fühlt sich eine eisenarme Schwangere? Sie ist müde und schlapp. Wie muß es erst der Leibesfrucht ergehen? Das Heranwachsende bekommt zuwenig Sauerstoff, die Blutversorgung ist um ein Drittel verringert und die Plazenta um ein Viertel zu klein. Es ist nicht verwunderlich, wenn solche Babies bei der Geburt untergewichtig sind und geringe Eisendepots aufweisen. Übrigens nimmt die Zahl der Frühgeburten bei »blutarmen« Frauen beträchtlich zu. Bei Frauen ohne Eisenmangel registrierte man eine 8%ige Frühgeburtenfrequenz, bei mittelschwerem Eisenmangel steigt diese auf 14% und bei schweren Anämien sogar auf 42%.

Auch Babies sind gefährdet. Bei der Geburt besitzen sie einen Eisenvorrat, der etwa 6 Monate ausreicht. Vor dieser Zeit kann sich ein Eisenmangel einstellen, wenn zu früh auf Kuhmilch umgestellt wird. In Helsinki brachte eine Studie an den Tag, daß Brustkinder am besten mit Eisen versorgt sind. Die mit Kuhmilch ernährten Kinder hatten eine geringere Eisenaufnahme. Der Dünndarm der Babies ist befähigt, das Eisen aus der Muttermilch bis zu 50% auszunutzen, während Eisen aus Kuhmilch nur zu 20% resorbiert wird.

—— *Sind Vegetarier gefährdet?*

Untersuchungen der letzten Zeit ergaben, daß Vegetarier zu wenig Vitamin B_{12} und Eisen aufnehmen. Dazu ist folgendes zu sagen: **Durch eine entsprechende Nahrungsauswahl können gesundheitliche Schäden verhindert werden.**

Vegetarier, die sich nur von rein pflanzlicher Kost ernährten, hatten zu niedrige Vitamin-B$_{12}$-Werte, entwickelten aber trotzdem keine Mangelerscheinungen. Es wird vermutet, daß das Vitamin im Dünndarm durch Bakterien vermehrt produziert und absorbiert wird.

Zur Eisenproblematik teilte mir schon vor Jahren DR. BIRCHER folgendes mit:»Es geht aus vielen Untersuchungen hervor, daß es auf der Welt viele Bevölkerungsgruppen gibt, die nur selten und wenig Fleisch, ja nicht einmal Milch und Käse in ihrer Nahrung hatten, die aber besonders gesund und frei von Eisenmangelerscheinungen waren, bis die Zivilisationskost bei ihnen eindrang.« Inzwischen gibt es Mediziner, die mäßig erniedrigte Serumeisenspiegel für gesundheitlich vorteilhaft halten. Untersuchungen auf diesem Gebiet sind noch nicht abgeschlossen.

——   *Wann besteht ein erhöhter Eisenbedarf?*

Der Eisenbedarf ist erhöht

– bei Schwangeren, Stillenden, Jugendlichen im Wachstumsalter,
– bei Frauen von 19 bis 50 Jahren,
– bei Blutspendern,
– bei Blutungen im Magen-Darm-Bereich,
– bei verstärkter Regelblutung,
– bei entzündlichen Magen-Darm-Erkrankungen,
– nach Magen- oder Darmresektion (= teilweise Ausschneidung eines Organs oder teilweise Entfernung von kranken Organteilen),
– bei Leistungssportlern und Menschen, die sich längere Zeit in großen Höhen aufhalten (z. B. Bergsteiger) und infolge der verstärkten Bildung von roten Blutkörperchen ein Mehr an Eisen benötigen.

——   *Wie erkennt man einen Eisenmangel?*

Bei Eisenmangel stellen sich allgemein Blässe, Müdigkeit, Neigung zu Kopfdruck oder Kopfschmerzen, schnelle Ermattung, Appetitlosigkeit, Anfälligkeit gegenüber Infektionen, Nervosität und Reizbarkeit, Wetterfühligkeit, rauhe Haut, brüchiges Haar, Rillen in den Fingernägeln und Gefühlsstörungen in Händen und Füßen ein.

Viele der genannten Beschwerden führen viele Menschen auf schlechten Schlaf oder Überarbeitung zurück. In Wirklichkeit kann ihr Körper mit Eisen unterversorgt sein. Charakteristische Eisenmangelerscheinungen sind Mundwinkeleinrisse, Zungenentzündung, Speiseröhrenentzündung, Sprödigkeit der Haut und Löffelnagelbildung (die Nagelplatte ist löffelartig vertieft).

Ein Eisenmangel läßt sich leicht durch eine Blutuntersuchung feststellen (Ermittlung des Eisengehaltes im Blutserum, Blutfarbstoffgehaltsbestimmung).

Schadet zuviel Eisen?

Bei der Ernährung und bei Einsatz von Eisenpräparaten sind keine Schädigungen zu erwarten. Es gibt jedoch eine Eisenstoffwechselstörung, die *Eisenspeicherkrankheit* (Hämochromatose), wo ein Zuviel schaden kann. Beim Gesunden ist eine »Eisensperre« vorhanden, die verhindert, daß immer mehr Eisen aufgenommen wird. Bei der Eisenspeicherkrankheit fehlt diese, und es wird ohne Rücksicht auf den Eisenbedarf Eisen aufgenommen. Das Eisen lagert sich an vielen Stellen des Körpers ab, u.a. in der Hirnanhangdrüse, Speicheldrüse, Schildrüse, Haut, Leber, Milz, Bauchspeicheldrüse, Hoden, Knochenmark. Es entsteht eine krankhafte Leberveränderung, eine Braunfärbung der Haut, Herzmuskelschwäche, Hodenschwund und Diabetes. Die Behandlung der Krankheit erfolgt mit Komplexbildnern, z.B. Desferoxaminmesilat (Desferal®).

Achtung! Eisenpräparate dürfen auf keinen Fall bei Eisenverwertungsstörungen und bei der Eisenspeicherkrankheit gegeben werden.

Wie erreichen wir eine optimale Versorgung?

1. Richtige Ernährung: Empfohlen wird eine Nahrung, die viel Nüsse, Hülsenfrüchte, Schnittlauch, Petersilie, Getreidekeime, Haferflocken, Grünblattgemüse, Bierhefe, Hirse, Sojabohnenprodukte, getrocknete Aprikosen, aber auch etwas Fleisch, Fisch oder Leber enthält. Alle diese Nahrungsmittel sind eisenreich. Orangensaft oder andere Vitamin-C-haltige Produkte zu Pflanzenkost genommen, verbessern die Eisenaufnahme!

Wie PROF. DR. FORTH, München, berichtet, tritt in der mitteleuropäischen und nordamerikanischen Überflußgesellschaft ein Eisenmangel vor allem dann auf, wenn eine einseitige Nahrung aufgenommen wird oder wenn Frauen einseitige Schlankheitskuren durchführen.

Tab. 18   Täglicher Eisenbedarf (in mg; empfohlen von der Deutschen Gesellschaft für Ernährung)

	Mann	Frau
Säuglinge 3–12 Monate	6–8	
Kinder 1–9 Jahre	8–10	
Kinder 10–14 Jahre	12	18
Jugendliche und Erwachsene bis 50 Jahre	12	18
Erwachsene über 50 Jahre	12	12
Schwangere		19
Stillende		16

Tab. 19   Eisengehalt in Nahrungsmitteln (mg/100 g)

Pflanzliche Nahrungsmittel		Tierische Nahrungsmittel	
Bierhefe	17,5	Schweineleber	20
Sesamsamen	10	Rinderniere	10
Sojabohnen, Hirse	9	Schweineniere	10
Weizenkeime	8	Rindermilz	9
Sonnenblumensamen	6,3	Kalbsleber	8
Petersilienblatt	6	Rinderleber	7
Linsen	7	Auster	5,8
Bohnen (weiß), Hafer	6	Leberwurst	5,3
Haferflocken	5	Lunge, Herz	5
Roggen	4,6	Seefische	0,5–2,4
Weizenkleie	4	Hirn	2,5–3
Spinat	3 –4	Schweineschinken	2,3
Weizenmehl (T.1600)	4,4	Hühnerei	2
Roggenbrot	3	Fleisch	1–2
Schwarzwurzel	3	Ente, Huhn	1,8–2
Weizen	3	Garnele	1,8
Reis (unpoliert)	2,6	Käse	0,2–1
Mais	0,5–2,4	Süßwasserfische	0,6–1
Roggenmehl (T.815)	2,1	Speisequark	0,4
Weizenvollkornbrot	2	Molke	0,1
Nudeln, Möhren	2	Vollmilch	0,045
Grünkohl	2	Frauenmilch	0,1
Salate	1,1–2		
Schnittlauch	2		
Obst, Beeren	0,25–1		
Reis (poliert)	0,6		

2. Auf resorptionsvermindernde Nahrungsbestandteile und Medikamente achten: Eisen reagiert mit einer Reihe von Nahrungsbestandteilen unter Bildung von schwerlöslichen bzw. schwerresorbierbaren Eisenverbindungen. Aus diesem Grunde sollten Eisenpräparate in einem mehrstündigen Abstand von solchen Nahrungsstoffen oder Arzneien eingenommen werden.

Eine verringerte Aufnahme von Eisen erfolgt durch Phytinsäure (enthalten in Getreide, Reis, Soja), Oxalsäure (Spinat, Rhabarber), Alginate (enthalten in Puddingpulver, Instandsuppen, Speiseeis, niederkalorische Nahrungsmittel), Tannine (Schwarztee, Kaffee, Kräutertees, die viel Gerbstoffe enthalten), Antibiotika, Magensäure abpuffernde Medikamente (Antazida).

Noch einige Worte über die Phytinsäure. Wie schon im Kapitel über Kalzium erwähnt, kann die Phytinsäure in Lebensmitteln durch das Enzym Phytase teilweise abgebaut werden.

Spinat ist als Eisenlieferant wegen des Oxalsäuregehaltes denkbar ungeeignet. Es enthält nur etwa 3 mg Eisen pro 100 g, ferner wird das Eisen nur zu 1,5% verwertet!

3. Einsatz von gut resorbierenden Eisenverbindungen: Die Eisenzufuhr mit gut resorbierenden Eisenverbindungen muß in der Schwangerschaft und bei Frühgeborenen obligatorisch sein.

Achtung! Eisenpräparate nicht »auf Verdacht« einnehmen, sondern nur, wenn Ihr Arzt einen Eisenmangel festgestellt hat.

≡ Fluor festigt den Zahnschmelz

Fluor ist ein lebenswichtiges Spurenelement für Tiere. Ein Mangel erzeugt bei Ratten Wachstumsstörungen, die durch Fluorgaben verschwinden. Ob Fluor für den Menschen lebensnotwendig ist, wird zur Zeit noch diskutiert. Fluor wird für die Entwicklung resistenter Zahnstrukturen und für das Knochenwachstum verantwortlich gemacht. Die Karies ist in der Tat keine Fluormangelkrankheit, wie die folgenden Fakten beweisen: häufiger Zuckermißbrauch, Aufnahme einer mineralstoffarmen, verfeinerten und weichen Nahrung, geringe Speichelbildung infolge des wenig beanspruchten Kauapparates und mangelnde Zahnhygiene sind Ursachen der Zahnkaries oder Zahnfäule, die inzwischen zur weitverbreitetsten Krankheit der zivilisierten Welt avancierte (siehe Abb. 14). Es ist wirklich erschreckend, wenn man hört, daß bereits ein Viertel aller Zweijährigen, zwei Drittel aller

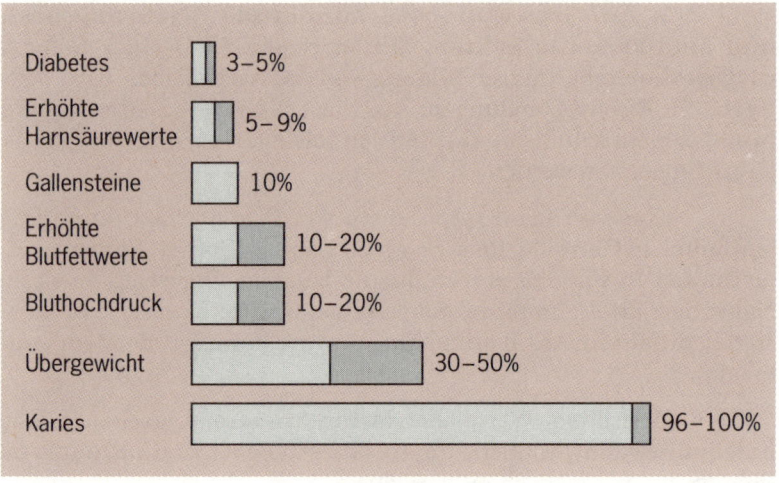

Abb. 14   Häufigkeit ernährungsbedingter Krankheiten (in der Bundesrepublik).

Dreijährigen, 90% der Schulanfänger und 99% aller Erwachsenen mit kariö-
sen Zähnen herumlaufen. Die Karies verursacht heute schon 39% der Kosten aller ernährungsbedingten Krankheiten.

===== Fluor ist überall

95% des menschlichen Fluorbestandes von 2 bis 3 g sind im Kno-
chen manifestiert. Fluor ist außerordentlich gut aus dem Wasser und den
Nahrungsmitteln resorbierbar. Die durchschnittliche Resorptionsquote
liegt bei 80%. Man findet Fluor in Mineralien, im Quellwasser, im Boden, in
Flüssen, Meeren, in vielen Pflanzen und Nahrungsmitteln. Besonders
»reichlich« ist Fluor in Vollkornprodukten, Fischen, schwarzen Teeblättern,
Sojabohnen und Nüssen enthalten. Meerwasser beinhaltet 1 bis 1,4 mg
Fluor je Liter. Früher wurde behauptet, der tägliche Bedarf zwischen 0,25
und 1 mg Fluor würde höchstens zu 50% gedeckt. Diese Behauptung trifft
nur für bestimmte Gegenden zu. Nach neueren Analysen aus den USA
führen Menschen in fluorreichen Gegenden 1,7 bis 3,4 mg Fluor pro Tag und
in fluorarmen Gegenden 1 mg Fluor zu. Diese Mengen sind ausreichend,
eine Trinkwasserfluoridierung ist nicht notwendig.

Tab. 20 Tägliche Fluoridzufuhr (in mg; empfohlen von der Deutschen Gesellschaft für Ernährung)

Kleinkinder bis 12 Monate	0,25
Kinder 1–3 Jahre	0,25–0,5
Kinder 4–9 Jahre	0,75
Kinder und Jugendliche 10–18 Jahre	1
Erwachsene	1
Schwangere, Stillende	1

Tab. 21 Fluoridgehalt in Nahrungsmitteln (Mikrogramm/100 g)

Pflanzliche Nahrungsmittel		Tierische Nahrungsmittel	
Teeblätter (schwarz)	8500	Lachs	580
Walnuß	680	Seefische	140–370
Bohnen (weiß)	20–170	Schweineleber	290
Erbsen (getr.)	155	Krustentiere	120–210
Getreide	50–150	Rinderniere	200
Kakaopulver	120	Süßwasserfische	30–180
Gemüse	10–110	Rinderleber	130
Nüsse	17– 90	Butter	130
Nudeln	80	Auster	120
Reis (unpol.)	50	Hühnerei	110
Haferflocken	35	Fleisch	20–100
Champignon	30	Käse	30–70
Obst	2–30	Kondensmilch	45
Roggenbrot	13	Huhn	35
Kartoffeln	10	Speisequark	25
		Vollmilch, Joghurt	17
		Buttermilch	10

Entstehung der Karies

Bakterien, die sich schon nach der Geburt in der Mundhöhle ansiedeln, bauen Kohlenhydrate zu organischen Säuren (Milch-, Essig-, Propionsäure) ab. Diese greifen das härteste Gewebe im menschlichen Körper, den Zahnschmelz, und später auch das Zahnbein an. Darüberhinaus bilden einige Bakterienstämme unlösliche Verbindungen mit Zucker (Glukane), die sich mit dem Speichel schwer entfernen lassen. Die Folge ist eine Zunahme des Bakterienwachstums. Es bilden sich dicke Beläge *(Plaque)*. In einem Gramm Plaque tummeln sich 300 Milliarden Bakterien!

Die Beläge beeinträchtigen im erheblichen Maße die Mineralstoffaufnahme aus dem Speichel (die Mineralstoffaufnahme ist wichtig für die Zahnschmelzhärtung!). Normalerweise ist der Speichel in der Lage, die gebildeten Säuren zu neutralisieren. Aber dickere Plaque-Schichten kann auch der Speichel nicht durchdringen. Die Folge ist, daß sich immer mehr Säuren bilden und ihr zerstörerisches Werk fortsetzen. Dauern diese Säureattacken länger an, dann bildet sich zunächst ein kariöser Frühschaden (kreidig-weißer Fleck unter der Zahnoberfläche), später ein Loch. – Zu erwähnen wäre noch, daß die von toten Bakterien ausgeschiedenen Giftstoffe Entzündungen im Zahnfleisch hervorrufen.

▬ *Karies – ein Ernährungsproblem?*

Welche gravierenden Einflüsse eine verfeinerte Kost auf die Zahngesundheit hat, möchte ich mit zwei Beispielen demonstrieren. 83,3% der Bewohner der Insel Tristan da Cunha im Südatlantik hatten 1932 ein völlig gesundes Gebiß, nur 1,8% wiesen kariöse Zähne auf. Die Triestanesen ernährten sich hauptsächlich von Fisch, Hammel-, Rindfleisch, Eiern, Kohl, Zwiebeln, Äpfeln, Rüben und Kartoffeln. Zucker und Weißmehl waren den kaufreudigen Menschen fremd. Als der Wohlstand auf der Insel Einzug hielt, wurden immer mehr Backwaren aus Weißmehl und Zucker verzehrt. Kurz vor dem Zweiten Weltkrieg hatten nur noch 50% der Insulaner ein intaktes Gebiß, 4,2% hatten kariöse Zähne. Nach dem Krieg wurde die Kost immer mehr verfeinert. 1961 verzehrte jeder Bewohner bereits 50 kg Zucker und 120 kg Weißmehl im Jahr. In dieser Epoche hatten nur noch 2 von 100 ein intaktes Gebiß!

In einem Ort in Oberwallis hatten 1931 von 795 Schulkindern 196, das sind 25%, ein vollständig intaktes Gebiß. 25 Jahre später, nachdem das Tal durch Schiene und Straße erschlossen wurde und verfeinerte und zuckerhaltige Nahrungsmittel vermehrt angeboten wurden, waren von 742 Schulkindern nur noch 17, das sind klägliche 2,3%, kariesfrei.

▬ *Hauptfeind Zucker*

Rohr- bzw. Rübenzucker (Saccharose) ist der kariogenste aller Zucker. Malz-, Frucht- und Milchzucker sind weniger kariesauslösend. Dies hängt damit zusammen, daß Saccharose die Belagbildung fördert. Bakterienenzyme wandeln den Zucker nämlich in *Glukane* um, die im Mund unlöslich sind. Diese Glukane sind maßgeblich an der Zusammensetzung der Beläge beteiligt. Nach Untersuchungen der Deutschen Gesellschaft für Ernährung (DGE) nimmt die Kariogenität bei Lebensmitteln mit steigendem Zuckergehalt und der Klebrigkeit zu. Warum das so ist, soll kurz erläutert werden: Je höher der Zuckergehalt, um so mehr Säure wird gebildet. Je klebriger ein Nahrungsmittel, um so länger bleibt dieses auf den Zähnen und um so länger bleibt eine hohe Zuckerkonzentration erhalten.

Für viele wird die Tatsache überraschend sein, daß Früchte, die übrigens bis zu 12% Zucker enthalten können, kaum kariesfördernd sind. Erstens bleiben die Früchte (Ausnahme: Bananen, Trockenobst) nicht an den Zähnen kleben und zweitens wird durch den Fruchtsäuregehalt der Speichelfluß angeregt. Speichel schützt nämlich den Zahnschmelz. Den Speichel könnte man als Kariesschutzfaktor bezeichnen. Schon aus diesem Grunde sollten wir eine Nahrung bevorzugen, die die Kauwerkzeuge tüchtig beansprucht (Vollkornprodukte, Rohkost). Nur so ist gewährleistet, daß genügend Speichel fließt und die Zähne sich quasi selbst reinigen.

Das Trinken von zucker- und stark säurehaltigen Getränken aus der Saugflasche erwies sich für die Zähne besonders fatal. Seit 1987 beobachten Zahnärzte immer mehr typische Milchzahnzerstörungen. Zwar werden heute kaum noch gezuckerte Instanttees, dafür um so mehr gezuckerte Limonaden, Fruchtsäfte und Instantkakao in die Nuckelfläschchen abgefüllt. Finger weg auch von in Honig oder Zucker getauchten Nuckeln!

Karies gab es schon in der Steinzeit!

Die Karies war schon unter der jungsteinzeitlichen Bevölkerung (etwa 3000–1500 v. Chr.) verbreitet. So fand der Prähistoriker **Bröndsted** bei 78 aufgefundenen männlichen Gebissen 17% und bei 125 weiblichen Gebissen 13% kariöse Zähne. Dagegen wiesen nur 1% der kindlichen Gebisse diese Erkrankung auf. Diese Forschungsergebnisse zeigen uns, daß die Zahnfäule in der Vergangenheit keine Einzelerscheinung war. Dies ist überraschend, zumal sich unsere Vorfahren naturgemäß ernährten und auch die Kauwerkzeuge hoch beanspruchten. Oder gab es bei unseren Vorfahren auch sogenannte »Naschkatzen«, die sich auf alles Süße (vorwiegend Honig) stürzten? Die Ursache dieser geschilderten Karieshäufigkeit konnte nicht ermittelt werden. Vielleicht spielte auch ein bestimmter Mineralienmangel eine entscheidende Rolle.

Kalzium und Phosphor sind Zahnbaustoffe

Die Zahnentwicklung beginnt bereits in der 6.–8. und die Verkalkung (Mineralisation) der Milchzähne in der 17. Schwangerschaftswoche. Während der Schwangerschaft wird also entschieden, ob die Zähne des Heranwachsenden später intakt oder vorgeschädigt sind. Ernährt sich die werdende Mutter vitamin- und mineralstoffarm oder treten Komplikationen während der Schwangerschaft auf (Erkrankung der Mutter, Blutungen, operative Eingriffe, Frühgeburt), kann es zu Schäden am Zahnschmelz kommen.

Ein nicht unerheblicher Teil der Schwangeren haben ein Defizit an Kalzium, Magnesium und Vitamin A. Gerade diese Stoffe (benötigt wird außerdem noch Phosphor, der in der üblichen Kost reichlich vorhanden ist) sind wichtig für die Zahnschmelzbildung. Ein Kalziummangel bei Kleinkindern zwischen dem 2. und 5. Lebensjahr ist wahrscheinlich für die Schäden an den Zähnen verantwortlich.

Werden Babies länger als 3 Monate gestillt, dann entwickeln diese gesündere Zähne als kürzer oder gar nicht gestillte. Die Muttermilch enthält nämlich alle für die Zähne des Kindes notwendigen Stoffe. Darüberhinaus fördert der Saugakt die Kieferentwicklung.

Wie wichtig ist Fluor?

Fluor vermindert die Löslichkeit des Zahnschmelzes, begünstigt den schnellen Wiederaufbau von notwendigen Deckschichten und beeinflußt Stoffwechselvorgänge der Bakterien so, daß wenig Säuren produziert werden. Wegen dieser Eigenschaften, und da sich Ernährungsumstellungen nicht so schnell durchsetzen lassen, wurde die Idee geboren, das Trinkwasser oder Kochsalz mit Fluor (Natriumfluorid) anzureichern oder Fluortabletten an Kinder auszugeben. Wie Zahnärzte glaubhaft versichern, kam es nach einer täglichen Aufnahme von Fluor in Höhe von 1 mg zu einem 50%igen Kariesrückgang. In Basel, wo die Trinkwasserfluoridierung schon seit 1962 praktiziert wird (in der Schweiz gibt es auch fluoridhaltiges Kochsalz!), ging die Karieshäufigkeit sogar um 84% zurück.

Die erwähnten Maßnahmen sind wirklich nicht das »Gelbe vom Ei«. Die Trinkwasserfluoridierung stellt nämlich eine Zwangsmedikation dar. Auch besteht die Gefahr der Überdosierung, besonders bei Vieltrinkern. Durch die Fluoridtablettengabe werden die Kinder schon frühzeitig an eine Tabletteneinnahme gewöhnt. Die Fluoridgegner weisen immer wieder auf die giftige Wirkung von Fluor hin. **Die Grenze zwischen Unbedenklichkeit**

und Giftigkeit liegt bei diesem Spurenelement eng zusammen. Längere überhöhte Fluoraufnahme führt zu Erkrankungen des Skeletts und der Zähne. Eine Dentalfluorose (Schmelzfleckenkrankheit) kann schon entstehen, wenn Fluormengen von 1 bis 2 mg täglich eingenommen werden. Fluor wirkt also in höheren Dosen entgegengesetzt: Es werden Hartsubstanzen aus dem Zahnschmelz herausgelöst.

Fluorgegner sind der Meinung, es gehe auch ohne zusätzliche Fluoridgabe. Sie verweisen auf Studien. In Graz wurde beispielsweise der Kariesrückgang innerhalb von 5 Jahren bei Schulkindern beobachtet und mit den Ergebnissen von Basel verglichen. Es wurde praktisch ein gleicher Kariesbefall und Kariesrückgang in Basel mit Fluorid und in Graz ohne Fluorid (dafür Vollwertkost, gute Zahnpflege) gesehen. Die Fluorbefürworter werfen den Gegnern vor, sie würden oft aus weltanschaulichen Gründen die Forschungsergebnisse mißachten.

Fazit: Da das Thema Fluor zur Zeit immer noch kontrovers diskutiert wird und z. T. widersprüchliche Ergebnisse vorliegen, sollte man getrost auf die Trinkwasserfluoridierung und Fluoridtablettengabe an Kindern verzichten. Im folgenden *4-Punkte-Programm* gegen Karies sehe ich gute Maßnahmen, um unsere Zahngesundheit zu erhalten.

4-Punkte-Programm gegen Karies

1. *Mundhygiene:* Mindestens zweimal täglich Zähne putzen; nach jeder süßen Mahlzeit Zähne gründlich reinigen; Zahnseide benutzen.

2. *Reduzierung der Zuckerzufuhr:* Anstelle von Süßigkeiten Obst, Nüsse, Karotten verzehren; anstelle von Soft-Drinks und gezuckerten Fruchtsäften, die bis zu 10% Zucker enthalten können, lieber ungesüßten Kräutertee, Früchtetee, Mineralwasser und Gemüsesäfte konsumieren.

3. *Richtige Ernährung:* Empfohlen wird eine Vollwertkost, die einen großen Anteil Frischkost (50%) enthalten soll. Diese Kost liefert alle für den Zahnaufbau wichtigen Stoffe (Kalzium, Magnesium, Phosphor, Vitamin A). Durch das kräftige Zubeißen wird der Kauapparat gekräftigt und vermehrt Speichel produziert.

4. *Regelmäßiger Zahnarztbesuch:* Damit Schäden schon frühzeitig erkannt werden, sollte das Gebiß alle 6 Monate vom Zahnarzt überprüft werden.

≡ Jod – ein wichtiger Hormonbaustein

»Jod ist der Stoff, der die Lebensflamme entfacht und in Gang hält. Mit Hilfe unserer Schilddrüse, in der sich das Jod manifestiert, kann es diese Flamme entweder dämpfen oder zu einem zügellosen Brand entfachen«, schreibt FUNKE treffend.

Ein Zuviel oder ein Zuwenig von diesem Spurenelement bzw. der aus Jod hergestellten Schilddrüsenhormone kann, wie wir später sehen werden, schwerwiegende Veränderungen im Organismus bewirken.

Ein Jodmangel führt unweigerlich zur *Kropfbildung*. Weltweit sind laut WHO 400 Millionen Menschen betroffen. Die Spitzenposition in Europa hält das Jodmangelgebiet Bundesrepublik. 6 bis 8 Millionen Menschen besitzen eine vergrößerte Schilddrüse. Der Jodmangel kommt uns teuer zu stehen. Die 80 000 Schilddrüsenoperationen pro Jahr und die vielen Untersuchungen belasten unsere Krankenkassen mit etwa einer Milliarde Mark. Die meisten Kosten wären bei ausreichender Jodversorgung vermeidbar!

≡ Die Schilddrüse, das größte Jodspeicherorgan

Der Körperbestand an Jod beträgt 10 bis 15 mg. 70 bis 80% sind in der Schilddrüse konzentriert. Die bis zu 25 g schwere Drüse befindet sich an der Luftröhre in Höhe des Kehlkopfes. Sie besteht aus einem linken und rechten walnußgroßen Lappen. Diese sind durch ein Mittelstück (Isthmus) miteinander verbunden. Die Schilddrüse ist das größte Jodspeicherorgan des menschlichen Körpers. Sie ist befähigt, das Jod gegenüber Blut um das 250- bis 1000fache zu konzentrieren!

Wie gelangt das Jod in die Schilddrüse? Das Jod wird in Form von Jodid aus der Nahrung im Magen-Darm-Kanal rasch aufgenommen und auf dem Blutweg in die Schilddrüse transportiert. Die schwammartige Drüse, die mit vielen Blutgefäßen durchsetzt ist, ist befähigt, die winzigsten Mengen Jod aus dem Blut zu filtern. Die sehr selektive Drüse benötigt pro Tag 180 bis 200 Millionstel Gramm (Mikrogramm) Jod. Bekommt die Schilddrüse zuwenig Jod angeboten, versucht sie sich durch einen Trick auf die unterschiedliche Jodzufuhr einzustellen. Zunächst erhält sie von der Hirnanhangsdrüse den Befehl, mehr Schilddrüsenhormone zu produzieren. Die Schilddrüse versucht durch Vergrößerung ihres Volumens eine Mehrproduktion von Schilddrüsenhormonen zu erreichen. Die Vergrößerung der Schilddrüse bezeichnet der Arzt als *»Struma«*, im Volksmund wird diese *»Kropf«* genannt.

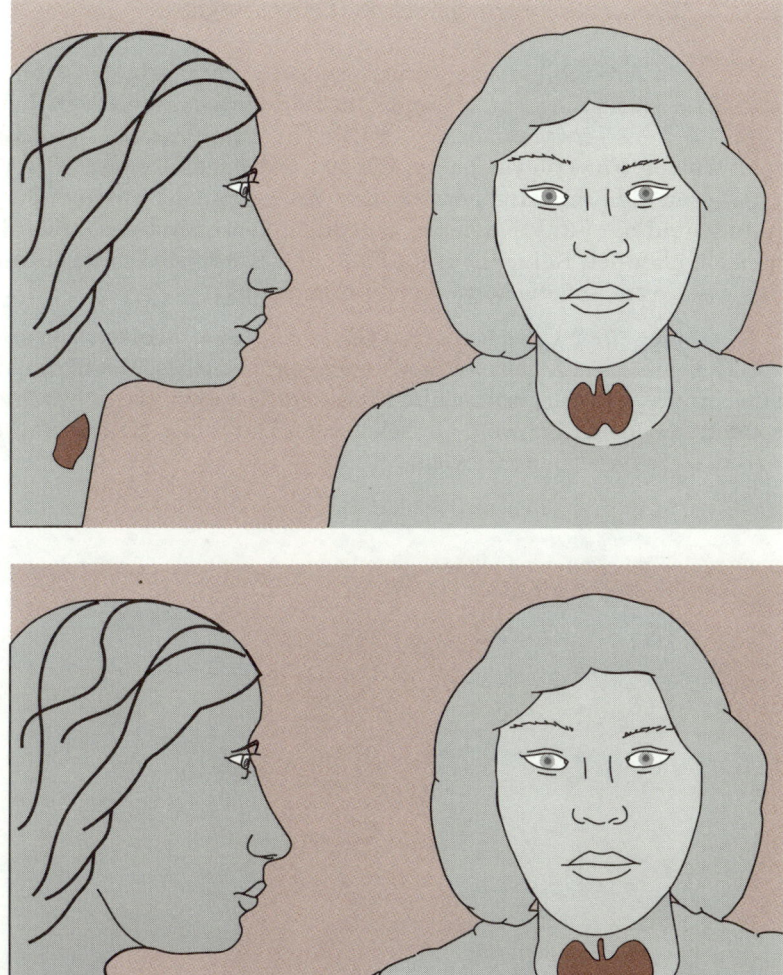

Abb. 15 Oben: Ein schlanker gesunder Hals ohne Anzeichen einer vergrößerten Schilddrüse. Unten: Bereits zu fühlen und optisch wahrnehmbar – eine vergrößerte Schilddrüse, die sich zum Kropf auswächst.

▬ Schilddrüsenhormone steuern Lebensvorgänge

In der Schilddrüse werden zwei Hormone gebildet. Ohne Jod kämen diese Hormone nicht zustande. Im *Trijodthyronin* (= T3) ist Jod dreimal (= tri) und im *Tetrajodthyronin* (= T4 = Thyroxin) viermal (= tetra) enthalten. Welche Funktionen haben die Schilddrüsenhormone? Die Hormone regulieren die Körpertemperatur, den Wasserhaushalt, den Sauerstoffverbrauch und die Funktionen des zentralen Nervensystems, außerdem nehmen sie über den Kohlenhydrat-, Fett- und Eiweißstoffwechsel Einfluß auf das Wachstum und die körperliche Entwicklung.

Bei einer **Überfunktion** (Hyperthyreose) – also Mehrproduktion von Hormonen – werden alle Stoffwechselprozesse beschleunigt. Uns befällt eine innere Unruhe, wir schlafen schlecht, haben einen erhöhten Puls, sondern vermehrt Schweiß ab, bekommen Durchfall, Haarausfall und verlieren, trotz Appetit, an Gewicht.

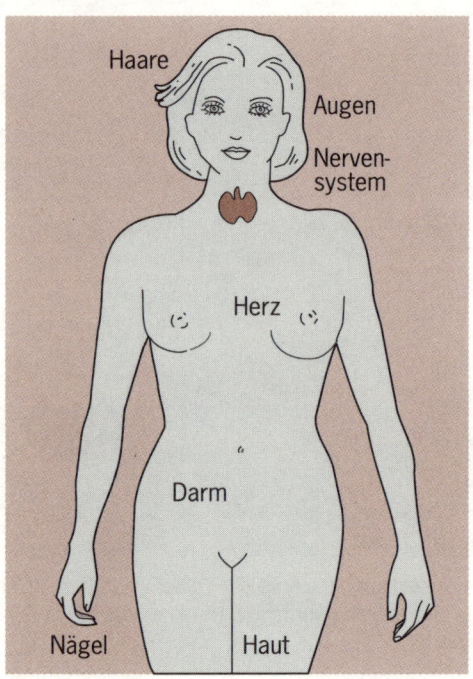

Abb. 16   Wenn die Schilddrüse aus dem Gleichgewicht gerät und zuviele Hormone produziert, werden eine ganze Reihe von Organen in Mitleidenschaft gezogen.

Bei einer **Unterfunktion** (Hypothyreose) – also einer Minderproduktion von Hormonen – sind alle Stoffwechselprozesse verlangsamt. Wir sind dann antriebsarm, haben ein großes Schlafbedürfnis, werden depressiv, sind kälteempfindlich, die Haut wird trocken und teigig, die Haare dünn und schütter. **Kropfträger können entweder an einer Überfunktion oder an einer Unterfunktion leiden.**

Eine Überfunktion der Schilddrüse kann auch durch Antikörper, das sind körpereigene Schutzstoffe, die im Abwehrkampf eine Rolle spielen, ausgelöst werden. Es entsteht dann die *Basedowsche Krankheit*. Die Hauptkennzeichen dieser Erkrankung sind aus den Höhlen hervortretende Augen, Herzjagen, Hautrötung. Die Patienten sind hitzeempfindlich, haben ein ständiges Hungergefühl, und trotz ausgiebiger Mahlzeiten magert der Körper ab. Durchfälle, Zittern der Hände, Haarausfall, Menstruationsbeschwerden und ein Nachlassen der Geschlechtskraft stellen sich ein.

Schon Neugeborene haben Kröpfe

Wann entwickeln sich eigentlich die meisten Kröpfe? Die Antwort wird viele überraschen. Nicht im Alter bilden sich Kröpfe, sondern bereits in der Jugend. Bis zum 20. Lebensjahr bilden sich 50% der Kröpfe, weitere 20% bis zum 30. und die übrigen bis zum 50. Lebensjahr.

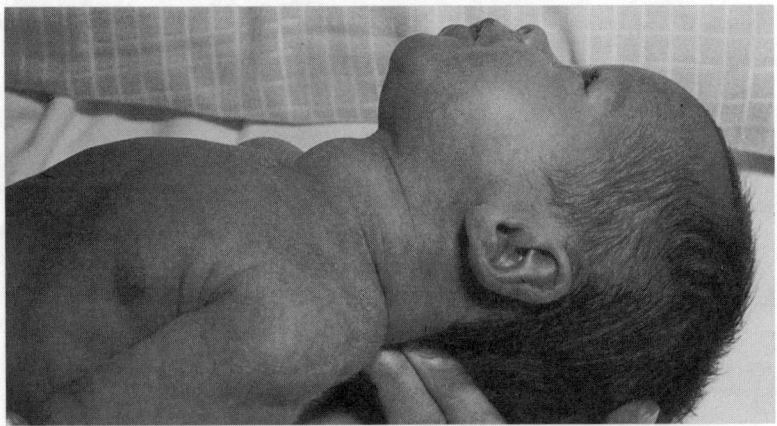

Abb. 17   Eine Neugeborenenstruma als Folge eines ausgeprägten Jodmangels bei der Mutter während der Schwangerschaft ist in der Bundesrepublik heute keine Seltenheit. (Foto: Arbeitskreis Jodmangel)

Schon 1 bis 6% aller Neugeborenen weisen eine vergrößerte Schilddrüse auf. Ursache ist die mangelhafte Jodversorgung der Mutter. 50% der Kinder haben deutlich erkennbare Zeichen einer Schilddrüsenunterfunktion. Diese äußert sich in einer verzögerten Knochenreife und verlangsamten Entwicklung des Gehirns. Die Babies sind auffallend ruhig und passiv.

8% der 6jährigen Kinder besitzen eine vergrößerte Schilddrüse. In Göttingen hatten 20,6% der 12jährigen Jungen und 35,8% der 15jährigen Mädchen Schilddrüsenvergrößerungen. Oft sind solche mit Jod unterversorgten Kinder antriebsarm, psychisch labil, besitzen Hör- und Sprachschwierigkeiten und wachsen langsamer.

Früher beobachtete man ein typisches Nord-Süd-Gefälle der Kropfhäufigkeit. In Schleswig-Holstein (fischessende Bevölkerung) hatten nur 4%, in Bayern (wenig fischessende Bevölkerung) dagegen 32% eine vergrößerte Schilddrüse. Neuere Untersuchungen zeigen, daß es mittlerweile auch im Norden eine vermehrte Kropfbildung gibt (bis 30%).

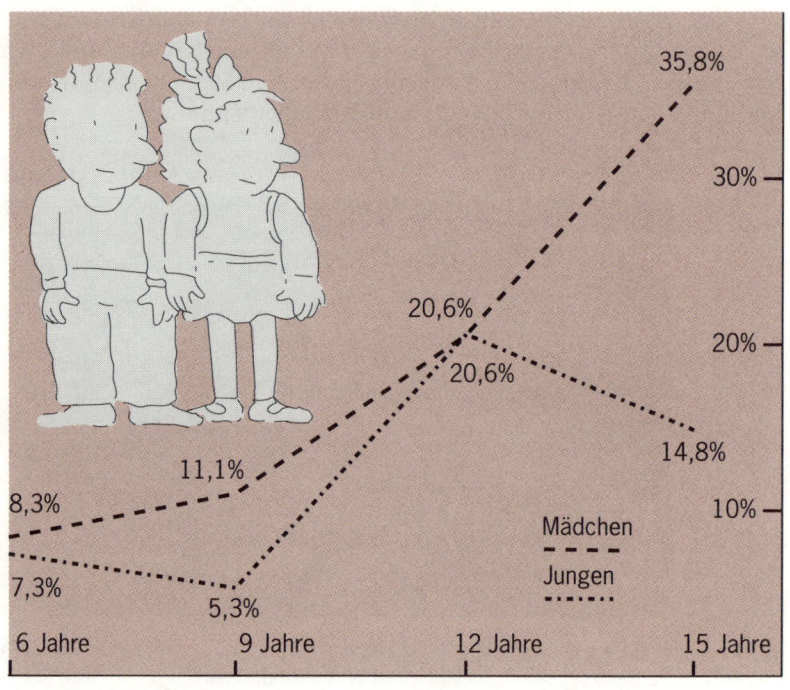

Abb. 18   Kropfhäufigkeit bei Kindern.

Ausdrücklich muß gesagt werden, daß ein Jodmangelkropf nicht harmlos oder bloß ein Schönheitsfehler ist. Wird ein Jodmangel-kropf nicht behandelt, können sich Knoten, Zysten oder Verkalkun-gen bilden. **Es besteht die Gefahr, daß sich bösartige Tumo-ren entwickeln.**

Wirksame Bekämpfung des Jodmangels

Die DGE empfiehlt die Verwendung von jodiertem Speisesalz und den Verzehr von 1 bis 2 Fischmahlzeiten pro Woche. Schon etwa 100 g Schellfisch oder Kabeljau decken den Tagesbedarf an Jod. Die meisten Lebensmittel beinhalten nur geringe Dosen an Jod. In Vollmilch konnte nur ein Jodgehalt bis 110 mcg pro Liter aufgefunden werden. In Gemüse sind höchstens 20 mcg pro 100 g und in derselben Menge Roggenbrot höchstens 8,5 mcg Jod.

Da die Erhöhung des Fischverzehrs leider auf wenig Gegenliebe stößt, setzte man große Hoffnung auf die Verwendung von jodiertem Speise-salz. Aber wie sich bald herausstellte, reicht *Jodsalz* allein nicht aus, um die Joddefizite auszugleichen. Das im Handel befindliche Jodsalz enthält pro Gramm 15 bis 20 mcg Jod. 5 g Salz liefern demnach höchstens 100 mcg. Untersuchungen ergaben, daß nur 30% der Bundesdeutschen jodiertes Spei-sesalz verwenden, und diese im Mittel nur 2 g Salz täglich in der Küche gebrauchen.

Mehr als zwei Drittel der Kochsalzmenge, die wir täglich aufneh-men, stammen aus Fertiglebensmitteln und »Außerhaus-Verpflegung«. Der Arbeitskreis Jodmangel (Sprecher ist PROF. DR. HÖTZEL) wies schon vor Jahren auf diesen Zustand hin. Der Gesetzgeber hat deshalb die Konse-quenz gezogen und die Verwendung von jodiertem Speisesalz Mitte 1989 »liberalisiert«. Jodiertes Speisesalz darf jetzt auch bei der Zubereitung von Mahlzeiten in Gaststätten und anderen Einrichtungen der Gemein-schaftsverpflegung sowie bei der gewerblichen Herstellung von Lebensmit-teln verwendet werden. Alle hoffen, daß durch diese Maßnahmen endlich die durch Jodmangel ausgelöste Schilddrüsenkrankheit wirksam bekämpft wird.

Menschen, die ihren Salzverbrauch drastisch einschränken müs-sen, können auf alternative Kochsalzersatzmittel mit Jod zurückgreifen oder *Jodidtabletten* einnehmen. Jodidtabletten zur Prophylaxe enthalten etwa 100 mcg Jod pro Tablette.

Tab. 22   Täglicher Jodbedarf (in mcg; empfohlen von der Deutschen Gesellschaft für Ernährung)

Säuglinge 0–12 Monate	50– 80
Kinder 1–9 Jahre	100–140
Kinder ab 10 Jahre	180–200
Jugendliche	200
Erwachsene bis 35 Jahre	200
Erwachsene über 35 Jahre	180
Schwangere	230
Stillende	260

Tägliche Jodaufnahme (ohne jod. Speisesalz): 70–80 mcg (Erwachsene)
Defizit: 100 bis 150 mcg täglich (Erwachsene)
5g Jodsalz führen etwa 100 mcg Jod zu!

Tab. 23   Jodgehalt in Nahrungsmitteln (Mikrogramm/100 g)

Pflanzliche Nahrungsmittel		Tierische Nahrungsmittel	
Spinat	12 –20	Fischöl (roh)	97–476
Champignon	18	Schellfisch	245–416
Möhren, Broccoli	15	Seelachs	260
Nüsse	2 –14	Scholle	190
Grünkohl	12	Miesmuschel	130
Roggenbrot	8,5	Kabeljau	120
Radieschen	8	Goldbarsch	74
Weißbrot	6	Auster	58– 60
Haferflocken	4 –6	Heilbutt, Hering	52
Sojabohnen	6	Thunfisch	50
Kartoffeln	4	Fleisch, Innereinen	3– 30
Gurken	2 –3	Käse	5– 23
Reis, Zwiebel	2	Vollmilch	4– 11
Obst	0,1–2	Hühnerei	10

Was bewirkt eine Jodzufuhr?

PROF. DR. STUBBE, Uni-Kinderklinik Göttingen, konnte mittels Ultraschalluntersuchung nachweisen, daß bei 6- bis 14jährigen Kindern nach Jodzufuhr die Schilddrüsengröße in den ersten vier Monaten am meisten abnahm. In 70% der Fälle konnte der Mediziner nach einer einjährigen

Behandlung mit Jodtabletten eine Normalgröße der Schilddrüse erreichen. Bei jungen Erwachsenen ist die Gabe von Jodid und/oder Schilddrüsenhormonen erforderlich. Bei älteren Kröpfen hilft oft nur eine Operation oder die Behandlung mit radioaktivem Jod (dieses zerstört einen Teil des Schilddrüsengewebes) sowie anschließende Zufuhr von Schilddrüsenhormonen.

Hinweis: Beginnen Sie keine Jodzufuhr ohne vorherige Abklärung durch den Arzt. Nur er ist in der Lage durch exakte Untersuchungsmethoden abzuklären, ob Sie überhaupt Jod oder welche Mengen Sie von diesem Spurenstoff benötigen.

Jodtabletten bei Reaktorunfällen

Das Strahlenrisiko ist bei einem Reaktorunfall erhöht, weil vermehrt radioaktives Jod 131 in die mit Jod unterversorgte Schilddrüse eingelagert wird. Je größer der Jodmangel, um so mehr radioaktives Jod nimmt die Drüse auf. Eine gut mit Jod versorgte Drüse speichert nur 10 bis 20% des angebotenen Jods aus der Nahrung bzw. radioaktiven Jods. Der Anteil kann sich bei einer unterversorgten Drüse auf 90% steigern.

Dazu PROF. PFANNENSTIEL in seinem Trias-Ratgeber »Krankheiten der Schilddrüse«: »In der BRD ist davon auszugehen, daß im Mittel über 60% des aufgenommenen 131-J nach dem Reaktorunfall von Tschernobyl in der Schilddrüse gespeichert wurden.«

Mediziner rechnen damit, daß in Zukunft als Folge dieser erhöhten Einlagerung vermehrt Schilddrüsenkrebsfälle in Erscheinung treten.

Kurz nach der Katastrophe wurden Jodtabletten in Apotheken an die Bevölkerung abgegeben. Diese waren wesentlich stärker dosiert (bis zur 1000fachen Menge, also 100 mg pro Tablette!) als die für die Kropf-Prophylaxe verwendeten Tabletten. Man wollte damit erreichen, daß die Schilddrüse möglichst schnell mit Jod abgesättigt wird, um so die Einlagerung von radioaktivem Jod zu verhindern. Viele Mediziner lehnten diese hohen Dosen ab, da unweigerlich Schilddrüsenüberfunktionserscheinungen auftreten können. Sie plädieren vielmehr für eine Behebung des Jodmangels mit niedrig dosierten Tabletten. Dazu noch einmal PROF. PFANNENSTIEL: »Würde in der BRD das Problem des Jodmangels in adäquater Weise beseitigt, wäre jedes der nach Tschernobyl einer Exposition von 131-J ausgesetzten Kinder ausreichend mit Jod versorgt gewesen. Dadurch wäre nur ein Drittel der 131-J-Strahlung in der Schilddrüse zur Wirkung gekommen.«

═══ Einseitige Kost fördert die Kropfbildung

Kinder mit bestimmten chronischen Hauterkrankungen bekommen gelegentlich eine »hypoallergene Diät« verordnet. Diese hühnerei- und kuhmilchfreie Ernährung ist jodarm, und es kann ein *Jodmangelkropf* entstehen. Drauf weist PROF. DR. HEIDEMANN, Uni-Kinderklinik Göttingen, hin. 5 Kinder, die wegen eines chronischen Ekzems 6 bis 12 Monate eine solche Diät aufnahmen, entwickelten Kröpfe mit gleichzeitiger Schilddrüsenunterfunktion. Ihre Schilddrüsen waren doppelt bis dreimal so groß wie die vergleichbarer gesunder Kinder. Nach einer Behandlung mit 100 bis 200 mcg Jod/Tag normalisierten sich Schilddrüsengröße und Schilddrüsenfunktion innerhalb von 4 Wochen. Das Kropfwachstum wurde durch den reichlichen Genuß von Kohl und Sojaprodukten begünstigt. Diese Nahrungsmittel weisen Stoffe auf, die die Jodaufnahme hemmen und Kropf erzeugen. **Schilddrüsenkranke sollten besonders Kohl meiden.**

PROF. HEIDEMANN warnt vor einseitigen Diäten, da ein folgenschwerer Mangel an Eiweiß, Vitaminen und Mineralstoffen entstehen kann.

═══ Schadet zuviel Jod?

Jodiertes Speisesalz oder Jodtabletten zur Vermeidung eines Jodmangels sind in normalen Dosierungen völlig ungefährlich. Japaner, Schweizer und Schweden »verkraften« wesentlich höhere Mengen im jodierten Speisesalz als Deutsche. Bekommt eine gesunde Schilddrüse 2000 mcg Jod täglich, dann kann sich eine Schilddrüsenüberfunktion einstellen. Bei Jodmangelkropf kann schon eine Dosis von 500 mcg ausreichen, um die Schilddrüse aus dem Tritt zu bringen. Sogar Patienten mit Jodüberempfindlichkeit vertragen Mengen im Mikrogramm-Bereich ohne Reaktion. *Überempfindlichkeitsreaktionen* wie Fieber, Hautentzündung, Juckreiz, brennende Augen, Kopfschmerzen, zeigten sich hauptsächlich nach Einnahme jodhaltiger Medikamente, jodhaltiger Röntgenkontrastmittel und Verwendung von jodhaltigen Desinfektionsmitteln (z. B. Jodtinktur).

═══ Jodhaltige Seeluft und Heilquellen

Die jodhaltige Meeresbrise hat mit Sicherheit keinen Einfluß auf die Funktion der Schilddrüse, obwohl vom medizinischen Laien oft in diesem Zusammenhang eine Anregung registriert wird. Die wohltuende Meeresluft enthält nämlich noch eine ganze Reihe von allgemein anregenden

Inhalts- und Spurenstoffen. Außerdem wirkt das Küstenaerosol durch das Fehlen schädigender Beimengungen auf die Atmungsorgane schonend und heilsam. Ferner spielen die günstigen klimatischen Verhältnisse, die stärkere UV-Bestrahlung an der Küste und andere Faktoren eine wichtige Rolle.

Jodhaltiges Quellwasser (mind. 1 Milligramm pro Kilogramm Wasser) wird zu Trinkkuren und Bädern verwendet. Die bekanntesten Jodbäder sind Hall (Österreich), Sodenthal, Tölz, Wiessec, Bodenwerder, Heilbrunn und Schwartau. Das mit der Trinkkur aufgenommene Jod regt das vegetative Nervensystem und das hormonelle Drüsensystem an, außerdem wirken die Heilwässer entschlackend. Die jodhaltigen Solen oder die jodhaltigen Quellen haben folgende Heilanzeigen: Herz- und Gefäßerkrankungen, Muskel- und Lymphknotenerkrankung, Jodmangelkropf und Erkrankungen der Atmungsorgane.

≡ Kobalt baut rotes Vitamin auf

≡ Das rote Vitamin als Lebensretter

Ohne Kobalt gäbe es kein Vitamin B_{12}. Aus diesem Grunde betrachten wir das Vitamin etwas näher. *Kobalamin* oder *Zyanokobalamin*, wie das rot gefärbte Vitamin genannt wird, enthält 4,5% Kobalt komplex gebunden und war der erste kobalthaltige Wirkstoff, der bekannt wurde. Das Vitamin muß als der wirksamste bekannte Biokatalysator bezeichnet werden. Der Tagesbedarf ist nämlich äußerst gering. Schon die winzige Menge von 5 millionstel Gramm genügen, um den Tagesbedarf zu decken und etwas höhere Dosen reichen aus, um Perniziosakranke (Menschen mit bösartiger Blutarmut) zu heilen. Oder anders ausgedrückt: Fünf Gramm des Wirkstoffes genügen, um eine Million Menschen mit ausreichenden Mengen täglich zu versorgen.

Beim Menschen findet sich im normalen Magensaft eine Substanz (Castle- oder Intrinsicfaktor), die sich mit dem Vitamin B_{12} verbindet und die Aufnahme des Vitamins im oberen Dünndarmabschnitt ermöglicht oder wesentlich begünstigt. Außerdem bewahrt diese Bindung an den Faktor das Kobalamin vor einer Zerstörung oder einer Aufnahme durch Darmbakterien. Das Fehlen des Intrinsicfaktors führt zur bösartigen Blutarmut *(perniziöse Anämie)*. Bei dieser gefährlichen Krankheit werden zu wenig und zu große Blutkörperchen gebildet, außerdem beobachtet man Entzündungen an der Zunge, mangelhafte Magensäurebildung und Veränderungen im Rückenmark, die über leichte nervöse Störungen (Kribbeln, Ameisenlaufen) bis zu schweren Lähmungen führen kann. Bis zum Jahre 1926 starben allein in den USA 6000 Menschen an dieser Krankheit. MINOT und MURPHY entdeckten 1926 die therapeutische Wirkung der Leber bei dieser Anämie. Der Nachteil an dieser Behandlung bestand darin, daß die Kranken, um sich am Leben zu erhalten, endlos Leber essen mußten. Leber, Leber, Leber bis zum Erbrechen. Wurden die Kranken nicht behandelt, so starben sie innerhalb von 2–3 Jahren. Erst 1947 gelang die Isolierung des Vitamins in Kristallform aus einer Fermentationsbrühe, die bei der Herstellung eines Antibiotikums anfiel. Wie schon erwähnt, fehlt bei der perniziösen Anämie der oben erwähnte Faktor. Vitamin B_{12} wird von der Bakterienflora in Magen und Dünndarm beansprucht und nur in unzureichenden Mengen dem Organismus zugeführt. Nach diesen Ausführungen ist es verständlich, daß die Erscheinungen dieser Krankheit durch Magenpräparate, welche den Faktor enthalten, wie auch durch Leber und Leberpräparate oder mit kristallisiertem B_{12} beseitigt werden können.

Erwähnenswert ist, daß eine bestimmte Bandwurmart *(Diphyllobothrium latum)* besonders »große« Mengen an Vitamin B_{12} aufsaugt und dadurch eine chronische Kobalamin-Mangelkrankheit auslösen kann.

Vitamin B_{12} ist außerdem am Aufbau der roten Blutkörperchen, den Nervenhüllen und verschiedenen Eiweißstoffen beteiligt. Es ist darüberhinaus wichtig bei der Übertragung der Folsäure in ihre Wirkform.

Tab. 24 Kobaltgehalt in Nahrungsmitteln (Mikrogramm/100 g)

Pflanzliche Nahrungsmittel		Tierische Nahrungsmittel	
Hülsenfrüchte	1 −350	Käse	0,4−50
Nüsse	4 −55	Fleisch	0,5−47
Weizenkeime	2 −50	Austern	0,7−18
Kakaopulver	30	Hühnerei	0,5−10
Gemüse	0,2−30	Fische	2 − 7
Weizenkleie	10 −11	Vollmilch	0,3− 6
Nudeln	11		
Haferflocken	10		
Getreide	10		
Reis (Vollkorn)	0,5−10		
Obst	0,3−10		
Kartoffeln	0,5−7		
Champignon	6		
Vollkornbrot	1 − 3		

Kobalt aktiviert eine Reihe von Enzymen. Ferner wird die Eisenaufnahme verbessert, wenn gleichzeitig Kobalt vorhanden ist.

Bedarf und Vorkommen von Kobalt

Täglich benötigen wir 5 Mikrogramm Vitamin B_{12}. Ein Kobaltbedarf wird nicht angegeben. Gute Kobalt- bzw. Vitamin-B_{12}-Quellen sind Leber, Herz, Niere und Hirn, ferner Austern, Fische, Käse und Fleisch. Den höchsten Kobalamingehalt finden wir in der Rinderleber. In pflanzlichen Nahrungsmitteln kommt das Vitamin nur vor, wenn diese einer bakteriellen Gärung unterworfen wurden. Bierhefeextrakt und Bierhefe enthalten Vitamin B_{12} in nicht unergiebigen Mengen.

Der Tagesbedarf wird bei einer normalen Kost mühelos gedeckt. Leichte Mangelzustände zeigen sich besonders bei Vegetariern, die Milch, Milchprodukte und Eier ablehnen, und bei älteren Personen, die Schleimhautveränderungen des Magens aufweisen.

Kobaltmangel

Wiederkäuer erkranken, wenn sie auf kobaltarmen Böden weiden. Ein Kobaltmangel äußert sich durch eine Abmagerung, einen Rückgang der Milchleistung, Frühgeburten und Todesfälle. Die Krankheiten wurden vor allem in kobaltarmen Weidegebieten Dänemarks, USA, Australiens und Neuseeland registriert und ließen sich durch Kobaltzulagen zum Futter beheben. Beim Menschen wurde bisher noch keine Kobaltmangelkrankheit festgestellt.

Schadet zuviel Kobalt?

Die Angst ging vor über zwanzig Jahren unter Amerikas Biertrinkern um. In den Staaten Omaha und Nebraska litten die Konsumenten des Gerstensaftes auffällig oft an einer Herzmuskelerkrankung, die im schlimmsten Falle ein Herzversagen auslöste. Das Bier wurde daraufhin gründlich untersucht. Man fand Kobalt, das zur Schaumstabilisierung zugesetzt wurde. Die Wissenschaftler vermuteten, daß dieses Spurenelement die giftige Wirkung von Selen, das in den dortigen Nahrungsmitteln gehäuft vorkommt, gesteigert haben muß.

Ein Fall von einer seltenen Kobaltallergie ging vor einiger Zeit durch den deutschen Blätterwald. Ein 42jähriger Buchhalter bekam einen brennenden Hautausschlag, sobald er gefärbte Textilien und andere kobalthaltige Gegenstände anfaßte. Die Ärzte ermittelten bei diesem bedauernswerten Menschen eine Allergie gegen Kobaltsulfat.

Die Einnahme von Kobaltstaub führt zu Verätzungen, Leber- und Nierenschädigung. Die chronische Aufnahme bewirkt Kontaktekzeme, Erkrankungen des Herzmuskels und eine Vermehrung der roten Blutkörperchen. Kobaltverbindungen wurden früher therapeutisch zur Vermehrung dieser Blutzellen herangezogen. Dabei traten folgende Vergiftungserscheinungen auf: Appetitlosigkeit, Gewichtsverlust, Vergrößerung der Schilddrüse. Kropfbildung wurde in Gegenden mit hohem Kobaltgehalt von Böden und Nahrungsmitteln beobachtet.

Kupfer – wichtig für die Blutbildung

Kupfer, dessen Gesamtmenge im menschlichen Organismus etwa 100 mg beträgt, hat wichtige Aufgaben zu erfüllen. Das Spurenelement ist in Form des Enzyms Caeruloplasmin (94% des Serum-Kupfers ist an diese Eiweißverbindung gekoppelt) an der Mobilisierung von Eisen im Stoffwechsel beteiligt. Erst dadurch steht Eisen für den Blutfarbstoffaufbau zur Verfügung. Ferner ist Kupfer wichtig für das Zellwachstum, den Eiweißstoffwechsel, den Aufbau der Markscheiden von Nervenfasern und den Pigmentstoffwechsel. Ohne Kupfer, natürlich spielen noch andere Faktoren eine Rolle, wäre eine Haut- oder Haarfärbung nicht möglich.

Kupferdepot Leber

Kupfer findet man besonders in Zähnen, Nieren, Leber, Haaren, Knochen, Gehirn, Hirnanhangdrüse, Milz, rotem Knochenmark, Herz, Muskulatur, Bries, Lunge, Schilddrüse, Galle, Haut, roten Blutkörperchen, Blutserum, Darm und Magen.

Neugeborene bekommen ein beachtliches Kupferdepot in der Leber mit. Diesen Vorrat haben die Babies auch bitter nötig, denn die Nahrung während der Säugeperiode enthält nur geringe Mengen Kupfer. Milch beinhaltet nur zwischen 10 und 50 mcg (1 mcg = 1 Mikrogramm = 1 millionstel Gramm) Kupfer pro 100 g. Das Kupfer benötigt das Neugeborene für den

Aufbau von Enzymen für die Blutbildung. Bei zunehmendem Alter der Babies nimmt der Kupfergehalt in der Leber ständig ab.

Überschüssige Mengen Kupfer werden übrigens via Galle und Darm ausgeschieden.

Tagesbedarf und Vorkommen von Kupfer

Der Tagesbedarf liegt für Erwachsene zwischen 2 und 4 mg, für Kinder zwischen 1 und 2 mg. Besonders kupferreich sind Austern, Leber, Nüsse, Getreide (Kleie!), Weizenkeime und Vollkornprodukte. Eine gemischte Kost enthält in der Regel genügend Kupfer. Resorptionsvermindernd wirken übrigens größere Mengen Kalzium, Zink, Kadmium, Sulfid, Phytinsäure und Vitamin C, während Fumarsäure, Aminosäuren und Oxalsäure die Resorption verbessern.

Wie äußert sich ein Kupfermangel?

Bei Kupfermangel sind schwere Störungen der Knochenbildung beobachtet worden. Eine Blutarmut, eine gestörte Eisenverwertung, Appe-

Tab. 25 Kupfergehalt in Nahrungsmitteln (mg/100 g)

Pflanzliche Nahrungsmittel		Tierische Nahrungsmittel	
Kakaopulver	3,9	Leber	3,6 –7,6
Nüsse	0,3 –3,7	Austern	1,2 –3,7
Bierhefe (getr.)	3,3	Miesmuscheln	3,2
Schokolade	1,1 –2,7	Käse	0,01–1,17
Weizenkleie	1,55	Fleisch	0,04–0,6
Pilze	0,2 –1,0	Fische	0,01–0,55
Weizenkeime	0,95	Geflügel	0,1 –0,45
Hülsenfrüchte	0,1 –0,9	Eier	0,05–0,23
Roggenvollkornbrot	0,68	Vollmilch	0,01
Weizenvollkornbrot	0,42		
Obst	0,03–0,4		
Gemüse	0,02–0,3		
Blütenhonig	0,09		
Cola-Getränke	0,03		
Kaffee-Extrakt-Pulver	0,05		
Pfeffer, grün	0,03–0,09		

titlosigkeit, Beeinträchtigung der Geschmacksnerven, Gewichtsverlust, Pigmentstörungen, Kraftlosigkeit, Störungen im Zentralnervensystem, Herabsetzung der Abwehrmechanismen können u. a. durch einen Kupfermangel ausgelöst werden.

Aufsehenerregende Experimente, die amerikanische Wissenschaftler ausführten, möchte ich keinesfalls unerwähnt lassen. Zeigen diese doch, daß immer wieder neue Wirkungen der Spurenelemente entdeckt werden und neue therapeutische Möglichkeiten eröffnen.

DR. HARRIS von der University of Missouri in Columbia fütterte Küken mit einer kupferfreien Diät. Die Tiere starben nach einigen Wochen an inneren Blutungen. Der Wissenschaftler untersuchte daraufhin die Hauptschlagadern der Tiere und machte eine hochinteressante Entdekkung. Die Adern waren brüchig. Harris führte diesen tödlichen Defekt auf Enzyme zurück, die bei Abwesenheit von Kupfer nicht gebildet werden. Diese kupferhaltigen Enzyme sind befähigt auf die Elastizität der Arterien einzuwirken. Neuere Untersuchungen von PROF. ALLEN ergaben, daß bereits ein leichter Kupfermangel bei Tieren *arterielle Veränderungen* verursacht. »Diese stimmen mit der Entwicklung von Herzerkrankungen überein,« sagte PROF. ALLEN.

DR. KLEVAY, Direktor des Human Nutrition Research Centers in Grand Forks, North Dakota, ermittelte bei einem Ungleichgewicht zwischen dem Kupfer- und Zinkspiegel bei Ratten eine Erhöhung des Cholesteringehaltes im Blutplasma und eine Glucoseintoleranz (s. auch S. 87). »Es ist wichtig«, so DR. KLEVAY, »daß das Zink-/Kupfergleichgewicht nicht gestört wird. Zuviel Zink kann den Kupferhaushalt und die Cholesterinwerte ebenso verändern wie eine zu geringe Kupferzufuhr.«
KLEVAY bringt den Anstieg bestimmter Herzkrankheiten mit der Verarmung der Nahrung an Kupfer in Zusammenhang, da die meisten Nahrungsmittel, im Gegensatz zu früher, viel weniger Kupfer enthalten. Der Tagesbedarf wird in den USA deshalb oft nicht mehr gedeckt (Untersuchungen ergaben nur eine tägliche Aufnahme von 1,5 mg). Die Folge ist eine Verschiebung des Zink-Kupfer-Verhältnisses, wodurch die Cholesterinproduktion zunimmt. Hartes Wasser, das sehr kalziumreich ist, mag hier eine gewisse protektive Wirkung zu entfalten, da das Kalzium Zink »bindet« und somit das Zink-Kupfer-Verhältnis wieder herstellt.

=== Schadet zuviel Kupfer?

Kupferstaubeinatmung führt nach einigen Stunden zu »Gießerfieber« (Fieberanfall bis 40 °C, Gelenk-, Muskelschmerzen, Husten, Schüttelfrost); chronische Kupferstaubaufnahme bewirkt Grünfärbung von Haut, Haaren, Zähnen und Zahnfleisch, Bindehautentzündung, Nasen- und Hornhautgeschwüre. Die Einnahme von Kupfersalzen führt zu Verätzung, Erbrechen, Darmkoliken, Durchfall. Wird eine solche Kupfervergiftung überlebt, dann bilden sich Leberschädigung und Gelbsucht aus, ferner entsteht eine Auflösung von roten Blutkörperchen und das Auftreten von Hämoglobin im Urin.

Wie sieht es eigentlich mit möglichen Vergiftungen bei Anwendung einer kupferhaltigen Spirale zur Empfängnisverhütung aus? Die Kupferbeschichtung oder die Anbringung eines Kupferfadens wurde deshalb gemacht, weil dadurch die Sicherheit verbessert wurde. Die Wirkung der Spirale wird durch die freigesetzten Kupferionen gesteigert. Vergiftungen könnten theoretisch möglich sein, sie wurden jedoch bisher nicht beobachtet.

Bei bestimmten Erbkrankheiten wird Kupfer unzureichend ausgeschieden und vermehrt in Leber, Gehirn, Augen und Nieren abgelagert. Diese Kupferspeicherkrankheit bezeichnet man als *Morbus Wilson*. Es entstehen Leberveränderungen (Verhärtung, Schrumpfung), Leberfunktionsstörungen, graubraune Hautfärbung, Störung des Kohlenhydratstoffwechsels mit vermehrter Absonderung von Insulin, eine ringförmige Pigmentierung der Hornhaut, und relativ spät kommt es zu Nierenstörungen.

Die Therapie zielt darauf ab, die Kupferzufuhr mit der Nahrung zu vermindern, die Resorption von Kupfer über die Darmschleimhaut zu verringern und die Kupferspeicher im Körper zu beseitigen. Eine *Steigerung* der Kupferausscheidung wird mit kupferbindenden Arzneien, z. B. D-Penicillamin oder Triethylentetramindihydrochlorid, eine *Hemmung* der Kupferaufnahme durch Kaliumsulfid erreicht. Die orale Zinktherapie erwies sich als sehr erfolgversprechend. Zink bewirkt in der Darmschleimhaut die Bildung von Metallothioneinen, die neben anderen Metallen auch Kupfer binden. Wie LÖßNER und Mitarbeiter 1985 berichteten, konnte die Kupferaufnahme um 90% gesenkt werden. Die Nebenwirkungen sind, im Gegensatz zu den oben genannten Verbindungen, gering.

—— *Sind Wasserleitungen aus Kupfer gefährlich?*

In der Ärzteschrift »Medical Tribune« wurde 1987 der Fall einer Kupfervergiftung mit Todesfolge berschrieben. Bei dem 13 Monate alt gewordenen Kind wurde eine Schrumpfleber, erhöhte Serumkupferspiegel und ein 40fach erhöhter Kupferwert in der Leber ermittelt. Bei einem anderen Kind der betroffenen Familie zeigte sich ebenfalls eine Leberschrumpfung, während das ältere Kind keine auffälligen Symptome zeigte. Bei allen Kindern wurde jedoch ein Interferonmangel ermittelt. Interferone sind Eiweißkörper, die die körpereigene Abwehr unterstützen. Sie hemmen u. a. die Vermehrung von Viren. Auf der Suche nach der Kupferquelle stießen die Analytiker auf das Trinkwasser, das von einem eigenen Brunnen über eine Kupferleitung ins Haus geführt wurde. Wasser, das 6 Stunden in der Leitung stand, hatte einen Gehalt von 3,4 mg Kupfer pro Liter. Im fließenden Wasser wurden immerhin noch 0,99 mg pro Liter bestimmt. Nach Umsteigen auf kupferfreies Wasser bildeten sich die Vergiftungserscheinungen bei den übrigen Kindern zurück.

Mediziner schließen aus dem bedauernswerten Vorfall folgendes: Eine hohe Kupferzufuhr mittels Trinkwasser führt bei Kindern zu einer Abwehrschwäche und Schrumpfleber. Zwei Faktoren spielten in diesem Fall eine entscheidende Rolle. Die Kinder wurden nicht gestillt, das Wasser aus dem Brunnen war stark sauer. Saures Wasser löst Kupfer leichter aus den Röhren als neutrales oder alkalisches Wasser.

Kupfervergiftungen kommen, auch wenn Kupferleitungen verwendet werden, bei der zentralen Wasserversorgung kaum vor, da kein saures Wasser in die Leitungen kommt. Bei Wasser aus privaten Brunnen ist dagegen Vorsicht geboten. Wasser mit einem pH-Wert von über 6,7 löst kaum Kupfer aus der Leitung. Kritisch wird es, wenn das Wasser zu sauer ist.

Eine Wasser-Mineralstoffuntersuchung (18 Mineralstoffe, darunter einige giftige Spurenelemente), einschließlich pH-Wert-Messung, die etwa DM 100,– kostet, bringt Klarheit, ob Ihr Trinkwasser in Ordnung ist oder nicht. **Es ist zu beachten, daß saure Nahrungsmittel nicht in Kupfergeschirr zubereitet werden dürfen**.

≡ Mangan aktiviert Enzyme

Über dieses Spurenelement weiß man relativ wenig. Es ist heute lediglich bekannt, daß das Element Bestandteil und Aktivator einiger Enzyme ist, am Aufbau des Bindegewebes, an der Harnstoffbildung, Eiweiß- und Fettsäuresynthese mitbeteiligt ist, und daß Mangan eventuell Epileptikern helfen könnte.

Tab. 26 Mangangehalt in Nahrungsmitteln (mg/100 g)

Pflanzliche Nahrungsmittel		Tierische Nahrungsmittel	
Weizenkeime	9	Austern	0,6
Haferflocken	5	Leber	0,25 −0,36
Weizenkleie	4	Käse	0,017−0,19
Getreide	2,4 −4	Fische	0,012−0,12
Sojabohnen	3	Niere	0,06 −0,11
Weizenvollkornbrot	2,3	Fleisch	0,02 −0,08
Petersilienblatt	3	Speisequark	0,06
Hülsenfrüchte	1,3 −2	Truthahn	0,03 −0,05
Hirse	1,9	Huhn	0,02
Roggenbrot	1	Vollmilch	0,003
Reis	1		
Gemüse	0,05−0,75		
Nudeln	0,73		
Obst, Beeren	0,03−0,6		
Weißbrot	0,6		
Mais	0,5		
Kartoffeln	0,15		
Champignon	0,11		

Wieviel Mangan brauchen wir pro Tag?

Der Manganbestand des Menschen beträgt etwa 10 bis 20 mg, und der tägliche Bedarf wird auf 2 bis 5 mg geschätzt. Die wünschenswerte Tageszufuhr an Mangan wird auf jeden Fall durch unsere Nahrungsmittel gedeckt. Eine überwiegend pflanzliche Kost (Nüsse, Vollkornprodukte, Gemüse) bringt sogar über den Bedarf hinausgehende Mengen.

Manganhaltig sind Leber, Knochen, Bauchspeicheldrüse und Niere. Manganreich sind Reis-, Buchweizen- und Gerstenkleie, Walnüsse, Gewürze, Vollkornmehl, Hülsenfrüchte und Weizenkeime. Den höchsten Mangangehalt haben Teeblätter. Der Spitzenreiter ist der Tee Orange pekoe mit 70 mg Mangan je 100 g! Tierische Produkte und Obst enthalten nur geringe Dosen an Mangan.

═══ Die Folgen eines Mangels

Mangelerscheinungen sind bei Tieren und Pflanzen zuerst beschrieben worden. Manganarm ernährte Tiere blieben unfruchtbar oder hatten Tot- und Mangelgeburten, auch zeigten sie Skelettveränderungen (verkümmerte und verkürzte Knochen). Beim Menschen wurde bisher nur einmal ein eindeutiger Manganmangel nachgewiesen. Eine freiwillige Versuchsperson, bei der die Auswirkung eines Vitamin-K-Mangels getestet wurde, erhielt eine hochgereinigte Nahrung, die – wie sich später herausstellte – auch manganarm war. Der Patient entwickelte eine Hautentzündung, Schwindel, Erbrechen, niedrige Blutfettwerte, und es stellte sich ein Gewichtsverlust ein. Durch Manganzufuhr konnten diese Erscheinungen bald behoben werden.

Bei einem Diabetiker konnte der blutzuckersenkende Effekt von Mangan bereits 1962 demonstriert werden. Neuere Forschungen brachten an den Tag, daß unbehandelte Diabetiker erniedrigte Mangankonzentrationen im Blut und Gewebe hatten.

Pflanzen reagieren auf einen Mangel ebenfalls sehr empfindlich. Mit Mangan unterversorgte Pflanzen wiesen ein vermindertes Wachstum und Blattveränderungen auf. Auch Bohnen, Erbsen und Sojabohnen reagierten sehr empfindlich auf einen Manganmangel. In den Keimblättern der Samen treten braune oder schwarze Flecken auf.

Bei Getreidepflanzen, z. B. Hafer, breitet sich die sogenannte Dörrfleckenkrankheit aus. Bei dieser Krankheit vertrocknen letzten Endes die Blätter, Rispenbildung und Kornansatz sind sehr schwach. In extremen Fällen können die Pflanzen total vertrocknen. Durch Düngung mit Mangansulfat läßt sich diese Mangelkrankheit beheben.

▬ *Niedriger Manganspiegel bei Epileptikern*

Ein kanadisches Forscherteam entdeckte bei einem Epileptiker einen ungewöhnlich niedrigen Manganspiegel. Die Forscher vom Saint Mary's Hospital in Montreal kamen bei einem 12jährigen Jungen zufällig diesem Mangel auf die Spur. Die üblichen Tests ergaben nicht die geringsten Anhaltspunkte für die Ursache dieser Erkrankung. Erst die Spurenelementanalyse ergab, daß der Manganspiegel nicht einmal die Hälfte des Normalwertes erreichte. Auch bei der Mutter wurde ein geringer Mangangehalt im Blutserum gefunden.

Aufgrund dieses interessanten Ergebnisses wurden Untersuchungen bei anderen Epileptikern durchgeführt. Ein niedriger Manganspiegel wurde vor allem bei epilepsiekranken Kindern, vereinzelt auch bei erwachsenen Personen, ermittelt. Die neueste Untersuchung stammt von PROF. DR. DECKER, München. Er bestimmte den Mangangehalt des Blutes von 38 Anfallskranken und 80 Gesunden. Anfallskranke Männer hatten einen mittleren Serum-Mangan-Spiegel von 4,6 ng/ml, anfallskranke Frauen von 3,7 ng/ml, Männer aus der Kontrollgruppe von 5,7 ng/ml und gesunde Frauen von 4,9 ng/ml. Auch diese Studie legt den Schluß nahe, daß ein verminderter Manganspiegel die Ursache von epileptischen Krampfanfällen sein könnte.

Die Forscher prüfen, ob durch entsprechende Manganzufuhr ein Manganmangel ausgeglichen und wirksame therapeutische Effekte erzielt werden können.

Schadet zuviel Mangan?

Im Gegensatz zu anderen Spurenelementen gilt Mangan als relativ ungiftig. Unter bestimmten Voraussetzungen können jedoch **Vergiftungserscheinungen** bei Mensch, Tier und Pflanze auftreten.

Tiere zeigten bei einem Zuviel des Spurenelements in der Nahrung Wachstumsstörungen, Knochenverkalkungsstörungen, Eisenverwertungsstörungen und eine Vermehrung des Kupfergehaltes im Blutserum und im Gehirn. Bei *Pflanzen* wurden Blattveränderungen, braune Flecken auf Stengel und Stielen und eine Wachstumsreduzierung gesehen.

Beim *Menschen* zeigen sich Vergiftungserscheinungen nur dann, wenn größere Mengen mit Mangan kontaminiertes Brunnenwasser (dieses enthielt z. B. 20 bis 30 mg pro Liter!) oder manganhaltige Stäube oder Dämpfe eingeatmet wurden. Betroffene sind insbesondere Menschen, die Erze abbauen oder diese zerkleinern (Braunsteinmühlen!). Bei einer Mangankonzentration von 0,4 bis 16,3 mg Mangan im Kubikmeter Luft am Arbeitsplatz traten gehäuft Bronchitis, Lungenentzündung, Bronchialasthma und allergische Nasenschleimhautentzündung auf.

Die **chronische Manganvergiftung** ist wie folgt gekennzeichnet: Muskelstarre, Gangunsicherheit, zittrige, kleine Handschrift, Sprachstörung, dauernde Müdigkeit, Schlafsucht, gelegentlich Zwangslachen, Zwangsweinen, hohes Fieber, Schweißausbrüche, Impotenz. Störungen des Kurzzeitgedächtnisses und der Konzentrationsfähigkeit sind Anfangser-

scheinungen. Die Vergiftung kann nach PROF. DR. SEEGER auch mit Wahn-
ideen, emotionaler Instabilität, Zwangshandlungen und Depressionen beginnen, wie dies bei Arbeitern aus Chile und Mexiko beobachtet wurde.

Molybdän entgiftet und schützt die Nieren

Zuerst wurde Molybdän als lebensnotwendiger Faktor für Pflanzen
erkannt. Erst später konnte der Beweis für die Unentbehrlichkeit für Tiere
erbracht werden. Für den Menschen scheint das Molybdän ebenfalls wichtig
zu sein, denn durch dieses Element werden einige wichtige Enzyme aktiviert. Nennen möchte ich die *Xanthinoxidase*, ein Enzym, das die *Harnsäu-
rebildung* (Harnsäure ist ein Stoffwechselendprodukt, das über die Niere
ausgeschieden wird) in Gang bringt. Möglicherweise würde die Niere ohne
diese Entgiftungsreaktion zerstört.

Innereien und Getreide sind reich an Molybdän

Molybdänreiche Nahrungsmittel sind Leber, Niere, Milchprodukte, Getreide, Hülsenfrüchte, Weizenkeime und Bierhefe. Bei der Verarbeitung von Nahrungsmitteln gehen beträchtliche Dosen Molybdän verloren.
So wird z. B. der Gehalt an Molybdän bei der Herstellung von Mehl um 40%
reduziert.

Der Gehalt in den einzelnen Nahrungsmitteln und auch im Trinkwasser kann je nach Bodenbeschaffenheit stark differieren.

Täglich nehmen wir zwischen 70 und 100 Mikrogramm Molybdän
auf. Der tägliche Bedarf ist nicht bekannt, dürfte jedoch in der vorher
genannten Größenordnung liegen. Kupfer- und Schwefelverbindungen reduzieren übrigens die Molybdänaufnahme.

Die Folgen eines Mangels bei Mensch und Tier

Molybdänmangel äußert sich bei Hühnern in einer Störung des
Wachstums, einem schlechten Allgemeinbefinden und einer frühen Sterblichkeit. Mangel-Ratten zeigten einen Anstieg des Harnsäurespiegels im
Blutserum. Die Gicht wird deshalb mit einem Molybdänmangel in Verbindung gebracht.

Tab. 27 Molybdängehalt in Nahrungsmitteln (Mikrogramm/100 g)

Pflanzliche Nahrungsmittel		Tierische Nahrungsmittel	
Hülsenfrüchte	30–190	Innereinen	20 −100
Weizenkeime	67–134	Hühnerei	21 −84
Bierhefe	85–133	Huhn	15 −60
Gemüse	4– 90	Fleisch	7 −45
Getreide	17– 78	Fische	3 −10
Kartoffeln	3– 60	Käse	3,5–5
Mais	19– 58	Vollmilch	1 −4
Nudeln	46– 50		
Reis (Vollkorn)	47		
Weizenvollkornbrot	30		
Erdnüsse, Kokosnüsse	25		
Obst, Beeren	0,15–9		
Pilze	1,5 −7,5		

Molybdän scheint für die Fluorspeicherung mitverantwortlich zu sein. Ein Mangel begünstigt das Auftreten der *Karies*. In Gegenden mit wenig Fluor, aber mit viel Molybdän im Boden tritt die Karies weniger auf.

ABUMRAD berichtete über Mangelerscheinungen bei »künstlich« ernährten Menschen. Die Patienten litten unter einer Unverträglichkeit bei Gabe der schwefelhaltigen Aminosäuren Methionin und Cystein. Im Urin entdeckte der Mediziner einen erhöhten Thiosulfat- und Sulfitgehalt und eine Erniedrigung des Sulfat- und Harnsäuregehaltes. Ammoniummolybdatzufuhr brachte die Störung zum Verschwinden. Die Gabe von eiweißhaltiger Lösung konnte dann ohne Zwischenfälle fortgesetzt werden.

BOGDEN berichtet über folgende Mangelerscheinungen bei einem Crohn-Patienten (diese Patienten leiden unter einer chronischen Darmentzündung): Unverträglichkeit gegenüber Aminosäuren, Herzjagen, gesteigerte Atemfrequenz, Nachtblindheit, Erregbarkeit und Gesichtsfeldausfall. Eine Besserung wurde durch Zufuhr von Ammoniummolybdat erreicht.

——— *Gäbe es ohne Molybdän kein pflanzliches Eiweiß?*

Mangelerscheinungen bei Tomaten und Hafer äußern sich wie folgt: Sprenklung der Blätter, Einrollen der Blattränder. Die Blätter fallen ab und es bilden sich keine Früchte und Samen. Bei Kohlpflanzen welken die

Blattspreiten, so daß nur noch die Mittelrippe übrigbleibt. Es ist erwiesen, daß die Pflanzen Molybdän zur Stickstoffbindung benötigen. Stickstoff brauchen die Pflanzen zum Eiweißaufbau. Ohne Molybdän wäre kein pflanzliches Eiweiß herstellbar.

Ist Molybdän auch schädlich?

Molybdänhaltiger Staub, den Metallarbeiter jahrelang einatmeten, führte zu *Staublungenerkrankung*. Bewohner von Armenien, die viel Molybdän mit der Nahrung zuführten, entwickelten eine *Gicht*. Die Betroffenen klagten über Schmerzen im Knie-, Fuß- und Handgelenk, außerdem zeigten sich Gelenkschwellungen und Gelenkdeformationen.

Die bisher geschilderten Vergiftungsfälle sind recht dürftig. Dagegen liegt ein reiches Erfahrungsgut bei Tieren vor. Bei Ratten stellte man bei höheren Molybdändosen eine Wachstumsverzögerung und Durchfälle fest. In England, Neuseeland, Armenien, Kalifornien und im Engadin (Schweiz) sind die Böden reich an Molybdän. Als Folge treten bei dem dort gehaltenen Vieh mitunter Durchfälle, Haarausfall, Wachstumsverzögerungen und Sterilität auf.

Forscher entdeckten eine interessante Beziehung von Molybdän zum Kupfer. Die Leber und andere Organe der Tiere waren nämlich kupferarm, wenn sie längere Zeit zuviel Molybdän aufnahmen. Durch Zulagen von Kupfer konnte tatsächlich die Giftwirkung des Molybdäns gesenkt werden.

Nickel – ein weiteres wichtiges Spurenelement?

Ob Nickel ein lebenswichtiges Spurenelement für den Menschen ist, muß noch exakt bewiesen werden. Man vermutet dies, da unter Nickelmangel die Eisenverwertung beeinträchtigt ist und verschiedene Enzyme des Traubenzuckerabbaus und Aminosäurestoffwechsels weniger aktiv sind. Es könnte auch eine Rolle bei der Stabilisierung der Nukleinsäuren spielen. Nukleinsäuren kommen in jeder lebenden Zelle vor und sind Träger der Erbanlagen und Schlüsselsubstanzen der Eiweißbiosynthese. Nickel beeinflußt möglicherweise auch den Hormon- und Fettstoffwechsel.

Tab. 28   Nickelgehalt in Nahrungsmitteln (Mikrogramm/100 g)

Pflanzliche Nahrungsmittel		Tierische Nahrungsmittel	
Kakaopulver	980–1230	Austern	150
Schokolade	120– 460	Hummer	66
Tee	280– 450	Fische	2 –48
Bierhefe	450	Käse	15 –34
Hülsenfrüchte	17–310	· Fleisch	6 –28
Instantkakaogetränk	290	Huhn	14 –24
Kaffee	58–260	Hühnerei	3 – 8
Nüsse	80–160	Vollmilch	0,4–6
Getreide	10–100		
Obst	8– 60		
Gemüse	1– 30		
Roggenvollkornbrot	20– 30		
Kartoffeln	5– 30		
Pilze	5– 10		

Vorkommen und Bedarf von Nickel

Der Nickelbestand des Menschen beträgt etwa 10 mg. Das Element ist in allen Organen vertreten. Nickelreiche Nahrungsmittel sind Sojabohnen, Kakao, Bierhefe, Getreide und Gemüse. Der Nickelbedarf für den Menschen ist nicht bekannt. Es liegen nur Hochrechnungen aus Tierversuchen vor. Diese Menge wird auf jeden Fall durch die tägliche Nickelaufnahme, die zwischen 100 und 900 mcg schwanken kann, übertroffen, so daß wir eine Unterversorgung nicht zu fürchten brauchen.

Nickelallergie: oft ist Modeschmuck schuld

Manche junge Frau mit Vorliebe für Modeschmuck oder Jeanshosen (wenn der Jeansknopf mit der Haut in Berührung kommt!) reagieren überempfindlich auf diese nickelhaltigen Materialien. Aber auch Friseure und medizinisches Personal, die mit nickelhaltigen Lösungen und Chemikalien hantieren, sind allergiegefährdet. Die Allergie äußert sich in Form eines Ekzems am Unterarm, Nabel und Oberschenkel.

Nickelallergiker dürfen nickelhaltige Gebrauchsgegenstände nicht verwenden. Nickelhaltig sind beispielsweise Stahlgeschirr aus Chrom-Nikkel-Stahl (Chromargan), Neusilber und Konservendosen. Alternativen sind Geschirre aus Glas, Holz, Plastik und unglasiertem Ton (Römertopf).

Hinweis: Auch Zigaretten beinhalten Nickel (2 bis 5,4 mg/kg). 20% des Nickels finden wir im Rauch wieder!

Ist Nickel krebserregend?

Der National Research Council der USA warnte schon vor etlichen Jahren vor Nickel als möglichen Krebserreger, da dieses Metall in immer größeren Mengen in unserer Atemluft enthalten ist. Nickel und nickelhaltiges Material wird immer mehr verarbeitet, und es kommt zu beachtlichen Konzentrationen in Boden, Wasser und Luft. Wie die Institution berichtet, kommt als Hauptquelle für Nickel in der Luft die Verbrennung von fossilem Heizmaterial (Kohle, Heizöl) in Betracht. Das Nickelcarbonyl im Tabakrauch wird verdächtigt, krebsauslösend zu wirken.

Jahrelanger Kontakt mit nickelhaltigen Stoffen im Bergbau, Hüttenwesen, bei Schleif- und Poliermaterial-, Emaille-Herstellung, Fett- und Ölhärtung kann zu Nickelkrebs an Haut und Schleimhaut führen.

Selen – ein bedeutender Zellschutzfaktor

Selen, das erst in den letzten Jahren vermehrt in den Blickpunkt des medizinischen Interesses rückte, entpuppte sich als ein Spurenelement, das in sehr geringen Mengen im Organismus wirksam und in höheren Dosen giftig ist.

Seit neuestem gibt es tatsächlich Anhaltspunkte, daß eine selenarme Nahrung Krankheitserscheinungen auslösen kann. So beobachteten Mediziner in selenarmen Gegenden eine höhere Krebssterblichkeit, eine vermehrte Infarkthäufigkeit, eine erhöhte Anfälligkeit gegen bestimmte Virusinfektionen und vermehrt Hautkrankheiten und Gelenkerkrankungen.

Bevor wir uns mit diesen hochinteressanten Fakten näher befassen, kurz einige Bemerkungen über das Vorkommen und die Bedeutung des Selens für unseren Organismus.

═ Viel Selen in Niere und Blutplättchen

Der Selenbestand des Menschen beträgt 10 bis 15 Milligramm. Die größten Selenkonzentrationen sind in der Niere (besonders Nierenrinde), im Drüsengewebe (Bauchspeicheldrüse, Hypophysenvorderlappen) und in der Leber. Muskulatur, Knochen, Blut und Fettgewebe sind selenarm. Die *Blutplättchen* (Thrombozyten) enthalten im Durchschnitt 0,8 Mikrogramm (1 Mikrogramm = 1 Millionstel Gramm) Selen je Gramm und gehören zu den selenreichsten Körperbestandteilen.

Selen ist im Organismus an Aminosäuren, welche wichtige Eiweißbausteine darstellen, gebunden (Selenomethionin, Selenocystin). Es ist Bestandteil des Enzyms Glutathionperoxidase.

═ Pflanzen reichern Selen an

Der Selengehalt in Pflanzen hängt vom Selengehalt der Böden ab. Die auf selenarmen Böden gewachsenen Pflanzen können zehnmal weniger Selen aufweisen als die auf selenreichen Böden gewachsenen. Bei Getreide wurden sogar Unterschiede bis zum 20fachen gefunden.

Ob eine Pflanze viel oder wenig Selen aufnimmt, hängt im entscheidenden Maße von der Art der Düngung ab. Eine übermäßige Düngung mit schwefelhaltigen Stoffen, wie Ammoniumsulfat, reduziert die Selenaufnahme, da die Pflanze dann vermehrt Schwefel aufnimmt. Das Spurenelement Selen wird also durch Schwefel verdrängt. Selenarme Böden gibt es übrigens in Deutschland, Belgien, Schweden, Finnland und Neuseeland. Kanadische Böden und einige Böden in China sind wesentlich besser versorgt.

Das in pflanzlichen Produkten und Hefen gebundene Selen wird vom Organismus besser verwertet als das in Fleisch- und Fischprodukten vorkommende. Das im Getreide vorliegende Selenomethionin wird bis zu 95% resorbiert (Selenite haben dagegen nur eine Resorptionsquote von 44 bis 76%). Selenreich sind insbesondere Vollkornprodukte, Getreide, Weizenkeime, Nüsse, Sesamsamen, Bierhefe, Austern, Weizenkleie, Fleisch und Fisch, Sojabohnen.

Tab. 29　Selengehalt in Nahrungsmitteln (Mikrogramm/100 g)

Pflanzliche Nahrungsmittel		Tierische Nahrungsmittel	
Weizenkleie	60–130	Schweineniere	200–400
Getreide	Spuren –130	Rinderniere	100–190
Weizenkeime	110	Fische	20–140
Sojabohnen	60	Hummer	130
Hülsenfrüchte	11– 45	Austern	60
Nüsse	Spuren – 40	Hühnerleber	60
Reis (unpol.)	40	Schweineleber	60
Roggenbrot	10– 20	Rinderherz	45
Kartoffeln	4– 20	Garnele	40
Gemüse	Spuren – 18	Kalbsleber	40
Speisepilze	7– 12	Rinderleber	35
Haferflocken	8– 10	Fleisch	10– 35
Obst, Beeren	1– 4	Hühnerei	10– 20
		Huhn	14
		Käse	2– 11
		Vollmilch	9
		Speisequark	5

—— *Die Wirkungen von Selen – Zellschutz und Entgiftung*

Das erwähnte selenhaltige Enzym Glutathionperoxidase ist befähigt, die beim Fettsäurestoffwechsel anfallenden Hydroperoxide bzw. das Wasserstoffperoxid abzubauen. Dies ist notwendig, da sonst freie Radikale, das sind äußerst reaktionsfähige Substanzen, entstehen. Diese Radikale wirken auf alle Zellbestandteile und Gewebe zerstörend.

Weitere Schutzsubstanzen sind neben dem selenabhängigen Enzym das Vitamin E, Katalase und andere als Antioxidanzien wirkende Verbindungen.

Auch die toxischen Spurenelemente Quecksilber, Kadmium, Blei, Arsen und radioaktive Stoffe führen in der Zelle zu einer Radikalfreisetzung. Selen ist befähigt, die Wirkung giftiger Spurenelemente und krebsauslösender Stoffe herabzusetzen.

Dr. Levine, Allergy Research Group, California, berichtet, daß Selen Chemikalienallergien entgegenwirkt.

Wirkung auf das Immunsystem

Nach SHEFFY und SCHULTZ haben Vitamin E und Selen auf das Immunsystem einen stimulierenden Effekt. Unter Selenmangel beobachtete man nämlich eine geringere Vermehrung der Lymphozyten (besondere weiße Blutkörperchen, die maßgeblich an der körpereigenen Abwehr beteiligt sind) und eine eingeschränkte Antikörpersynthese. Die Folge ist ein Absinken der viralen Abwehr. Erhöhte Selenzufuhr bewirkte eine Verkürzung der Abstoßungszeit von Hauttransplantaten. Dies deutet auf eine Aktivierung von Immunfunktionen hin.

AIDS-Patienten wiesen erniedrigte Selenkonzentrationen im Vollblut, Plasma und in den roten Blutkörperchen auf. Auch zeigte sich bei AIDS eine reduzierte Glutathionperoxidase-Aktivität. Diese Ergebnisse stammen von DWORKIN und Mitarbeitern aus den USA. Ein Selenmangel kann also die Immunschwächekrankheit negativ beeinflussen. Neben der weiteren Abschwächung der körpereigenen Abwehr zeigen sich bei AIDS-Kranken vermehrt Infektionen und Tumore.

Selen und Augenkrankheiten

Selen scheint auch zur Erhaltung der Sehfähigkeit notwendig zu sein. Russische Wissenschaftler ermittelten nach Selenzufuhr eine Erhöhung der Lichtempfindlichkeit der Netzhaut. Zum Schutz von freien Radikalen ist die Augenlinse besonders selenreich. Eine *Linsentrübung* wurde deshalb mit einem Selenmangel in Verbindung gebracht. Menschen mit Linsentrübung wiesen nur ein Sechstel der Selenkonzentration in der Augenlinse auf.

Selen und Hautkrankheiten

Ein Mangel an Selen erzeugt eine vermehrte Bildung von Lipofuszinen (eiweiß- und cholesterinhaltige bräunliche Pigmente), die sich vor allem in Epithelzellen der Haut anreichern. Inwieweit die »Alterspigmentierung« mit Selen behandelt werden kann, ist noch nicht geklärt.

Entzündliche Hautreaktionen, die durch UV-Licht ausgelöst wurden, können durch Selengaben verringert werden.

Selen und Rheuma

Die Kaschin-Becksche Erkrankung (»big joint disease«), eine Gelenkerkrankung, tritt in selenarmen Gebieten Chinas und Ostsibiriens besonders häufig auf. Die Kranken litten unter schmerzhaften Hand- und Kniegelenkschwellungen, welche in vielen Fällen zur Invalidität führte. Selenzufuhr bewirkte eine teilweise Rückbildung der Gelenkveränderungen. Auch konnte die Häufigkeit der Krankheit durch Vorbeugemaßnahmen von 42 auf 4% gesenkt werden.

Norwegische Mediziner fanden bei Patienten mit niedrigen Blut-Selenwerten häufig Erkrankungen des rheumatischen Formenkreises. Eine Selenzufuhr brachte nicht bei allen Patienten eine Besserung. Offenbar spielt das Stadium der Erkrankung und die Dosierung eine wichtige Rolle. *Die »British Arthritis Association« empfiehlt bei rheumatischen Erkrankungen eine Zufuhr von Selen und der Vitamine A, E und C.*

Herzschäden durch Mangel an Selen?

Selenmangelerscheinungen waren früher nur bei Tieren bekannt. Die hauptsächlichsten gesundheitlichen Störungen waren Muskelschwund (Lamm) und Leberschäden (Ratte).

Heute wissen wir, daß besonders bei künstlicher Ernährung und in Selenmangelgebieten auch beim Menschen Störungen auftreten. Ein extremer Selenmangel führt zu Leber-, Muskel- und Herzfunktionsstörungen.

In der Sowjetunion beobachteten Mediziner bei Menschen, die in selenarmen Gebieten wohnten, eine *Kardiomyopathie.* Diese Herzmuskelerkrankung äußert sich in Herzschwäche, Rhythmusstörungen, elektrokardiographische Veränderungen und Herzinfarkt. Wie Untersuchungen ergaben, hatten die Herzkranken nur etwa 20 mcg Selen im Liter Blut, während Gesunde in selenreichen Gebieten im Mittel 95 mcg/l aufwiesen.

Bei einer Aufnahme von weniger als 20 mcg Selen pro Tag muß mit dem Auftreten einer Kardiomyopathie gerechnet werden. In der Bundesrepublik liegt die tägliche Aufnahme bei 59 mcg, so daß mit Herzmuskelerkrankungen infolge Selenmangel nicht gerechnet werden muß. Bei Tieren kann der Fall ganz anders liegen. Erhalten nämlich Tiere weniger als 40 mcg Selen pro Kilogramm Futter, dann kann sich eine Kardiomyopathie ausbilden. Diese führt zu Myokardfibrose (krankhafte Bindegewebsveränderung des Herzens) und »Porzellan-Herzen«.

Finnische Untersuchungen an 10 000 Patienten ergaben, daß bei steigendem Selenspiegel das Sterberisiko an der Koronaren Herzkrankheit abnimmt.

Wie epidemiologische Untersuchungen in selenarmen und selenreichen Gebieten in den USA ergaben, scheinen Zusammenhänge zwischen Bluthochdruck und verschiedenen Herzkrankheiten mit dem Spurenelement Selen zu bestehen. SHAMBERGER von der Cleveland-Klinik gab auf dem 60. Jahrestreffen der »American Societies for Exp. Biology« in Anaheim (Kalifornien) bekannt, daß in selenarmen Bezirken eine bis zu 300%ige Steigerung der Herzinfarkte festgestellt wurde. In selenreichen Gegenden starben 67% weniger Menschen an den Folgekrankheiten des Bluthochdrucks.

MOORE stellte bei 91 Patienten einen Zusammenhang zwischen Blutplasma-Selenkonzentration und arteriosklerotischen Beschwerden fest. Andere Mediziner konnten durch Selenzufuhr den Mikroblutkreislauf des infarktgeschädigten Gewebes verbessern.

Warum Selenmangel so tiefgreifende Veränderungen am Herzen auslöst, wird wie folgt erklärt: Selen hat erstens einen direkten Einfluß auf den Herzmuskel (kürzlich wurde ein Seleneiweißstoff im Herzmuskel entdeckt) und zweitens führt Selenmangel zu einer gesteigerten Blutplättchenzusammenballung und damit zu erhöhter Gerinnungsbereitschaft (Thrombosegefahr!).

Selen und Krebs

Bei den Asiatinnen ist die Brustkrebshäufigkeit bedeutend geringer als bei Frauen der westlichen Welt. Frau DR. WILSON, Ernährungswissenschaftlerin der University of California in San Francisco, führt diese Tendenz u. a. auf die Selenzufuhr zurück. Untersuchungen bestätigen diese Vermutung, da die fisch- und getreidereichen Nahrungsmittel der Asiaten etwa 2 bis 4mal mehr Selen enthalten als die übliche amerikanische Kost. Vermutlich bewirkt Selen zusammen mit den hochungesättigten Fettsäuren und anderen Faktoren diese niedrige Rate an Brustkrebs.

Japanische Untersuchungen brachten folgende Erkenntnisse: Brustkrebspatientinnen hatten tatsächlich niedrigere Blut-Selenwerte als Gesunde. In Gebieten, wo die traditionelle japanische Kost durch eine westliche ersetzt wird, steigt das Brustkrebsrisiko auf das vier- bis fünffache an. Auch Untersuchungen in den USA und in Finnland brachten das Ergebnis, daß Patienten mit niedrigen Plasma-Selenwerten stärker krebsgefährdet sind. Im Bundesstaat North Carolina ergab eine Untersuchung an 240 Hautkrebspatienten folgendes: Patienten mit niedrigen Plasma-Selenwerten hatten ein vier- bis sechsfach erhöhtes Hautkrebsrisiko.

Eine jüngere Studie stammt aus China. In 24 Regionen lag die Krebssterblichkeit bei Menschen mit niedrigen Blut-Selenwerten (um 0,06 Mikrogramm je Kubikzentimeter Blut) sechsmal höher als bei solchen mit Blut-Selenwerten um 0,2 Mikrogramm.

Fazit: In 49 von 55 Studien seit 1949 wird der protektive Effekt von Selen belegt. Ob diese ermutigenden Ergebnisse (die meisten Versuche wurden mit Tieren durchgeführt) auf den Menschen übertragen werden können, ist noch ungewiß. Entsprechende Untersuchungen beim Menschen ergaben unterschiedliche Ergebnisse. Es ließ sich nicht immer eindeutig ein Zusammenhang zwischen Selenkonzentrationen im Serum und das Auftreten bösartiger Krebsgeschwülste ermitteln. Offenbar spielen noch andere Faktoren eine Rolle. Niedrige Selenspiegel könnten auch die Folge der Krebserkrankung sein, auch ist noch nicht geklärt, welchen Einfluß Alter, Geschlecht, Rasse, Begleiterkrankungen und Lebensgewohnheiten (Rauchen, Alkoholkonsum) auf die Selenspiegel im Serum ausübt. Es ist auch unwahrscheinlich, daß alle bösartigen Tumoren im gleichen Maße durch Selen beeinflußt werden. Kritische Mediziner fordern deshalb umfangreiche epidemiologische Studien an mindestens 50 000 Menschen, um aussagekräftige Resultate zu erhalten.

Die Selenaufnahme ist ungenügend

Die Selenaufnahme ist in den verschiedenen Ländern sehr unterschiedlich. In Kanada, Japan, USA und in einigen Gegenden Chinas ist sie mit 60 bis über 4000 Mikrogramm pro Tag wesentlich höher als in Neuseeland, Finnland, Belgien, Schweden, der Bundesrepublik Deutschland (alle zwischen 25 und 60 Mikrogramm pro Tag) und in Selenmangelgebieten Chinas (11 Mikrogramm pro Tag).

Über den Tagesbedarf gehen die Meinungen stark auseinander. Jugendliche und Erwachsene sollen zwischen 50 und 200 Mikrogramm Selen pro Tag zuführen. Diese Empfehlung sprach die amerikanische Ernährungsgesellschaft 1980 aus.

Tab. 30 Täglicher Selenbedarf (in mcg; empfohlen von der amerikanischen Gesellschaft für Ernährung)

Säuglinge 0–6 Monate	10– 40
Säuglinge 6–12 Monate	20– 60
Kinder 1–3 Jahre	20– 80
Kinder 4–6 Jahre	30–120
Kinder 7–11 Jahre und Jugendliche	50–200
Erwachsene	50–200

Der Bedarf hängt von vielen Faktoren ab. Erstens vom »body-pool« (Selenbestand des Körpers), zweitens von der Selenverbindung, drittens von der Nahrungszusammensetzung (bestimmte Nahrungsmittel erhöhen, wiederum andere vermindern die Resorption) und viertens spielen Wechselwirkungen mit anderen Spurenelementen eine Rolle.

Die Selenzufuhr ist mangelhaft bei folgenden Risikogruppen: diätetisch behandelte Personen, die an Ahornsirup-Krankheit, Phenylketonurie und Kwashiorkor leiden, künstlich ernährte Krankenhauspatienten, Alkoholiker, frühgeborene, nicht gestillte Kinder. *Die aus Kuhmilch bereitete Säuglingsnahrung erreicht übrigens nur ein Drittel des Selengehaltes der Frauenmilch.* Auch die in der Säuglingsernährung oft verwendeten Obstprodukte enthalten nur wenig Selen. Hier zeigt sich wiederum, wie eminent wichtig das Stillen ist.

Risikogruppen sind ferner Personen, die unter chronischen Verdauungsstörungen und Infektionen des Magen-Darm-Traktes leiden. Gerade ältere Menschen mit einer zu geringen Magensäureproduktion haben eine erhöhte Anfälligkeit für Magen- und Darminfekte.

=== **Selen in der Therapie**

Selensulfid-Präparate haben sich zur Behandlung von Schmerfluß bewährt. Einige Selenverbindungen wurden oder werden auf ihren Nutzen für die Krebsvorbeugung und Krebstherapie, bei Herzkrankheiten und bei rheumatischen Erkrankungen untersucht. So ermittelten finnische Mediziner eine günstige Wirkung von Vitamin E und Selen bei Herzkrankheiten. NIEPER empfiehlt eine kombinierte Magnesium- und Selenzufuhr bei Herzkrankheiten.

In einer Doppelblind-Langzeitstudie wurde *Natriumselenit* im Rahmen einer ganzheitsmedizinischen Behandlung *Krebspatienten* verabreicht. Die mit Selen therapierten Patienten hatten ein wesentlich gemildertes »Krankheitsgefühl«, gleichzeitig wurde das »Lebensgefühl« gesteigert, auch fühlten sich die Patienten leistungsfähiger.

Unter Selenmedikation normalisierte sich das Blutbild (Thrombozyten, Lymphozyten) und der Leberstoffwechsel, außerdem besserte sich die Verdauungssituation. Die dem Selen zugeschriebene Leberschutzwirkung konnte in diesem Versuch bestätigt werden. Versuchsleiter DR. HEMGESBERG: »Die Immunitätslage, speziell die körpereigene Abwehr, wurde durch Natriumselenit positiv beeinflußt. In zahlreichen Fällen kam es zu einer signifikanten Rückbildung der sogenannten Entzündungsparameter.«

In der **Homöopathie** wird *amorphes Selen* in Form von Verreibungen und flüssigen Zubereitungen (D6–D10 und Hochpotenzen) bei Neurasthenie, reizbarer Schwäche, Samenergüssen, Impotenz, Vorsteherdrüsenentzündung, Sängerheiserkeit, Migräne, Neuralgien, Akne vulgaris und Schlaflosigkeit verordnet.

Schadet zuviel Selen?

Wie schon eingangs erwähnt, können Selenverbindungen in bestimmten Konzentrationen giftig wirken. So entstand bei ständiger Zufuhr von selenreichen Affennüssen (die wohlschmeckenden ölhaltigen Samen werden bevorzugt in Südamerika verzehrt) eine Schädigung der Haarfollikelzellen, was zum Haarausfall führte. In Oregon und Süddakota wurden Vergiftungen bei Tier und Mensch durch den Verzehr von Getreide, das auf stark selenreichen Böden wuchs, beobachtet.

Aufsehen erregte 1984 ein Vergiftungsfall in den USA. Bei einer 57jährigen, die täglich eine Selentablette einnahm, zeigten sich schon nach kurzer Zeit Anfälle von Übelkeit und Erbrechen und übler Mundgeruch. Innerhalb von 2 Monaten verlor sie ihr Kopfhaar und die Fingernägel. Eine analytische Untersuchung ergab, daß die Tabletten anstelle der deklarierten Dosis von 150 Mikrogramm irrtümlich die 180fache Menge (27 Milligramm!) Natriumselenit enthielt. Obwohl die Frau 77 Tabletten eingenommen hatte, blieben stärkere Schädigungen aus. Dies hat sie wahrscheinlich den Vitamin-C-Tabletten (1000 Milligramm) zu verdanken, die sie zusätzlich täglich einnahm. Vitamin C wirkt entgiftend (Reduktion von Selenit zu unlöslichem Selen).

Wie Dr. Schrauzer berichtet, treten die ersten Anzeichen einer chronischen Selenvergiftung erst nach mehrmonatiger täglicher Einnahme von 2400 bis 3000 Mikrogramm Selen in Form selenhaltiger Nahrungsmittel auf. In selenreichen Gegenden zeigten sich neben den erwähnten Symptomen wie Haarausfall, Nagelverlust, Mattigkeit, Mundgeruch noch eine erhöhte Gelbfärbung der Haut infolge vermehrter Bilirubinausscheidung und Depressionen. Bei Menschen, die mehrere Monate selenreichen Mais (5000 Mikrogramm Selen pro Tag) verzehrten, kam es zu Störungen des Zentralnervensystems und zu Todesfällen.

Wie erreichen wir eine optimale Selenversorgung?

Wir können eine ganze Menge tun, um den täglichen Selenbedarf sicherzustellen.

1. Wir sollten für eine saubere Umwelt sorgen: Die »abgasschwangere« Luft enthält eine gehörige Portion Schwefelverbindungen. Diese kommen in Form des »sauren Regens« auf unsere Böden; die Pflanzen nehmen verstärkt Schwefel anstelle von Selen auf. Ferner führen Schwermetalle Selen in inaktive Komplexe über. Die Folge: Die Pflanzen sind selenarm.

2. Keine einseitige Düngung mit Ammoniumsulfat und anderen schwefelhaltigen Düngemitteln. Eine biologische Düngung ist vorzuziehen.

3. Die Aufnahme von Vollwertkost auf Getreidebasis sichert in der Regel den Selenbedarf. Brauner Reis enthält beispielsweise 15mal mehr Selen als polierter und Vollkornmehl 50% mehr als Weißmehl.

Sinnvoll ist auch eine Anreicherung der täglichen Kost durch Vitamin E-reiche und selenreiche wohlschmeckende, natürliche Produkte, wie Weizenkeime, Weizenkleie, Bierhefe und Weizenkeimvollextrakte.

Silizium – wichtig für das Bindegewebe

Silizium ist nach Sauerstoff das zweithäufigste Element auf der Erde und das wichtigste des Mineralreiches. In Verbindung mit Sauerstoff (Siliziumdioxid, SiO_2) kommt es in den vielfältigsten Formen in der Natur vor. Wir alle kennen die schönen **Mineralien**, die die Natur geschaffen hat. Erwähnt seien Quarzkristalle, Opal, Bergkristall, Amethyst, Turmalin, Jaspis, Onyx, Karneol und Achat. Weitere bekannte Siliziummineralien sind Olivin, Hornblende, Asbest, Talk und Meerschaum. Auch die Kieselerde setzt sich zu 98% aus Siliziumdioxid zusammen.

Die **Kieselerde** (Diatomeenerde, Terra silicea) besteht im wesentlichen aus den Panzern von Kieselalgen. Man kennt heute weit über 4000 Diatomeenarten. Diese findet man besonders im Meer- und Süßwasser, ferner im Ackerboden. Die zarten Plasmakörper der Kieselalgen sind in kästchenförmigen Kieselschalen untergebracht. Sie sind von unterschiedlicher Form und mit fast unvorstellbaren feinen Rillen, Rippen, Pünktchen verziert. Ihr feiner Schalenaufbau konnte erst durch das Elektronenmikroskop sichtbar gemacht werden. Die Kieselalgen sind so winzig, daß in einem Kubikzentimeter bis zu einer Milliarde Diatomeenpanzer Platz haben.

Sobald die Algen absterben, sinken die unverweslichen Siliziumdioxidgerüste zu Boden und bilden im Laufe der Zeit dicke Ablagerungen. So entstanden die *Kieselgurlager*, die man vor allem in der Lüneburger Heide, im Habichtswald bei Kassel, am Vogelsberg bei Gießen und im Untergrund von Berlin findet.

Kieselsäuren sind Verbindungen aus Siliziumdioxid und Wasser nach der allgemeinen Formel $SiO_2 \times nH_2O$ (Orthokieselsäure $= H_4SiO_2$). Schließen sich mehrere Moleküle Orthokieselsäure unter Wasserabspaltung zusammen, entsteht über eine Zwischenstufe die Metakieselsäure (H_2SiO_3)n. Die Salze der Kieselsäure sind die **Silikate**. Gut bekannt dürfte das Natriumsilikat, auch *Wasserglas* genannt, sein, das als Eierkonservierungsmittel Bedeutung erlangte. Das Wasserglas verstopft die Poren der Eierschale, so daß keine Luft eindringen und Reaktionen auslösen kann.

=== Vorkommen und Bedarf von Silizium

Pflanzliche Nahrungsmittel und Mineralwässer sind unsere Hauptquellen für Silizium. So kann beispielsweise der tägliche Bedarf von 20 bis 30 mg Silizium durch 100 g Kartoffeln oder Hafer oder Hirse oder durch 100 bis 200 ml Mineralwasser gedeckt werden.

In Pflanzen kommt Silizium besonders in Gräsern, Lungenkraut, Vogelknöterich und Ackerschachtelhalm vor. Einen bedeutenden Gehalt weisen Hirse, Gerste, Hafer, unpolierter brauner Reis, Kartoffeln, Pektin (1,4–2,3 mg/g) und Mineralwasser auf. Fleisch, Milch und Käse sind nicht so reichlich mit Silizium versehen. – Hauptschlagader, Luftröhre, Sehnen, Knochen und Haut sind ungewöhnlich reich an Silizium (bei Tieren).

Tab. 31   Siliziumgehalt in Nahrungsmitteln (mg/100 g)

Pflanzliche Nahrungsmittel		Tierische Nahrungsmittel	
Pektin	140 –230	Fleisch	2,5
Kartoffelstärke	47 – 80	Milch u. Käse	1,6
Mineralwasser	0,04– 9,6	Fisch	0,9
Wein	3 – 9		
Getreide	6		
Obst, Beeren	1 – 6		
Gemüse	4 – 5		

In den Pflanzen liegt Silizium hauptsächlich an Pektin und Stärke gebunden vor. Im Verdauungstrakt wird die jeweilige organische Verbindung aufgeknackt und Silizium in Form des Silikations freigesetzt und resorbiert. Die Resorptionsquote für Silizium ist sehr gering (wenige Prozente).

=== **Alle Lebewesen brauchen Silizium**

1939 wurde Silizium als lebensnotwendiges Spurenelement für Pflanzen entdeckt. Es festigt insbesondere deren Stützgewebe. Pflanzen, die vermehrt Silizium in ihren äußeren Zellschichten einlagerten, erwiesen sich gegenüber Krankheiten und Schädlingen resistenter als Pflanzen mit wenig Silizium.

CARLISLE berichtete 1972 erstmals über die wachstumsfördernde Wirkung von Silizium bei Tieren. Silizium ist jedoch nicht nur Wachstumsfaktor, sondern auch »Baustoff« für Knochen, Knorpel und Bindegewebe. Wie neuere Untersuchungen ergaben, wird der Mineralisierungsprozeß im Knochen durch Silizium beeinflußt. Das Spurenelement wurde hauptsächlich in den aktiven Wachstumszonen der Knochen lokalisiert. Silizium sorgt im Bindegewebe und Gelenkknorpel durch sogenannte »Verstrebungen« zwischen den Eiweißmolekülen für eine gewisse Festigkeit und Elastizität. Silizium ist auch für das Wachstum der Haare, Nägel, Hörner, Hufe und Vogelfedern notwendig. Es steht auch zum Kalziumstoffwechsel in besonderer Beziehung. Neben Phosphor, Vitamin D und einigen Hormonen ist es an der Aufnahme von Kalzium aus der Nahrung beteiligt.

Silizium soll die Abkapselung von Tuberkuloseherden fördern. Mediziner fanden auch heraus, daß bei diesen Kranken die Siliziumspeicherung in der Lunge vermindert ist.

CHARNOT und RABAT ermittelten, daß bei der Knochenerweichung Silizium fast völlig fehlt und bei Nagelbrüchigkeit, Lungenerkrankungen, Wachstumsstörungen der Siliziumgehalt um 50% vermindert ist.

—— *Silizium und Alterungsprozeß*

Der ältere Organismus weist übrigens weniger Silizium in der Hauptschlagader, in anderen Blutgefäßen und der Haut auf. In anderen Geweben finden sich überraschenderweise keine oder höchstens geringfügige Änderungen des Siliziumsgehaltes. Die Abnahme des Siliziumbestandes in der Arterienwand war bei Vorhandensein einer Arterienverkalkung besonders gravierend. Dazu Frau CARLISLE: »Es ist möglicherweise noch von Bedeutung, daß eine Beziehung zwischen Silizium, Alter und innersekretorischem Gleichgewicht besteht, und es wird postuliert, daß die Abnahme der Hormontätigkeit für die Veränderung des Siliziumanteils im Alter verantwortlich gemacht werden kann.«

Sichere Aussagen lassen sich jetzt noch nicht machen. Weitere Forschungen werden aber bestimmt Licht in das Dunkel bringen.

=== Die Folgen eines Mangels

Bekamen Ratten ein siliziumfreies Futter, dann zeigten sich Wachstumsverminderungen und Schädeldeformationen. Beim Huhn beobachtete man eine Verminderung der Knochenbildung, eine dünnere Großhirnrinde, geringere Flexibilität der Beinknochen; ferner hatten die Tiere kleinere, abnormal gebildete Schädel mit flachen Schädelknochen, kleinere Kämme, dünnere Beine, weniger Gelenkknorpel. Die Mangeltiere wiesen auch weniger Knochenbildungszellen auf.

Hautjucken, Haarausfall, Eingeweidebrüche, Bänderschwäche, Bandscheibenbeschwerden, geschwächte Abwehr werden beim Menschen mit einem Siliziummangel in Verbindung gebracht.

=== Kieselsäure ist nicht nur gut gegen brüchige Nägel

Siliziumreiche Produkte, wie Teeaufgüsse bestimmter Pflanzen oder Mineralwasser, Heilerde, pulverisierte Kieselerden und kolloidale, feinstverteilte Kieselsäure werden heute bei den verschiedensten Beschwerden oder Krankheiten eingesetzt. Diese Präparate – innerlich oder äußerlich angewandt – haben sich besonders bewährt bei Bindegewebsschwäche, brüchigen Nägeln, Haarausfall, welker Haut, zur Steigerung der Abwehrkraft gegen Infektionen und Umweltgifte, Sonnenbrand, Insektenstiche, Juckreiz, Hautreizungen, Pickel, Akne, Mund- und Halsentzündung, Bänderschwäche, Bandscheibenschäden, Reizungen und Entzündungen im Magen und Darm, Schnittwunden, Verbrennungen, Schürfwunden, Zahnfleischbluten, Parodontose, Mundentzündungen, Lungen- und Atemwegserkrankungen.

Wie ist diese vielfältige Wirkung zu erklären? Silizium steigert die Zahl bestimmter Abwehrzellen (Lymphozyten, Phagozyten), festigt das Lungengewebe, wirkt entzündungshemmend. Im Darm werden Stoffwechselprodukte gebunden und mit dem Stuhl ausgeschieden.

Das Homöopathikum *Silicea* (D3–D12) wird bei Ekzemen, chronischer Mittelohrentzündung, Augenbindehautentzündung, Fisteln, Lymphknotenschwellungen, Wachstumsstörungen der Haare und Nägel, verzögerter Wundheilung angewendet.

Schadet zuviel Silizium?

Nebenwirkungen sind bei Einnahme größerer Mengen Kieselerde bzw. kolloidaler Kieselsäure nicht zu befürchten. Selbst bei längerer Anwendung wurden keine Nebenwirkungen gesehen.

Anders sieht es jedoch bei Aufnahme siliziumhaltiger Feinstäube über die Atmung aus. Es entsteht dann die *Silikose*, welche eine Staublungenerkrankung darstellt. Längere Aufnahme silikogener Feinstäube führt zur *Lungenfibrose*. Eine Fibrose ist eine krankhafte Vermehrung des Bindegewebes und führt zu Entzündungen, Atemnot, Husten, »Blausucht« (bläuliche Verfärbung der Haut und Schleimhäute) und Lungenfunktionsstörungen. Gefährdet sind insbesondere Arbeiter im Bergbau, in der Stein-, Kies-, Sand- und keramischen Industrie. Entscheidend ist die Partikelgröße der eingeatmeten Stäube. Größere Quarzkristalle werden im Nasen-Rachen-Raum festgehalten, kleinere Teilchen (weniger als 25 µm) dringen in die Luftröhre bis zu den Bronchien vor, noch kleinere Partikel (kleiner als 10 µm) gelangen bis zu den Lungenbläschen. Dort werden sie abgelagert oder wieder ausgeatmet. *Für die Entstehung einer Silikose sind Feinstaubpartikel von weniger als 5 µm Größe verantwortlich.*

**Die Silikose ist meldepflichtig und gehört zu den aner-
kannten Berufskrankheiten.** Über den Entstehungsmechanismus ist
noch nicht viel bekannt. Diskutiert wird eine Schwächung der Makropha-
gen. Diese stellen Gewebswanderzellen dar, können bei Entzündungen ins
Blut übergehen und sich am Abwehrkampf beteiligen.

≡ Vanadium reduziert Karies und senkt den Blutzucker

Bis heute liegen noch keine gesicherten Erkenntnisse über die
physiologische Bedeutung und über Mangelerscheinungen beim Menschen
vor. Nicht wenige Wissenschaftler schließen nicht aus, daß das Spurenelement einige Enzyme aktiviert und bestimmte Prozesse im Stoffwechsel
»ankurbelt«. Es wurde auch geäußert, das Vanadium wäre notwendig für
den Aufbau von Zähnen und Knochen während der Entwicklungsphase und
würde kariesreduzierend und blutfettsenkend wirken.

Kürzlich durchgeführte Versuche, einen erhöhten Blutfettspiegel
zu senken, schlugen fehl. Es konnte überraschenderweise nur ein normaler
Blutfettspiegel gesenkt werden.

Vanadium erhält bei Ratten das Wachstum. Hühner benötigen das
Spurenelement ebenfalls für das Wachstum, ferner zur Entwicklung des
Federkleides. Die kariesreduzierende Wirkung wurde bei Ratten experi-
mentell bestätigt.

≡ Vanadium senkt die Blutzuckerwerte

Israelische Mediziner (SHECHTER, FARFEL) vom Weizmann-Institut
in Rehovot (Israel) untersuchten den blutzuckersenkenden Effekt an zuk-
kerkranken Ratten. Die Tiere bekamen eine ungiftige Dosis einer Vana-
diumverbindung mit dem Trinkwasser (0,2 mg Vanadium pro ml Wasser)
verabreicht. Vanadium bewirkte schon nach wenigen Tagen eine Absenkung des Nüchternblutzuckers in den Normalbereich. Der durch Vanadium
angeregte Transport und Umsetzung des Traubenzuckers erfolgte unabhängig vom Insulin. Vanadium scheint einen eigenen Wirkmechanismus zu
haben, der an einer noch unbekannten Stelle den geschilderten Prozeß
auslöst. Die Mediziner wollen weiterforschen. Sie sind voller Hoffnung,
eines Tages Vanadium bei Diabetes als Medikament einzusetzen.

Tab. 32 Vanadiumgehalt in Nahrungsmitteln (Mikrogramm/100 g)

Pflanzliche Nahrungsmittel		Tierische Nahrungsmittel	
Sojabohnenöl	>4000	Austern	11
Maiskeimöl	1105 −1580	Fische	0,04 −3
Erdnußöl	11,5−1087	Fleisch	0,01 −1
Sonnenblumenöl	41 − 695	Vollmilch	0,001−1
Getreide	2 − 82		
Hülsenfrüchte	46 − 65		
Melasse	41		
Olivenöl	22 − 38		
Nüsse	0,4− 26		
Reis	0,01− 23		
Gemüse	0,03− 20		
Brot	1,3− 7		
Obst	0,02− 6		
Kartoffeln	0,07− 2		

Reichlich Vanadium in Ölen

Leber, Milz, Niere, Schilddrüse und Hoden sind reich an Vanadium. Den höchsten Vanadiumgehalt besitzen überraschenderweise die pflanzlichen Öle. 100 g Sojabohnenöl enthalten über 4 mg, 100 g Margarine über 2 mg, Erdnußöl 1 mg und Maiskeimöl bis 1,6 mg.

Die tägliche Vanadiumaufnahme mit der Nahrung liegt zwischen 6 und 170 Mikrogramm.

Schadet zuviel Vanadium?

Vanadiumstaubinhalation führt zunächst zu Augenbindehautentzündung und Schnupfen, später zu Husten, Rasselgeräuschen in der Lunge, Brustschmerzen, Bronchialkrämpfen und Atemnot. Weitere Symptome sind Grünfärbung der Zunge, Kopfschmerzen, Abgeschlagenheit, Sehstörung, Ohrensausen, Übelkeit, Erbrechen und Herzrhythmusstörungen. Betroffene sind insbesondere Arbeiter der Stahlindustrie. – Als Gegenmittel hat sich das Vitamin C bewährt.

≡ Zink fördert Wachstum und Wundheilung

Das Zink, das früher in der Medizin ein ebensolches Schattendasein wie das Magnesium führte, gerät jetzt immer mehr in den Blickpunkt. In relativ kurzer Zeit der Zinkforschung wurde ein ganzer Katalog an Wirkungen und Einsatzmöglichkeiten bei bestimmten Krankheiten aufgefunden. Zunächst jedoch etwas über die Bedeutung des Zinks für den Organismus, das Vorkommen und die Mangelerscheinungen.

≡ Wichtige Funktionen von Zink

Das Spurenelement aktiviert 70 Enzyme. In den α- und β-Zellen der Bauchspeicheldrüse kommt ein Zink-Insulin-Komplex vor. Zink verbessert die Glucosetoleranz und erhöht die Insulinwirkung. Es beeinflußt Sexualhormone, spielt beim Dämmerungssehen, bei der Wundheilung, beim Geruchssinn und beim Aminosäurestoffwechsel eine wichtige Rolle. Zink unterstützt ferner das Abwehrsystem.

≡ Viel Zink in Austern und Keimen

Zink ist reichlich in Austern, Roggen-, Weizenkeimen, Weizenkleie, Haferflocken und Käse vorhanden. Der Zinkgehalt in Milch, Nüssen, Gemüse und Trinkwasser ist zwar geringer, aber für den täglichen Bedarf keinesfalls zu unterschätzen.

Das Zink wird aus Nahrungsmitteln zwischen 10 und 50% resorbiert (Erwachsene: 10%, Kinder und Jugendliche: 20–50%). Der Grund: Kinder und Jugendliche nehmen zu einem hohen Anteil Fleisch und Milchprodukte zu sich. Die Resorption von Zink wird durch Phytinsäure vermindert und durch Eiweiß erhöht. Demzufolge wird Zink aus tierischen Produkten besser resorbiert als aus pflanzlichen. Wird Vollkornbrot oder Müsli zusammen mit Milch aufgenommen, wird infolge der Bildung von Eiweißkomplexen die Zinkaufnahme verbessert.

Die erwünschte tägliche Zinkzufuhr für den Erwachsenen wird mit 15 mg angegeben. Schwangere benötigen 20 mg und Stillende sogar 25 mg.

Tab. 33 Tägliche Zinkzufuhr (in mg; empfohlen von der Deutschen Gesellschaft für Ernährung)

Säuglinge 0–12 Monate	3–5 mg
Kinder 1–3 Jahre	8 mg
Kinder 4–6 Jahre	10 mg
Kinder 7–12 Jahre	12 mg
Kinder 13–14 Jahre	15 mg
Jugendliche u. Erwachsene	15 mg
Schwangere	20 mg
Stillende	25 mg

Tab. 34 Zinkgehalt in Nahrungsmitteln (mg/100 g)

Pflanzliche Nahrungsmittel			Tierische Nahrungsmittel		
Hefe	8	−30	Austern	65	−150
Weizenkeime	10	−20	Innereien	bis 23	
Hülsenfrüchte	3	−20	Käse	2	− 5
Pinienkerne	14		Fleisch	2	− 4
Haferflocken	7	−14	Garnele	2,3	
Weizenkleie	3	−13	Hummer	1,6	
Gewürze	bis 9		Hühnerei	1,35	
Nüsse	2	− 5	Fische	0,3–	1,2
Hülsenfrüchte	3	− 5	Huhn	0,9	
Sonnenblumensamen	5		Vollmilch, Joghurt	0,4	
Getreide	1	− 4,5			
Kakaopulver	4				
Mais	2,5				
Nudeln	2				
Reis (unpol.)	0,8–	2			
Zwiebeln	1				
Gemüse	0,1–	0,9			
Kartoffeln	0,3				
Obst	0,1–	0,3			

═══ Die Folgen eines Zinkmangels

Zinkmangelerscheinungen durch einseitige Nahrung konnte DR. PRASAD von der Wayne University in Detroit eindrucksvoll an 2000 ägyptischen und iranischen Zwergmenschen nachweisen. Der Mangel zeigte sich nach dem Genuß von bestimmten Getreide- und Bohnensorten. Es wurde Zwergwuchs und eine Hodenverkümmerung registriert. Diese Erscheinungen waren mit einer Lebervergrößerung und einer Blutarmut kombiniert. Die Nahrung dieser Menschen wurde daraufhin eingehend untersucht. Überraschenderweise stellte man in den Nahrungsmitteln keinen zu niedrigen Zinkgehalt fest. Wie war es möglich, daß trotzdem nicht genügend Zink aus der Nahrung herausgeholt wurde? Die Wissenschaftler wußten, daß Zink gut resorbiert wird. Man kam dem Resorptionsverminderer bald auf die Spur. Es ist die Phytinsäure – in Getreide und Bohnen vorkommend –, die mit Zink eine unlösliche Verbindung eingeht (Zinkphytat), die nicht im Verdauungstrakt aufgespalten und vom Darm nicht aufgenommen wird. Das Brot der Bevölkerung Ägyptens und Irans wies übrigens einen zehnfach höheren Phytingehalt auf als das in westlichen Ländern.

Bei Aufnahme einer abwechselungsreichen Kost herrschen ganz andere Verhältnisse vor (Aminosäuren und verschiedene Spurenelemente beeinflussen die Metallbindungsverhältnisse erheblich!), so daß sich die Phytinsäure als Resorptionshemmer bei uns nicht stark bemerkbar macht. Auch wird, wie im Kapitel über Kalzium bereits erwähnt, bei der Teigherstellung ein Teil der Phytate durch das Enzym Phytase gespalten und Mineralstoffe freigesetzt.

Durch Zinkzufuhr wuchsen übrigens die zwergwüchsigen Jugendlichen innerhalb eines Jahres um durchschnittlich 12,7 cm!

Vermutlich ist das Zink auch an der Bildung von Geschlechtshormonen beteiligt. In einer iranischen Universität wurde ein Mädchen untersucht, das sexuell unterentwickelt und zwergwüchsig war, außerdem fehlten die sekundären Geschlechtsorgane. Man fand bei diesem Mädchen tatsächlich einen Zinkmangel. Hormonelle Abnormitäten und Zinkmangel wiesen auch ägyptische Jungen auf. Bei dieser Gruppe diagnostizierte man eine auffallend niedrige Wachstumshormonausschüttung. Forscher vermuten, daß durch Zinkmangel die Keimdrüsenhormonausschüttung vermindert wird, so daß der gesamte Sexualhaushalt in Unordnung gebracht wird.

Vielfältige Zinkmangelerscheinungen

Weitere Zinkmangelerscheinungen sind neben der Wachstumsstörung und verzögerten sexuellen Reifung Geruchs- und Geschmacksstörungen, Hautveränderungen (Hautentzündung), Potenzstörungen, verminderte Wundheilung, Durchfälle, Erregbarkeit, Zittern, Teilnahmlosigkeit, starke Abmagerung, Augenveränderungen (Nachtblindheit), krankhafte Muskelschwäche, Haarausfall, Anfälligkeit für Infektionen, Appetitmangel, weiße Flecken oder Furchen an Fingernägeln. Zinkmangel kann Streckfalten an Hüften, Brust und Schultern hervorrufen. Zinkmangelpatienten leiden oft unter kalten Händen und Füßen.

Zinkmangel während der Schwangerschaft verursacht Kleinwuchs oder Fehlbildungen. Sämtliche türkische Mütter von mißgebildeten Kindern (bei diesen fehlte teilweise oder vollständig der Großhirnbereich!) zeigten niedrige Serumzinkspiegel! Schwedische Untersuchungen ergaben ebenfalls bei Zinkmangel eine Mißbildung der Leibesfrucht. Die unterversorgte Schwangere bekommt außerdem vermehrt Hauterkrankungen (Ausschläge mit starkem Juckreiz).

Zinkmangel hemmt die Insulinwirkung und kann daher einen bestehenden Diabetes verschlechtern.

Ursachen eines Zinkmangels

Zink, Eisen, Jod und Kalzium werden zu den »kritischen« Mineralstoffen gezählt, weil sie mit der üblichen Nahrung nicht immer in ausreichenden Mengen zugeführt werden. Besonders betroffen sind Schwangere. *20 bis 30% der Schwangeren, dies ergaben neuere Untersuchungen, haben einen Eisenmangel und 80 bis 90% einen Magnesium- und Zinkmangel!*

Folgende Ursachen, die zu einem Zinkmangel führen, kommen in Frage:

1. Unzureichende Zufuhr mit der Nahrung: Ernährung der Säuglinge mit Kuhmilch. Brustmilchversorgte Kinder hatten höhere Zinkwerte, und zwar auch dann, wenn der Zinkgehalt der Muttermilch nach einigen Monaten absank. Bei muttermilchversorgten Kindern, denen man separat Zink zuführte, stieg der Zinkspiegel im Blut höher an als bei Flaschenkindern. Wahrscheinlich spielt hier ein Bestandteil der Muttermilch, der die Resorption von Zink erheblich verbessert, eine Rolle. – Auch die »fast-food«-Ernährung der Jugendlichen, die Heim- und Krankenhauskost,

Reduktionsdiäten und Fastenkuren sind verantwortlich für niedrige Zink-werte.

2. Verringerte Resorption infolge hoher Phytatzufuhr, ent-zündlicher und parasitärer Darmerkrankungen, Verdauungsstörungen, Fettdurchfall, Darmblutungen, Bauchspeicheldrüsenschwäche und gene-tisch bedingter Resorptionsstörungen.

3. Erhöhte Zinkverluste infolge Nierenerkrankungen, Durch-fall, starkes Schwitzen, Chelat- oder Diuretikatherapie, Alkoholismus, Dia-betes, bestimmte Formen der Blutarmut, Schuppenflechte (erhöhte Ab-schuppung zinkreicher Hautzellen), Medikamente (Penicillamin, Tetrazy-klin, Isoniazid).

4. Kombinierte Störwirkungen auf den Zinkstoffwechsel: Niedrige Zinkwerte beobachtet man bei Verbrennungen, Frischoperierten, Krebskranken, akuten Infektionen, Schuppenflechte, Lebererkrankungen, Harnvergiftung und Herzinfarkt. Diese Veränderungen beruhen im wesent-lichen auf einer Verschiebung von Zink aus den Blutzellen in bestimmte Gewebe, wie z. B. in die Leber (BAYER, SCHMIDT). Wahrscheinlich wird Zink für die Produktion von Eiweißstoffen benötigt.

— Diabetiker brauchen Zink

HEINITZ untersuchte schon 1977 den Einfluß von Zink auf die Glu-coseverwertung im Alter. 62- bis 81jährige Patienten, die eine verminderte Glucosetoleranz aufwiesen, bekamen 6 Wochen lang dreimal täglich 100 mg des gut verträglichen Zinkaspartats (100 mg entsprechen 19 mg Zink). Bei allen Patienten wurde eine Erniedrigung des erhöhten Blutzuckerwertes und eine Verbesserung der Wundheilung ermittelt.

Wie anfangs kurz erwähnt, wird das Insulin in Form eines Zink-Insulin-Komplexes in der Bauchspeicheldrüse gespeichert (der Komplex enthält 0,5% Zink). Bei der Insulinfreisetzung wird der Zink-Insulin-Kom-plex aufgespalten – wie das geschieht, ist noch nicht bekannt –, das freie Zink wird dann wieder in das von der Bauchspeicheldrüse neu produzierte Insulin eingebaut. Beim Diabetiker ist dieser Vorgang wahrscheinlich ge-stört.

Zahlreiche Studien brachten an den Tag, daß Diabetiker eine ver-mehrte Zinkausscheidung mit dem Urin und erniedrigte Zink-Blutwerte haben. Es gibt jedoch auch Diabetiker mit normalem Zinkblutspiegel. Wahr-scheinlich hängt dies mit der Dauer der Erkrankung und der Einstellquali-tät zusammen.

Tip: Auf jeden Fall sollte der Diabetiker den Zinkgehalt im Vollblut und Haar regelmäßig untersuchen lassen und vermehrt Zink zuführen. Diese Empfehlungen gelten besonders bei Diabetikern, die unter Impotenz, verzögerter Wundheilung bei Unterschenkelgeschwüren und zusätzlich unter Arteriosklerose leiden.

Diabetiker mit Arteriosklerose wiesen nämlich in den Haaren stark verminderte Zinkwerte auf.

Fördert Zink die Intelligenz?

Eines Tages machte PROF. GORDUS von der Universität Michigan eine aufsehenerregende Entdeckung. Bei der Untersuchung der veraschten Haare, die von seinen Studenten stammten, fand er unterschiedliche Kupfer- und Zinkgehalte. Er verglich die Werte und stellte fest, daß Studenten mit einem hohen Intelligenzquotienten wesentlich mehr Kupfer und Zink in ihren Haaren enthielten. Die sogenannten Schlußlichter des Semesters waren nicht mit so einem Gehalt gesegnet.

Sehr humorvoll schreibt DR. SCHRADER in einer Publikation: »Schön wäre es, wenn man Zink- und Kupferspäne den geistig Minderbemittelten auf der ganzen Welt als eine Art Intelligenzpulver verordnen könnte.« Jeder Leser kann sich einmal vorstellen, welch ungeahnte Möglichkeiten sich bieten würde, wenn das Zink tatsächlich eine intelligenzsteigernde Wirkung hätte. Man könnte zum Beispiel lernschwachen Kindern Zink verordnen, etwas denkfaule Studenten oder Schüler auf die Sprünge helfen. Erwachsene würden plötzlich im Arbeitsleben ihr kümmerliches Dasein beenden und beruflich aufsteigen. So mancher Chef, der das Mittel nicht kennt, würde dann von seinen intelligenten Untergebenen überfordert werden. Oder so mancher Autor (ich selbst eingeschlossen) würde besser schreiben können, oder mancher Politiker würde weisere Entscheidungen treffen.

Die neueste Untersuchung zu diesem Thema stammt von GRANT (1988). Er fand erniedrigte Zinkwerte bei 6–14jährigen Legasthenikern. Eine ähnliche Gruppe ohne Lese- und Schreibschwäche hatte bedeutend mehr Zink aufzubieten. Mediziner sind der Ansicht, Zinkmangel führe nicht nur zu Wachstumsstörungen des Körpers, sondern auch zu Entwicklungsstörungen des Gehirns. Legastheniker hatten übrigens erhöhte Werte von Blei und Kadmium im Haar.

Weitere Versuche auf diesem Gebiet werden eines Tages sicherlich darüber Aufschluß geben, ob eine bestimmte Mineralienzufuhr die Intelligenz anheben kann. Möglich wäre es, zumal im Tierversuch an der Ratte dieser Zusammenhang schon bestätigt wurde. Auf jeden Fall kann man jetzt schon mit Sicherheit sagen, daß das Gehirn besonders viele Mineralstoffe benötigt.

—— *Zink gegen Geschmacksstörungen*

Bei Patienten mit Nierenschwäche und Zinkmangel kam es nach Zufuhr von Zink zu einer Verbesserung des Geschmacksempfindens. Auch bei Kindern, die infolge von Zinkmangel unter gestörtem Geschmacksempfinden litten, kam es nach einer dreimonatigen Zinkmedikation zu einer Normalisierung.

—— *Zink gegen die Bläschenkrankheit*

Infolge der günstigen Wirkung des Spurenelements auf die Wundheilung wird Zink in der Augenheilkunde (leichte Bindehautentzündungen und Bindehautreizungen), bei Hautkrankheiten und Erkrankungen der Harnorgane verwendet. Furunkulose, Unterschenkelgeschwüre, Akne und Schuppenflechte sprechen gut auf eine Zinkbehandlung an. Zink kann Verlauf und Dauer eines grippalen Infekts um über die Hälfte verkürzen (DR. SCHMIDT). Sobald ein grippaler Infekt im Anzug ist, alle 2 Stunden Zinkpastillen lutschen.

Eine 4%ige Zinksulfatlösung oder Zinksulfatlippengel wirkt ausgezeichnet bei Bläschenkrankheit (*Herpes simplex*). Wie kommt die Wirkung zustande? Zinkionen hemmen die Virusvermehrung und beschleunigen die Abheilung. In niedriger Dosierung sind keine schädlichen Wirkungen auf die Zellen der Haut und Schleimhaut gesehen worden.

—— *Zink gegen Haarausfall?*

Sehr unterschiedlich wird eine Zinktherapie bei Haarausfall beurteilt. Mediziner der Dermatologischen Klinik in Warschau behandelten Patienten mit krankhaftem Haarausfall mit Zink. Sie erreichten bei 39 von 91 Patienten mit kreisrundem Haarausfall einen völligen, bei 21 Patienten einen teilweisen Haarnachwuchs. Aufgrund dieser positiven Resultate wurde die Zinktherapie in England und Deutschland auf Herz und Nieren geprüft. Fazit: Die Zinktherapie war nicht besser als eine Placebobehandlung. Dagegen berichtete DR. GNIEWKOWSKI in der Ärztezeitschrift »selecta« über Erfolge mit Zink bei Haarausfall. Er behauptet, bis zu 90% würde der kreisrunde Haarausfall und bis zu 36% der totale Haarausfall mit Zink erfolgreich behandelt werden können.

___ *Leberzirrhotiker brauchen Zink!*

Auf der 92. Tagung der Deutschen Gesellschaft für Innere Medizin in Wiesbaden erläuterte DR. SCHÖLMERICH, warum Zink gut bei Leberzirrhose (Leberverhärtung, Schrumpfleber; häufigste Ursache ist der Alkoholmißbrauch) sein kann: Schon früher beobachtete er häufig bei diesen Kranken einen Zinkmangel. 44 Patienten mit Leberzirrhose und Zinkmangelsymptom (eingeschränktes Dämmerungssehen, Innenohrschwerhörigkeit) bekamen entweder Placebos, also zinkfreie, gleichaussehende Präparate, Zinksulfat oder Zinkhistidin. Die Mangelerscheinungen gingen unter Zinkmedikation zurück. Dabei schnitt Zinkhistidin etwas besser ab als das Zinksulfat. Ferner konnten die Gehirnfunktion und die Empfindlichkeit des Geschmackssinnes gesteigert werden. Der Mediziner empfiehlt *Zinkhistidin*, weil dieses die Aufnahme von Zink in das Gewebe fördert, die Dosis niedrig gehalten werden kann und keine Nebenwirkungen (Übelkeit) auftreten.

___ *Zink in der Homöopathie*

In der Homöopathie hat Zink schon lange seinen festen Platz. Am häufigsten werden *Zincum metallicum* (D12–D30) und *Zincum valerianicum* (D4–D6) verordnet. Die homöopathischen Medikamente haben sich besonders gut bewährt bei Nervosität, Erregbarkeit, Ängstlichkeit, Unruhe in den Beinen, schlechtem Schlaf und Konzentrationsmangel. Die Medikamente sind besonders für Schulkinder geeignet.

=== Ist Zink auch schädlich?

Zink ist in höheren Konzentrationen auch giftig. Bei der Ratte ermittelte man Wachstumsverzögerungen, eine Blutarmut, einen Kupfer- und Eisenabfall in der Leber sowie Ablagerungen von Zink in diesem Organ.

Das Zink vermindert keinesfalls die Resorption von Eisen und Kupfer, sondern es verursacht eine verstärkte Ausscheidung derselben. Wird den Ratten gleichzeitig Sojaprotein verfüttert, dann reduziert sich die Giftigkeit infolge der Zinkbindung an das Eiweiß.

Wurden auch beim Menschen Vergiftungen ermittelt? Diese Frage ist mit Ja zu beantworten. Übelkeit, Erbrechen, Durchfälle und Leibschmerzen traten vor allem dann auf, wenn Kartoffelsalat, der in *Zinkwannen* zubereitet wurde, verspeist und Limonaden, die aus galvanisch *verzinkten Eisenkannen* oder Konservenobst aus *Zinkdosen* stammten, konsumiert wurden. LINDNER weist darauf hin, daß sich durch die in diesen Gerichten oder Getränken enthaltenen Säuren leichtlösliche Zinksalze bilden, die auf den Magen-Darm-Trakt eine lokal reizende Wirkung entfalten. Größere Mengen an Zinksalzen verursachen sogar eine Eiweißfällung in den Darmschleimhautzellen.

175–550 mg Zink, also wesentlich größere Mengen als die mit der Nahrung täglich aufgenommene Zinkdosis, führen zu Erbrechen. Weitere Vergiftungserscheinungen können Kopfschmerzen und Beklemmungsgefühle sein. **Lebensmittel sollen also keineswegs in Zinkgefäßen aufbewahrt oder verarbeitet werden**.

Der Leser wird sich fragen, warum bei reichlichem Austerngenuß kaum negative Erscheinungen auftreten. Dies ist wahrscheinlich auf die Schwerlöslichkeit der Zinkverbindung, die in den Austern vorliegt, zurückzuführen.

Das Einatmen von Zinkdampf oder Zinkoxid bei Schmelzarbeiten führt zu Fieber, Unwohlsein und Vermehrung der weißen Blutkörperchen.

≡ Zinn – ein wenig beachtetes Spurenelement

Über die Wirkungen des Zinns ist beim Menschen wenig bekannt. Es könnte eine Rolle beim Eiweißaufbau spielen, auch wird diskutiert, ob die Gastrinbildung durch Zinn erst ermöglicht wird. Das Gewebshormon *Gastrin*, das die Salzsäureproduktion im Magen reguliert, ist nämlich zinnhaltig.

Lebensnotwendig ist Zinn auf jeden Fall für Tiere. Tiere, die zinnfrei ernährt wurden, zeigten nach 1 bis 2 Wochen Mangelerscheinungen, die sich in einem verzögerten Wachstum, Haarverlust, vermindertem Appetit und einer krankhaften Absonderung der Talgdrüsen äußerten.

Viel Zinn in Konservennahrung

Zinn ist reichlich in Konservennahrung enthalten (hier löst sich das Zinn aus der Dose und geht in den Inhalt über), in Karotten, Mais und Rüben. Die tägliche Zufuhr mit der Nahrung wird auf 1,5 bis 3,5 mg geschätzt. Empfehlungen bezüglich des Tagesbedarfes wurden bisher nicht genannt, da die Lebensnotwendigkeit dieses Spurenelementes beim Menschen noch umstritten ist.

Vorsicht vor zinnhaltigen Konserven! Nahrungsmittel in Weißblechdosen können Zinn aufnehmen. Der Zinngehalt ist von verschiedenen Faktoren abhängig, wie pH-Wert, Lagerzeit, Lagertemperatur, Luftzutritt, Dicke der Zinnschicht, Nitratgehalt der Nahrung und Qualität der inneren Lackierung.

In *geöffneten* Konserven steigt der Zinngehalt besonders stark an, wenn die Konserve tagelang herumsteht und der Inhalt dazu noch *sauer* ist, wie dies z. B. bei Tomaten, Tomatensaft und sauren Heringen der Fall ist.

Heute sind die meisten Konserven mit einer inneren Lackschicht ausgestattet oder sind aus anderen Materialien gefertigt, so daß große Zinnwerte der Vergangenheit angehören.

Tip: Doseninhalt sofort nach dem Öffnen in eine Porzellan- oder Glasschale umfüllen. **Zeigt die geleerte Dose eine schwarzgraue Farbe, dann ist dies ein Zeichen, daß sich Zinn und andere Metalle herausgelöst haben.**

Schadet zuviel Zinn?

Vergiftungen mit Zinn sind sehr selten, da Zinn wegen der geringen Resorbierbarkeit im Organismus wenig giftig ist. Zinnvergiftungen sind jedoch vorgekommen. Eine akute Zinnvergiftung äußert sich in Erbrechen, Magenschmerzen, Durchfall, metallener Geschmack im Mund und Kopfschmerzen.

Die Einatmung von Zinn oder Zinkoxid führt zu einer gutartigen Staublungenerkrankung (Stannose).

Hochgiftig sind dagegen die Organozinnverbindungen (z. B. Triethylzinnchlorid). Diese werden als Stabilisatoren für Kunststoffe, als Katalysatorkomponente, Desinfektionsmittel und pilzabtötende Mittel eingesetzt.

1954 erschütterte ein besonders trauriger Vorfall Frankreich. Zur Behandlung von Furunkulose (wiederholtes Auftreten von Furunkeln = Blutgeschwür, Eiterbeule) wurde Stalinon verordnet. Dieses Medikament enthielt pro Kapsel 15 mg Diethylzinndijodid, welches mit der besonders giftigen Triethylzinnverbindung verunreinigt war. Von 200 Erkrankten überlebten 110 die Behandlung nicht.

Organozinnverbindungen verursachen bei Kontakt mit der Haut Verätzung. Dämpfe führen zu Augen- und Atemwegsentzündungen. Verschlucken führt zu schweren Kopfschmerzen, Sehstörungen, Erbrechen, Schwindel, psychischen Veränderungen, rapider Gewichtsabnahme und Lichtscheu. Häufig zeigen sich Muskelschwäche, Krämpfe und Lähmungen.

Giftige Spurenelemente

Am 25. April 1986 wurde im Reaktorbetrieb IV des Kernkraftwerkes in Tschernobyl eine Störung entdeckt. Ursache dieser Störung war eine defekte Stromversorgung. Als dann noch die Notstromversorgung und das Kühlsystem ausfielen, kam es zu einer Überhitzung, die eine gewaltige Kettenreaktion auslöste. In diesem Zusammenhang sprach man von einem Super-GAU (GAU = größter anzunehmender Unfall). Nach statistischen Berechnungen der Wissenschaftler soll sich dieser GAU höchstens alle paartausend Jahre ereignen.

Bei der Tschernobyl-Katastrophe gelangten innerhalb von kurzer Zeit über 200 verschiedene radioaktive Stoffe in die Atmosphäre. Am 28. April erreichte die radioaktive Wolke Schweden, dann Finnland, Norwegen und Dänemark. Zwei Tage später registrierten die Meßgeräte auch in Deutschland eine verstärkte Radioaktivität in der Luft und im Niederschlag (Fallout). Eine ganze Reihe von Nahrungsmitteln (Milch, Salat, Gemüse) wurde »verseucht« und für den Verzehr gesperrt. Einige Wochen später folgte die Entwarnung: Salat, Gemüse durften wieder verzehrt werden.

Dieses Ereignis, das in 2000 Kilometer Entfernung in der Ukraine stattfand, versetzte Millionen Menschen in Angst und Schrecken. Wurde doch jedem bewußt, daß keiner sich vor diesen gefährlichen Stoffen schützen kann. Die Angst vor möglichen Gesundheitsschäden war besonders groß. Keiner weiß so recht, welche Gesundheitsschäden durch geringere Strahlenwerte entstehen. Die einen meinen, die geringen Dosen, die in Deutschland gemessen wurden, verursachen keine Schäden, andere befürchten zusätzlich mehrere Tausend Krebstote in den nächsten Jahren. Im Kapitel über radioaktive Elemente gehe ich etwas näher auf diese Schäden ein.

50 000 Stoffe im Abwasser

Unsere Gesundheit wird nicht nur von radioaktiven Stoffen, sondern auch von einer Unzahl weiterer Schadstoffe bedroht. Die Luft, das Wasser, die Böden und die Nahrungsmittel wurden mit Schwermetallen, Schädlingsbekämpfungsmitteln u. a. angereichert und erreichen auf diesen Wegen den menschlichen Organismus. In vielen Ländern wurden die Gefahren, die von diesen Schadstoffen ausgehen, oft unterschätzt. Industriebetriebe gingen den bequemsten Weg zur Abfallbeseitigung: man leitete diese einfach in Flüsse, Seen und Meere. Die Folgen waren erschreckend. Tausende von Menschen erkrankten und starben qualvoll. Erinnert sei nur an die

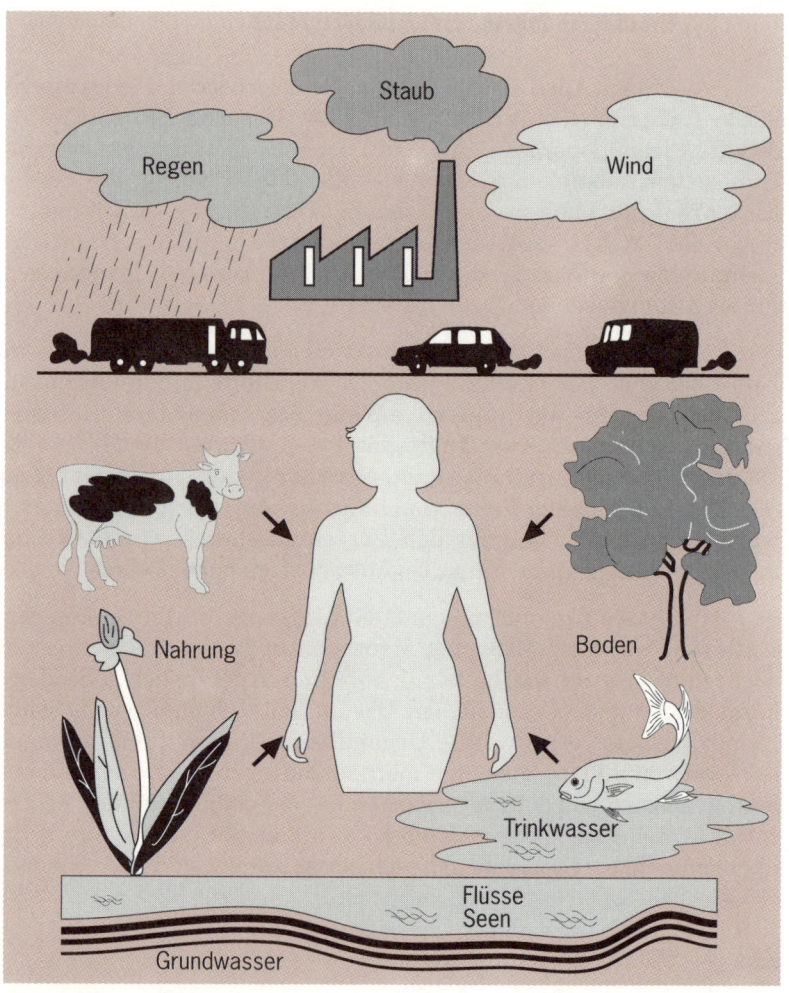

Abb. 19   Schadstoffwege zum Menschen (Quelle: Natürlich, Heft 9, 1986, verändert).

japanischen »Itai-Itai-Kranken«, die jahrzehntelang kadmiumverseuchtes Trinkwasser und Reis aufnahmen und ungeheure Schmerzen ertragen mußten, bevor sie der Tod erlöste oder sie bei Abheilung zu Krüppeln wurden.

In unseren Abwässern finden sich schon über 50 000 chemische Substanzen. Pro Jahr muß beispielsweise der Rhein folgendes »verdauen«:

63 000 Tonnen Ammoniumverbindungen, 93 000 Tonnen Nitrate, 133 000 Tonnen organische Kohlenstoffverbindungen, 4,5 Millionen Tonnen Chlorid, 22 000 Tonnen Phosphat, 1100 Tonnen organische Chlorverbindungen, 27 Tonnen Arsen, 124 Tonnen Blei, 62 Tonnen Chrom und 6 Tonnen Kadmium.

Viele der genannten Stoffe tauchen schon im Grundwasser und demzufolge auch im Trinkwasser auf.

Das letzte Kapitel ist einigen dieser giftigen Stoffe, den toxischen Spurenelementen, gewidmet. Durch die zunehmende Belastung mit diesen Elementen in unserer hochindustrialisierten Epoche muß diesen eine verstärkte Beachtung geschenkt werden. Wie wir sehen werden, sind die toxischen Elemente ständige Begleiter unserer Nahrung und bedrohen die Gesundheit des Menschen. Vergiftungsmöglichkeiten, der Gehalt in unserer Atemluft und den Lebensmitteln und wie man sich vor einer zu starken Aufnahme schützt, dies alles ist besonders hervorgehoben.

Arsen – das klassische Mordgift

Früher waren Arsenvergiftungen, insbesondere das *Arsenik* (Arsentrioxid), die am meisten benutzten Mordgifte. So verwendeten die Borgias im 16. Jahrhundert Arsenik unter dem Decknamen »Cantrella«, um unbequeme Zeitgenossen ins Jenseits zu befördern. Die Sizilianerin Toffana vertrieb »Aqua Toffana« gewerbsmäßig über Agenten. Ihr Arsenikpräparat soll mindestens 500 Menschen das Leben gekostet haben. Die Französin La Voison mixte eine Rezeptur aus Arsenik und Pflanzengiften. Ihr »poudre de succession« fand reißenden Absatz. Die meisten Giftmischerinnen wurden übrigens später überführt und hingerichtet.

Arsenik ist für Mensch und Tier ein starkes Gift. Oft genügt schon ein Zehntel Gramm, um eine tödliche Wirkung zu erzielen. Das Gift kann man in den verschiedenen Organen, Haaren usw. leicht nachweisen und ist noch nach Jahren in Leichenteilen aufzufinden. Aus diesem Grunde kommen Morde mit Arsenik schon lange nicht mehr vor.

Schöne Formen durch Arsenik?

Da man dem Arsenik wahre Wunderdinge zuschrieb, wurde diese Substanz früher viel gebraucht. Angeblich sollte Arsenik die Auswertung der Nahrung im Organismus begünstigen, bei mageren Personen Eiweiß-

und Fettansatz fördern und Störungen des Knochenbaus verhindern. Auch wurde Arsenik bei bleichsüchtigen Mädchen verordnet, da man der Verbindung gewisse Erfolge bei der »Blutarmut« zusprach. Zu jener Zeit fanden die »Asiatischen Pillen« und die »Fowlerschen Tropfen« reißenden Absatz. Die letztgenannten Tropfen nahmen mit Begeisterung Mädchen ein, die von Mutter Natur nicht so prächtig ausgestattet waren. Die Tropfen sollten den Mädchen zu schönen gerundeten Formen, zu einer glatten, zarten Haut und zu glänzenden Haaren verhelfen. Bei der häufigen und längeren Anwendung blieb es nicht aus, daß viele Mädchen damals arsensüchtig wurden.

Fixe Tierhändler, insbesondere Pferdehändler, dachten sich, wenn die Fowlerschen Tropfen dem Menschen zu einem schöneren Aussehen verhelfen, warum sollten diese nicht auch für Tiere gut sein? Die Händler gaben ihren Tieren vor dem Verkauf die »Wundertropfen« und siehe da, diese nahmen an Gewicht zu, bekamen ein glänzendes Fell und einen feurigen Blick. Aus den kümmerlichsten Ackergäulen sollen rasante Pferde geworden sein.

Arsenik bewirkt tatsächlich in sehr kleinen Dosen eine stoffliche Umsetzung, die zu Gewichtszunahme führt, ferner wird die Harnbildung angeregt. Höhere Dosen bewirken Gewichtsabnahme, Organverfettung und Gewebszerfall (Niere, Leber, Blutkapillaren). Die früher oft gebräuchliche Anwendung von Arsenpräparaten wird heute wegen der krebsauslösenden Wirkung nicht mehr praktiziert. Studien ergaben nämlich einen Zusammenhang zwischen Arsen und Hautkrebs. Das Arsen im Tabakrauch könnte ein Co-Faktor bei der Lungenkrebsentstehung sein. Für PROF. WINNEKE, Med. Institut für Umwelthygiene der Uni Düsseldorf, ist das erhöhte Krebsrisiko der eigentliche »hervorstechende Aspekt« jeder Umweltbelastung mit Arsen.

Die Arsenikesser aus Tirol

In der Steiermark, in Tirol und im Salzkammergut gab es früher Arsenikesser unter den Holzfällern, Bergsteigern und Fremdenführern. Diese Menschen nahmen das Arsenik nicht ein, um besonders schön zu werden, sondern man versprach sich eine Leistungssteigerung, um somit den Strapazen leichter gewachsen zu sein (diese Leistungssteigerung war sicherlich eine Fama!). Die Arsenikesser konsumierten das Gift gewöhnlich alle 7 bis 14 Tage in langsam ansteigenden Dosen zusammen mit der Brotzeit oder mit Schnaps. Sie erhöhten die Menge durch längere Gewöhnung bis zur vierfach tödlichen Dosis. Die Arsenikzufuhr bewirkte auch Negatives.

Infolge Verringerung der Jodaufnahme in die Schilddrüse wurden zuwenig Schilddrüsenhormone produziert, was in nicht wenigen Fällen zu Kretinismus führte. Diese Krankheit ist durch eine starke Wachstumsverzögerung, Schwerhörigkeit und Hemmung der geistigen Entwicklung gekennzeichnet, außerdem bildeten sich eine derbe, dicke Haut und spatenförmige Hände.

Arsenik als Homöopathikum

Arsenicum album (weißes Arsenik) kommt hauptsächlich in mittleren und hohen Potenzen (D6–D15 u. höher) zum Einsatz. Es wirkt hauptsächlich auf den Magen-Darm-Kanal, auf Harn- und Geschlechtsorgane, Atmungsorgane, das Blut, die Nerven, die Drüsen, das Herz und auf die Haut. Arsenicum album wird u. a. bei Ekzem, Schuppenflechte, Herzmuskel- und Nierenentzündung, Schleimhautentzündungen von Magen und Darm verordnet. Das Mittel wird auch bei großer Schwäche und Müdigkeit, bei anhaltendem Durst und Brennschmerz gegeben.

Arsenum jodatum (D4–D30 sind gebräuchliche Potenzen) wird bei juckenden Hautausschlägen, schuppenden Ausschlägen der Kopfhaut, Schuppenflechte, Kupferfinnen, Scheidenentzündungen und Lungentuberkulose verordnet.

Arsen, ein lebenswichtiges Element?

Ob Arsen ein lebenswichtiges Element ist, kann noch nicht mit Sicherheit beantwortet werden; es wäre möglich. Eine arsenfreie Nahrung führte nämlich bei Hühnern, Ratten und Ziegen zu Wachstumsstillstand. Dazu DR. VOGT: »Die biochemische Rolle im Körper bleibt unbekannt, doch scheint ein Zusammenhang mit dem Stoffwechsel der Aminosäure Arginin zu bestehen.«

Arsen ist auch in unseren Nahrungsmitteln

Da Arsen auch in der Erdrinde anzutreffen ist, kommt es durch die natürliche Erosion in unsere Gewässer. Die Umwelt wird ferner durch anfallendes Arsen bei der Röstung bestimmter Erze, durch Pflanzenschutzmittel usw. belastet. Die Meerestiere sind auch hier wieder die »Leidtragenden«, denn ihnen bleibt nichts anderes übrig, als das arsenbeladene Wasser zu schlucken. Österreichische Analytiker fanden in Aalen und Tintenfischen bis zu 25 mg Arsen/kg, in Garnelen bis 13 mg und in Muscheln zwischen 0,5–2,5 mg/kg. Die überwiegende Mehrzahl unserer Nahrungsmittel enthält jedoch äußerst geringe Mengen Arsen, so daß Vergiftungen mit der Nahrung nicht vorkommen. Auch der normale Verzehr von Muscheln und Garnelen führt zu keinen Vergiftungen, da die Leber den Überschuß abbaut und über die Niere ausscheidet. Dagegen kann die Leber größere Mengen, wie dies bei der akuten Vergiftung mit Arsenverbindungen der Fall ist, nicht genügend schnell eliminieren.

Die WHO hat für anorganische Arsenverbindungen eine vorläufige Toleranz von 0,98 mg Arsen pro Person (70 kg) und Woche festgelegt. PROF. KAMPE von der Landwirtschaftlichen Untersuchungs- und Forschungsanstalt Speyer überprüfte, ob dieser WHO-Wert durch Verzehr von Pflanzen, die auf belasteten Böden im Umfeld eines ehemaligen Bergbau- und Verhüttungsbetriebes wuchsen, erreicht wird. Die Böden hatten einen Arsengehalt zwischen 149 mg/kg (ca. 600 m vom Emittenten entfernt) und 1,6 mg/kg (1900 m Entfernung). Ergebnis: Der WHO-Wert wurde höchstens zu 30% erreicht. Gesundheitsgefahren über den Nahrungspfad schließt der Experimentator in diesem Fall aus.

Anzeichen einer Arsenvergiftung

Vergiftungen kamen früher insbesondere bei der Aufnahme von arsenhaltigem Trinkwasser (Cordoba, Reichenstein) und bei Verwendung von Arsenfarben vor. Eine außerordentlich giftige Substanz, das *Scheeles Grün* (Kupferarsenit), wurde früher von armen Leuten als Malerfarbe verwendet. Durch das dauernde Einatmen der Farbpartikel wurden die Dosen summiert und es traten nach C. HUNNIUS tödliche Vergiftungen auf. Ganze Familien sollen ausgerottet worden sein.

Auf dem Lande diente in vergangener Zeit ein mit Arsenik- und Zuckerlösung getränkter Fliegenteller oder Fliegenpapier als Fliegenfalle. Vergiftungen kamen bei Kindern vor, die diese Teller zum Spielen benutzten.

Die Aufnahme von Arsenik (toxische Dosis: 10 bis 50 mg! Die tödliche Dosis ist etwas höher) führt zu Übelkeit und Erbrechen; nach zwei Stunden entwickelt sich eine Magen-Darmentzündung mit heftigen Durchfällen. Infolge des großen Wasser- und Elektrolytverlustes kommt es häufig zum Schock, Nierenversagen, eventuell zu Atemlähmung und Koma. **Therapie:** Magenspülung, BAL (Dimercaprol), Elektrolyt- und Wasserzufuhr, eventuell künstliche Beatmung.

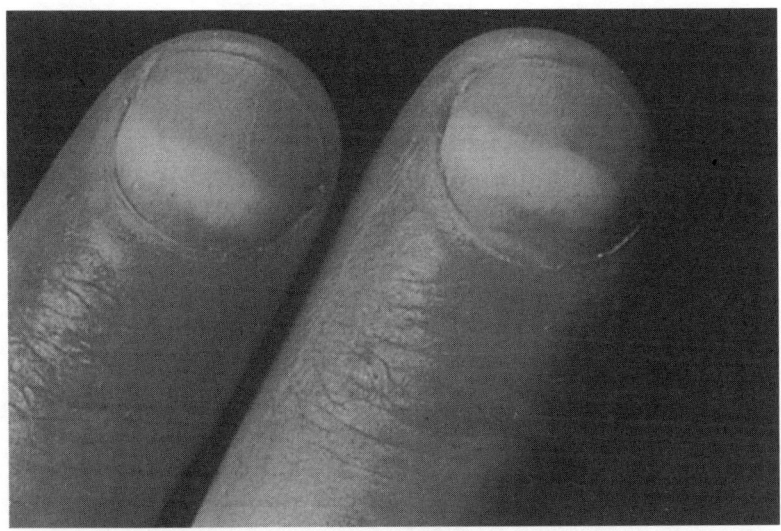

Abb. 20   Meessche Bänder (weißliche Querstreifen) infolge Arsenvergiftung (aus: Aktuelle Dermatologie, Heft 2, 1983. Foto Prof. A. Krebs).

Bei der chronischen Vergiftung entstehen vielfältige Krankheitszeichen. So unter anderem dunkelgraue Verfärbung der Haut, warzenartige Hornhautveränderungen besonders an Handflächen und Fußsohlen, Meessche Bänder (weißliche Querstreifen an Fingernägeln; s. Abb. 20), akneartige Gesichtshautveränderungen, eventuell Hautkrebs, Leber- und Nierenerkrankung sowie krankhafte Hirnveränderungen.

Die Technische Richtkonzentration (TRK) für Arsen wurde mit 0,2 mg/m³ festgelegt. **Die Arsenvergiftung ist eine entschädigungspflichtige Berufskrankheit.**

≡ Blei schadet Nerven und Muskulatur und vermindert die Intelligenz

Bereits 550 v. Chr. gewannen die Griechen auf Zypern und Rhodos das bläulich weiße, glänzende Metall. Erst in diesem Jahrhundert kam infolge von vehementer Industrialisierung und rapider Zunahme des Kraftfahrzeugverkehrs eine enorme Bleibelastung der Umwelt auf die Menschheit zu. Das Schwermetall Blei, das schon im Altertum zur Herstellung von

Wasserleitungsrohren, Haushaltsgegenständen, bei der Weinzubereitung und zur Schminkenherstellung verwendet wurde, ist in unseren Tagen ein nicht mehr von der Industrie wegzudenkender Stoff. Die weltweit über 2 Millionen Tonnen Blei werden beispielsweise zur Herstellung von Röhren, Blechen, Plomben, Akkumulatoren, Letternmetall, Flintenschrot, Lötzinn (mit 50% Zinn), Bleiglas, Glasuren, Rostschutzmittel (Mennige), Farbpigmente (Chromgelb, Chromrot, Bleiweiß) und bleiorganischen Verbindungen wie Bleitetramethyl oder Bleitetraethyl als Antiklopfmittel verwendet.

Die Kehrseite der Medaille: Blei ist toxisch, belastet die Umwelt und verursacht Schäden an Tier, Pflanze und Mensch. Durch Verwendung unverbleiten Benzins, verbesserte Maßnahmen zum Arbeits- und Umweltschutz, Verwendung bleifreier Malerfarben und Ersatz von bleihaltigen Wasserleitungsrohren durch ungefährliche Materialien ist die Bleibelastung in den letzten Jahren erfreulicherweise zurückgegangen.

=== Ist Blei schuld am Untergang des Römischen Reiches?

Im Altertum wurde mit Blei sehr sorglos umgegangen. So verwendeten die vornehmen Ägypterinnen eine Augenschminke, die aus Bleiglanz, Kohle und Gänsefett bestand. Neben dieser schwarzen Schminke war noch eine grüne – sie enthielt eine smaragdgrüne Kupferverbindung – in Gebrauch. Die Schminken dienten nicht nur zu kosmetischen Zwecken, sondern schützten auch vor drohenden Augeninfektionen, die zu jener Zeit am Nil häufig vorkamen.

Den Untergang des Römischen Reiches brachte man auch mit einer schleichenden chronischen Bleivergiftung in Verbindung. Das Trinkwasser wurde nämlich durch Bleirohre in die vornehmen römischen Villen befördert, und es war sicher der Fall, daß die Abnehmer beträchtliche Mengen an Blei aufnahmen. Auch fanden sich in der Oberschicht viele Weinliebhaber. Der Wein zu jener Zeit wurde mit einem bleihaltigen Fruchtsirup (Fruchtsäfte wurden in Bleipfannen eingedickt) gesüßt und konserviert. Wie NRIAGU berichtet, nahmen Sklaven täglich etwa 15 mcg Blei auf, Personen der herrschenden Schicht jedoch mindestens 250 mcg!

Andere Wissenschaftler halten jedoch die zweite Möglichkeit für die wahrscheinlichere: Das Reich zerfiel, als die wenig widerstandsfähige Oberschicht – eventuell könnte durch die Bleivergiftung die Widerstandsfähigkeit erheblich geschwächt worden sein – vom »Sumpffieber«, der Malaria, dahingerafft wurde. Die Sklaven, die oft aus malariaverseuchten Gebieten kamen und Wasser wahrscheinlich vorwiegend aus Brunnen tranken, erwiesen sich als widerstandsfähiger und erkrankten weniger häufig an Sumpffieber.

Daß die »Bleitheorie« nicht völlig aus der Luft gegriffen ist, bewiesen Forschungsergebnisse. Blei verursacht nämlich Schädigungen an den Erbträgern, den Chromosomen, und außerdem ist bei Bleibelastung die Widerstandsfähigkeit herabgesetzt.

Blei ist allgegenwärtig

Eine enorme Bleibelastung in der Umwelt kam infolge der Industrialisierung und der Zunahme des Kraftfahrzeugverkehrs in diesem Jahrhundert auf uns zu. Diese Gefahrenquelle für die menschliche Gesundheit wurde spät, aber vielleicht gerade noch rechtzeitig erkannt. Eine Reduzierung des Bleigehaltes im Benzin und die Einführung des Katalysators waren ein erster großer Schritt. Ein Waterloo wurde noch rechtzeitig verhindert. Der Weg zu einer schadstoffarmen Umwelt ist jedoch lang und mit zahlreichen Hindernissen gepflastert. So ist es vielen unverständlich, warum in unseren Landen die Einführung des Katalysators so spät erfolgte. Autos, die nach den USA verkauft werden, müssen eine entsprechende Anlage schon längst installiert haben.

Besonders bleihaltig ist die Luft an den Hauptzeiten des Verkehrs in unseren Städten oder an Verkehrsknotenpunkten und Autobahnen. LECHNER, Uni-Klinik für Frauenheilkunde in Innsbruck, untersuchte die Kolostralmilch (»Vormilch«) von Frauen aus verkehrsreichen und verkehrsarmen Gegenden Tirols. Die Vormilch der Frauen, die in der Nähe von Autobahnen wohnten, hatte siebenfach höhere Bleiwerte als die Milch von Frauen aus verkehrsarmen Seitentälern. Von einem Drittel wurde die von der WHO festgelegte Sicherheitsgrenze überschritten.

Gefahr droht nicht nur von den geschilderten Quellen, sondern auch von Abgasen verschiedener Fabriken. Im Frühjahr 1972 kam es in Norddeutschland auf den Wiesen der Wesermarsch in der Umgebung eines Bleihüttenwerkes zu einem Tiersterben. Über 100 Rinder gingen qualvoll ein. Die vergifteten Tiere wurden Einzelgänger, erblindeten und starben schließlich. Wie VENZMER schreibt, enthielt das Weidegras die 120fache Bleimenge gegenüber der Norm.

Der Mensch atmet nicht nur Blei aus der Luft ein, sondern schluckt es in beträchtlichen Mengen mit den Nahrungsmitteln (s. Tab. 36, S. 169).

Nach den Erlanger Wissenschaftlern LEHNERT und SZADKOWSKI gibt es heute *kein* Lebensmittel oder Getränk mehr, das völlig frei von Blei ist. Blei ist also allgegenwärtig. Es wurde sogar vermehrt im Meerwasser, in der Luft über der Atlantikmitte, auf Almwiesen, Bergen und sogar im Grönland-Schnee aufgefunden. Wie kommt das Schwermetall auf die Almwiesen zu den angeblich so glücklichen Kühen? Schuld daran ist der *Wind*, der das Blei in die entlegensten Winkel unseres Landes trägt. Das Blei wird durch die Winde über den ganzen Erdball getragen.

___ *Pflanzen an Autostraßen sind besonders bleihaltig*

Die in Fahrbahnnähe wachsenden Nahrungs- und Futterpflanzen reichern im Laufe einer Vegetationsperiode wesentlich mehr Blei an als unter normalen Bedingungen. Da das aus den Auspuffen strömende *Bleioxid* ein hohes spezifisches Gewicht hat, nimmt die Kontamination schon ab 25 m Entfernung von der Autostraße ab und erreicht bei 100 m Abstand schon Normalwerte. Daß noch keine maßgeblichen Vergiftungsfälle nach dem Verzehr dieser Pflanzen auftraten ist darauf zurückzuführen, daß die größte Bleimenge auf der Pflanzenoberfläche liegen bleibt und nur geringe Mengen in das Blattgewebe eindringen. Es empfiehlt sich auf jeden Fall jedes Gemüse, dessen Herkunft nicht bekannt ist, sorgfältig zu waschen und die äußeren Hüllblätter zu entfernen. **Durch Waschen werden 20−70% der Bleimenge entfernt**.

___ *Schwermetalle in Brot, Keimen und Kleie?*

Die Schwermetalle Blei, Kadmium, Quecksilber sind in nahezu allen Lebensmitteln nachzuweisen. Diese kommen auch im Korn vor, da sie sich hauptsächlich in den Schalenschichten konzentrieren. Die Hersteller von Vollkornbrot, Kleie und Keimen haben sich zum Ziel gesetzt, Getreide zu finden, das nicht so stark mit Schwermetallen belastet ist.

Analysen von **Vollkornbrot** des Handels ergaben folgende Werte: Blei und Quecksilber nicht nachweisbar, Kadmium: 0,03 mg/kg (Brote mit Ölsaaten bis 0,1 mg/kg). Weizenkeime und Weizenkleie: 0,05 mg Kadmium/kg, 0,2 mg Blei/kg).

In **Weißmehlprodukten** ließen sich etwas weniger von diesen Schadstoffen nachweisen. Der Konsument verzichtet jedoch auf 60 bis 70% der B-Vitamine, auf etwa 50% Vitamin E und auf 60 bis 80% Ballaststoffe.

In einer Fernsehsendung des ZDF meinte der renommierte Ernährungswissenschaftler PROF. LEITZMANN, daß es aus ernährungsphysiologischen Gründen ungleich schädlicher sei, Brot aus Auszugsmehlen mit stark reduziertem Mineralstoff-, Vitamin- und Ballaststoffanteil regelmäßig zu essen, als der ständige Verzehr von Vollkornprodukten mit den zwangsläufig etwas höheren Schwermetallgehalten. Folgender Aspekt muß noch berücksichtigt werden: Die Resorption der Schwermetalle dürfte durch die Ballaststoffe des Vollkornmehls vermindert sein. Es ist also durchaus möglich, daß prozentual weniger Schwermetalle aufgenommen werden als beim Verzehr von Weißmehlprodukten.

Wieviel Blei nehmen wir täglich auf?

Nach neuen Untersuchungen betrug die tägliche Bleiaufnahme bei getesteten Bundesbürgern zwischen 200 und 300 mcg.

Die tatsächliche wöchentliche und vorläufig duldbare wöchentliche Schwermetallaufnahme von Blei ersehen Sie aus Tabelle 35, S. 169. Die Bleiaufnahme durch die Nahrung liegt heute bei etwa einem Viertel, die Quecksilberaufnahme bei etwa einem Siebentel und die Kadmiumaufnahme bei zwei Dritteln der duldbaren Menge. Zu bemerken wäre, daß auch bei Erreichung der von der WHO festgelegten »vorläufigen duldbaren wöchentlichen Dosis« noch keine toxischen Gefahren ausgehen, da ein Sicherheitsfaktor von 1 : 10 berücksichtigt wurde.

Kinder resorbieren mehr Blei!

Zur Resorption wäre zu sagen, daß Blei nur zu etwa 5 bis 10% aus den Nahrungsmitteln aufgenommen wird. Diese Werte gelten für Erwachsene. Kinder dagegen resorbieren bis zu 50% Blei aus Nahrungsmitteln. Die Aufnahme von Blei, das durch die Lunge mit der Luft eingeatmet wird, liegt zwischen 30 und 50%.

90 bis 95% des Bleis wird in Knochen und Zähnen gespeichert. Es liegt dort als schwerlösliches *Bleiphosphat* vor und kann durch Streß, Azidose, bestimmte Medikamente und Knochenbrüche mobilisiert werden und eventuell Vergiftungserscheinungen auslösen.

=====   **Wie äußert sich eine Bleivergiftung?**

Blei blockiert eine ganze Anzahl von Enzymen. Daraus resultieren Schädigungen am blutbildenden Organ, Nervensystem, Muskulatur und eventuell an der Niere. Bei Arbeitern, die oft mit Blei in Berührung kamen, traten Schädigungen der als Erbträger wirkenden, in den Zellen enthaltenen Chromosomen ein.

PROF. HARDY aus Washington vertritt sogar die Meinung, Blei könne die Widerstandsfähigkeit gegenüber allen Krankheiten herabsetzen. Autofahrer, die jährlich mehr als 30 000 Kilometer fahren, müssen mit hoher Wahrscheinlichkeit damit rechnen, daß sich viel Blei in den Knochen ablagert. Die vermehrte Bleiansammlung könnte dazu führen, daß die Knochen brüchig werden und es zu einer langsamen Knochenheilung kommt. Die Kraftfahrvereinigung deutscher Beamter (KVdB) schreibt: »Wir konnten eindeutig nachweisen, daß die Bleibelastung der Knochen mit dem Ausmaß der jährlich im Auto gefahrenen Kilometer steigt.« Eine Ärztegruppe aus Glasgow beschäftigte sich mit Zusammenhängen der Bleikonzentration im Trinkwasser und der überdurchschnittlich hohen Zahl an schleichenden Nierenerkrankungen. Nach einer Publikation der »American Medical Association« verursachen schon geringe Bleidosen im Körper Nervenschäden. Wissenschaftler aus Finnland untersuchten Männer und Frauen in einer Akkumulatorenfabrik. Bei allen Arbeitern wurden Bleimengen im Blut ermittelt, die bisher als unschädlich galten. Viele von ihnen hatten geringe Nervenschädigungen, vor allem in den Oberarmen.

Gruppen- und Massenvergiftungen traten bei Verwendung von Bleirohren in der Trinkwasserversorgung auf. Vor allem zeigten sich Krankheitsanzeichen, wenn nitrat-, karbonat- und huminsäurehaltiges Wasser zu lange in den Rohren stand oder sich in diesen erwärmte und somit beträchtliche Bleimengen herausgelöst wurden.

Als Vergiftungsquelle können auch Glasuren und Töpferwaren sowie bestimmte Cocktailgläser, aus denen sich giftige Bleimengen herauslösen, in Frage kommen. Bei uns sind bleihaltige Glasuren verboten, aber auf so manchen ausländischen Erzeugnissen dürften sich sicherlich noch bleihaltige Glasuren befinden.

Eine amerikanische Fachzeitschrift berichtete 1976 über eine Familie, die eine Bleivergiftung erlitt. Sie trank ihren Whisky aus farbigen Cocktailgläsern. Wahrscheinlich wurde die Abgabe von Blei durch den Reinigungsprozeß in der Spülmaschine aktiviert. Die stärksten Vergiftungserscheinungen hatte die Hausfrau, die nicht etwa besonders mit dem Alkohol liebäugelte, sondern ihren Whisky nicht mit Wasser, sondern mit Zitronensaft oder Limonade zu verdünnen pflegte.

Eine **akute Bleivergiftung** ist relativ selten und kommt hauptsächlich bei Aufnahme von Bleistaub und Bleifarben vor. Früher waren organische Bleiverbindungen, wie Bleizucker (Bleiacetat), medizinisch in Gebrauch. Bekannt waren die Bleipflaster, die gelegentlich zu Vergiftungen führten.

Anzeichen einer akuten Bleivergiftung sind Verdauungsstörungen, Blutarmut, Zahnfleischverfärbung, Koliken, Gelenkschmerzen, epileptische Krämpfe, Lähmungen, Metallgeschmack, Erbrechen und vermehrter Speichelfluß.

Die **chronische Bleivergiftung**, auch Saturnismus genannt, beginnt schleichend, und die Empfänglichkeit von Mensch zu Mensch ist verschieden. Es gibt nämlich Menschen, die in einer »Bleiumgebung« lange Zeit gesund bleiben, während andere schon längst die ersten Krankheitsanzeichen haben.

Krankheitsanzeichen einer chronischen Bleivergiftung sind Blutarmut, Bleiblässe (gelbe und blasse Haut), Müdigkeit, Schwäche, Appetitlosigkeit, Gewichtsabnahme, Koliken, Leberschwellung, Bleisulfatsaum am Zahnfleisch (schwarzblaue bis schiefergraue Verfärbung), Gefäßkrämpfe und Hirnveränderungen. Hirnveränderungen äußern sich in Gedächtnisschwäche, Schlaflosigkeit, Kopfschmerzen, Depressionen, Erregungszuständen, epileptischen Krämpfen, Delirien und Koma.

Gefäßkrämpfe können Schwindel, Seh- und Hörstörungen sowie Nierenschäden verursachen.

Therapeutisch wird eine Bleivergiftung wie folgt angegangen: Erbrechen herbeiführen, Magenspülung mit 3%iger Natriumsulfatlösung, Chelat-Therapie mit Kalzium-Dinatrium-EDTA, eventuell d-Penicillamin-Gabe. Frau DR. BLAUROCK-BUSCH empfiehlt außerdem eine ausreichende Kalziumzufuhr (bei Mangel wird mehr Blei in den Körper eingelagert), dann die Gabe von Vitamin C, B-Vitaminen, Pektin, Vitamin E, schwefelhaltiger Aminosäuren und Chrom. Eine zu hohe Vitamin-D-Zufuhr begünstigt übrigens die Bleiaufnahmefähigkeit des Körpers.

===   ### Gefährdet Blei die kindliche Lernfähigkeit?

Im Oktober 1978 wurden in der Presse Untersuchungsergebnisse über gesundheitsschädliche Folgen, die Bleistaub in der Luft bei unseren Kindern haben kann, publiziert. Man sprach von »furchterregenden Untersuchungsergebnissen«. Das Institut für Lufthygiene und Silikoseforschung an der Universität Düsseldorf untersuchte die Milchzähne von 800 Kindern aus Duisburg. Die Wissenschaftler stellten bei den Kindern, die einen hohen Bleigehalt in den Zähnen aufwiesen, Anzeichen für einen niedrigeren Intelligenzquotienten im Vergleich zu Kindern mit geringerem Bleidepot fest.

Neuere Untersuchungen von LANSDOWNE und YULE ergaben folgendes: Nordamerikanische Schulkinder mit viel Blei in den Milchzähnen zeigten gegenüber Kindern mit geringen Bleigehalten zwar nur geringe Intelligenzverminderungen, aber deutliche Reaktionsverminderungen und Verhaltensauffälligkeiten (erhöhte Ablenkbarkeit, geringeres Durchhaltevermögen und größere Zerstreutheit). SCHWARTZ und OTTO konnten zeigen, daß Kinder mit Blutspiegeln ab 20 bis 30 mcg/100 ml Blut später sitzen, gehen und sprechen lernen als wenig belastete Kinder. Eine Arbeitsgruppe unter PROF. MCMICHAEL, Adelaide, Australien, untersuchte den Einfluß einer Bleibelastung in den ersten vier Lebensjahren auf die geistige und motorische Entwicklung. 537 Kinder, die in der Nähe einer Bleihütte aufwuchsen, wurden Intelligenztests unterzogen. Je höher der Bleigehalt im Blut, desto schlechter die Ergebnisse im Test. Kinder mit ca. 30 mcg Blei in 100 ml Blut brachten 7% weniger Leistung als solche mit 10 mcg Blei in derselben Menge Blut. Die Auffassungsgabe und das Gedächtnis waren im gleichen Maß beeinträchtigt. In anderen Untersuchungen wiesen bleibelastete Jugendliche ein vermindertes Hörvermögen auf. Bleibelastete Erwachsene waren depressiv, müde, konnten schlecht schlafen und sich nicht konzentrieren.

DAVIS berichtet in »Nature« von einer vierfach erhöhten Frühgeburtenrate bei bleibelasteten Schwangeren.

Tab. 35 Tatsächliche wöchentliche und die vorläufig duldbare wöchentliche Schwermetallaufnahme (in mg)

Schwermetall	wöchentliche Aufnahme	duldbare Aufnahme
Blei	0,85	3,5
Cadmium	0,35	0,53
Quecksilber	0,052	0,35

Tab. 36 Schwermetallgehalte in Lebensmitteln (Mittelwerte in mg/kg)

	Blei	Kadmium	Quecksilber
Milch	0,019	0,001	0,0002
Hühnereier	0,074	0,024	0,011
Rind-/Kalbfleisch	0,070	0,016	0,003
Schweinefleisch	0,061	0,009	0,006
Rinder-/Kalbsleber	0,278	0,0127	0,015
Schweineleber	0,149	0,165	0,058
Süßwasserfisch	0,124	0,020	0,257
Seefisch			0,128
Blattgemüse	0,620	0,044	0,004
Sproßgemüse	0,101	0,019	0,003
Fruchtgemüse	0,120	0,020	0,003
Wurzelgemüse	0,205	0,023	
Kernobst	0,171	0,010	0,002
Steinobst	0,142	0,014	0,001
Beerenobst	0,245	0,018	0,002
Fruchtsäfte	0,057	0,007	
Getreide	0,041	0,035	0,006
Kartoffeln	0,075	0,050	0,0003
Wein	0,173	0,003	
Trinkwasser	0,009	0,001	0,0003
Kulturchampignons	0,36	0,43	0,109
Wiesenchampignons	0,32	0,39	0,55
Sonstige Pilze	0,26	0,41	0,21

≡ Kadmium geht uns an die Nieren

Kadmium stellt das nach Blei am häufigsten in der Luft festgestellte giftige Spurenelement dar. Dieser Schadstoff, der in der Natur nicht abbaubar ist, kommt *ausschließlich durch menschliche Aktivitäten* in unsere Luft. Seit 1900 hat sich nämlich die Kadmiumproduktion in unserem Land vertausendfacht. 50% des Kadmiums werden zu Kadmiumlegierungen verarbeitet, 15% dienen zur Herstellung von Trockenbatterien, 18% als Stabilisator zur Steigerung der Witterungsbeständigkeit von Kunststoffen, und 12% des Kadmiums werden verschiedenen Produkten zugesetzt (Gleichrichter, Glaswaren, Brems- und Regelstäbe in der Reaktortechnik). Die Kadmiumpigmente zeichnen sich durch gute chemische Beständigkeit und Lichtechtheit aus. Einige Pigmente eignen sich übrigens als Tarnanstriche. Eine grüne Kadmiumfarbe hat nach RÖMPP dieselbe Licht- und Infrarotreflexion wie Gras und Blätter. Mit diesem Pigment bestrichene Gegenstände können somit nicht auf Luftaufnahmen erkannt werden.

≡ Tonnenweise Kadmium in Luft, Wasser und Boden

In die Atmosphäre gelangen durch die Abluft beträchtliche Kadmiummengen. Hauptverursacher sind die Eisen- und Stahlindustrie, ferner Industrien und Haushalte, die Kohle und Öl verfeuern, und Müllverbrennungsanlagen. Man rechnet mit einer Menge von 83 Tonnen Kadmium, die jährlich allein in der Bundesrepublik in die Luft »geblasen« werden. Es kommt jedoch noch schlimmer: Allein 124 Tonnen kommen durch Ablagerung von Industrie- und Haushaltsabfall und 62 Tonnen durch Abwässer in die Umwelt.

Nach **Koppe** enthalten Quellwässer und Grundwasser aus unbelasteten Gebieten 0,05 bis 0,15 mcg Kadmium pro Liter. In Gebieten, wo Klärschlämme verwendet oder eine Abwasserverrieselung durchgeführt wurde, erhöhte sich der Kadmiumgehalt im Bodenwasser auf 4 bis 16 mcg/l. Industrieabwässer enthalten zwischen 100 und 1000 mcg/l. Zum Glück werden heute Sickerwässer aus Deponien den kommunalen Kläranlagen zugeführt, so daß eine Grundwasserbelastung nicht zu befürchten ist. Kläranlagen halten zwischen 50 und 90% des Kadmiums zurück. Wie das Umweltbundesamt berichtet, liegen in den größeren deutschen Flüssen die Kadmiumkonzentrationen mit wenigen Ausnahmen unter dem für Trinkwasser zulässigen Grenzwert von 6 mcg/l. Wesentlich höhere Konzentrationen finden wir in Flußsedimenten (unbelastete Flüsse: 1 mg/kg, belastete Flüsse: 30–400 mg/kg).

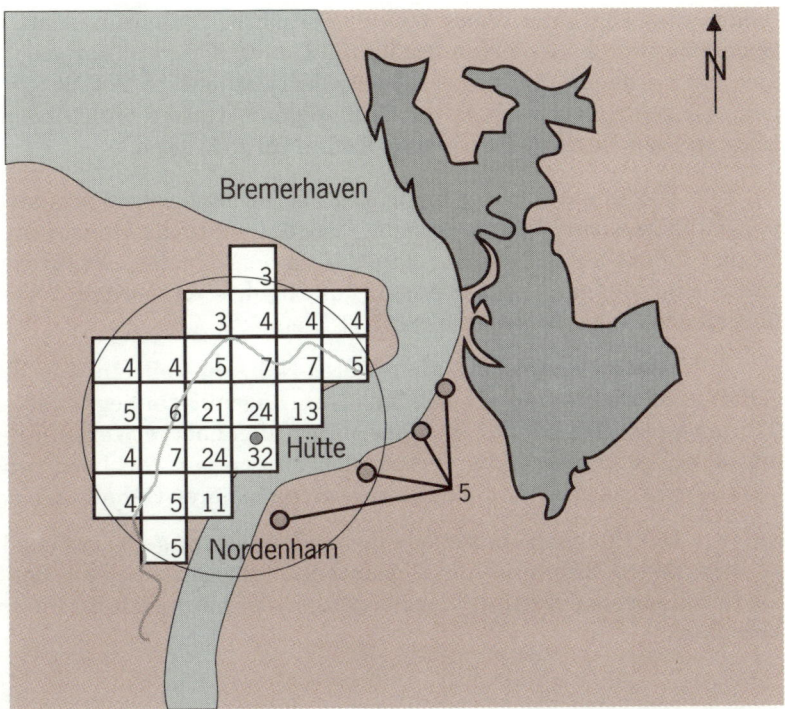

Abb. 21   Cadmium im Staubniederschlag in der Umgebung einer Blei- und Zinkhütte (Mittelwerte in mcg/m²/Tag). Quellen: Umweltschutz in Niedersachsen, Reinhaltung der Luft, Heft 2, 1974 und Umweltbundesamt, Berichte 4/77.

Auch unsere Böden enthalten Kadmium in Konzentrationen von 0,01 bis 0,2 mg/kg. Belastete Böden können bis zur 1000fachen Menge aufweisen!

Kadmium in Innereien und Pilzen

Vor etlichen Jahren ging eine »Schreckensmeldung« für Pilzesser durch den deutschen Blätterwald. »Pilze stark kadmiumhaltig«, »Pilze reichern giftige Schwermetalle an« oder »Kein Pilz mehr in deutsche Mägen«, so oder anders lauteten die Schlagzeilen. Der Verbraucher wurde durch die auf Effekthascherei bedachte Publizistik stark verunsichert. Daraufhin untersuchte Frau Prof. Seeger, Würzburg, 402 wildgewachsene Pilzsorten und fand nur bei 13,5% der Waldpilze einen erhöhten Kadmiumgehalt. Pilzesser atmeten auf und verzehrten wieder mit Genuß diese kulinarische Köstlichkeit. Es wurde ein maßvoller Pilzverzehr (wöchentlich 200 bis 250 g) empfohlen. Kulturpilze, wie z. B. der Champignon, durften ohne Bedenken verzehrt werden, da diese Pilze wenig Kadmium aufwiesen.

Nach dem Reaktorunglück in Tschernobyl wurde erneut vor Wildpilzgenuß gewarnt. Wiesen doch die Pilze beträchtliche Mengen an radioaktivem Cäsium auf. Sogar vier Jahre nach dem Unglück konnten noch beträchtliche Mengen von Cäsium-137 nachgewiesen werden. Näheres darüber finden Sie im Kapitel radioaktive Elemente.

Wieviel Kadmium ist in unseren Nahrungsmitteln? Der Kadmiumgehalt in pflanzlichen und tierischen Nahrungsmitteln liegt meistens unter 0,05 mg/kg (s. Tab. 36, S. 169), dagegen wurden höhere Werte in Pilzen (bis 0,4 mg/kg) gefunden. Auch verschiedene Innereien, wie Leber und Niere, beinhalten je nach Alter der Nutztiere einen höheren Gehalt an Kadmium.

Die Pflanzen »beziehen« ihr Kadmium übrigens aus der Luft und aus dem Boden. 25 bis 50% des Gesamtkadmiums stammen aus der Luft und der Rest insbesondere aus Phosphatdünger, der häufig mit Kadmium verunreinigt ist.

Wieviel Kadmium nehmen wir täglich auf?

Der Mensch in der Bundesrepublik nimmt täglich etwa 27 mcg (Frauen) bis 35 mcg (Männer) Kadmium mit der Nahrung und dem Trinkwasser auf. Die Dosis kann sich jedoch verdoppeln, wenn Nahrungsmittel aus unmittelbarer Nähe eines Hüttenwerkes verzehrt werden. Durch Inhalation kommen täglich noch 0,04 mcg hinzu. Raucher »inhalieren« bei einem Zigarettenverbrauch von 15 Stück pro Tag etwa 2 mcg Kadmium. Da das Kadmium über die Lunge wesentlich besser resorbiert wird (50%) als aus Nahrungsmitteln (5%) ist es nicht verwunderlich, wenn Raucher eine dreibis viermal höhere Kadmiumkonzentration im Blut haben.

Pro Tag kann nur 1 mcg Kadmium ausgeschieden werden. Der Rest speichert sich in Leber und Niere (Nierenrinde).

Bis jetzt besteht bezüglich des Schwermetallgehaltes unserer Nahrungsmittel noch kein Anlaß zur Besorgnis. Die von der WHO festgelegte duldbare wöchentliche Schwermetallaufnahme wird heute noch nicht erreicht, sie liegt bei Kadmium allerdings schon bei bis zu zwei Dritteln (s. Tab. 35, S. 169).

Wie giftig ist Kadmium für den Menschen?

Kadmium ist ein sogenanntes *Kumulationsgift*, es häuft sich im Organismus an und wird nur sehr langsam ausgeschieden. Die biologische Halbwertszeit, also die Zeit, in der die Hälfte des Kadmiums ausgeschieden wird, beträgt 10 bis 30 Jahre. Während Neugeborene keine oder nur Spuren von Kadmium enthalten, besitzt ein 50 Jahre alter Nichtraucher schon 15 mg und ein Raucher 30 mg!

Zum Glück wird Kadmium nur bis zu 5% aus den Nahrungsmitteln resorbiert, denn sonst wären die abgelagerten Mengen noch höher.

Für die Kadmiumschädigung ist die *Niere* das kritischste Organ. Bei einem Kadmiumgehalt von 200 mcg je g Nierenrinde tritt in 10% der Fälle Eiweiß im Harn auf, bei 250 mcg Kadmium pro g Nierenrinde erhöht sich der Prozentsatz auf 50%! Die Werte werden in der Regel in der Bundesrepublik nicht erreicht. Neben der Nierenschädigung beobachtet man eine Störung des Kalzium-Phosphat-Stoffwechsels mit vermehrter Bildung von Kalzium-Phosphat-Harnsteinen, eine Störung des Säure-Basen-Haushaltes (Azidose) und eine Beeinträchtigung des Zink- und Kupferstoffwechsels (bestimmte Enzyme werden in ihrer Wirkung gehemmt). Auch erfolgt eine Abnahme der Blutfarbstoffkonzentration infolge Hemmung der Eisenaufnahme. Ob Kadmium auch Bluthochdruck oder Krebserkrankungen erzeugt, ist noch nicht eindeutig geklärt.

Blei und Kadmium schwächen auch unser Abwehrsystem. Dies fand BAGINSKI vom Institut für Hygiene der Uni Düsseldorf heraus. Die Schwermetalle bewirken eine Schwächung von Abwehrzellen (bestimmte weiße Blutkörperchen) und demzufolge ein vermehrtes Auftreten von Infektionen.

Die Schmerzensschreie der Itai-Itai-Kranken

Bei der **chronischen Kadmiumvergiftung** kann es auch zu Störungen im Mineralstoffhaushalt kommen. In den 40er und 50er Jahren trat, insbesondere bei weiblichen Personen der japanischen Provinz Toyama, eine sonderbare Krankheit auf, deren Ursache man lange Zeit nicht erkannte. Man bezeichnete diese – sie wurde nach den Schmerzensschreien der Betroffenen genannt – als *Itai-Itai-Krankheit*.

Betroffen waren vor allem Frauen mit mehreren Kindern, die seit über 30 Jahren in diesem Bezirk gelebt hatten. Sie tranken Wasser, das durch die kadmiumhaltigen Abwässer eines Zinkbergwerkes verseucht war.

Auch das Hauptnahrungsmittel Reis war stark kadmiumhaltig. Welche Schmerzen diese bedauernswerten Personen aushalten mußten, wird einem erst bewußt, wenn man die Symptome näher beleuchtet. Zunächst kam es nach reversiblen Schmerzen in den Beinen und Armen zu Nierenstörungen, später wurden die Schmerzen immer stärker, und es kam am ganzen Körper zu einem starken Schwund und zu einer Entkalkung der Knochen. Die Opfer schrumpften um ca. 30 cm. Danach zeigten sich Wirbelsäulen- und Spontanbrüche anderer Knochen. Jede geringste Erschütterung, wie Husten, führte zu Rippenbrüchen. Wie UNTERHALT von der Uni Marburg mitteilt, zählte man in einem Fall 72 Brüche, davon allein 28 an den Rippen. Meistens wurden die Menschen durch Nierenversagen oder Infektionen von ihren unerträglichen Qualen erlöst. Bis zum Jahre 1968 starben 114 Frauen, aber nur 5 Männer!

Heute sind die Mediziner der Ansicht, die geschilderten Symptome seien nicht allein durch Kadmium, sondern zusätzlich durch Kalzium-, Vitamin D- und Eiweißmangel ausgelöst worden.

Zusammenfassend möchte ich die Symptome der chronischen Kadmiumvergiftung herausstellen: Nasenschleimhautentzündung, Minderung bis Aufhebung der Geruchswahrnehmung, goldgelbe, ringförmige Verfärbung am Zahnhals, Ausscheidung von Eiweißverbindungen mit dem Harn, Schmerzen im Becken, in der Lendenwirbelsäule und in Gliedmaßen, Ausbildung einer Osteoporose oder Osteomalazie (= Knochenerweichung; Knochenverformungen, Skelettveränderungen) infolge Kalzium- und Phosphatentzuges aus den Knochen.

Etliche Ärzte meinen, Kadmium spiele eine wichtige Rolle bei Entstehung der Osteoporose. Auch für die Zunahme von Nierenfunktionsstörungen wird neben dem erhöhten Arzneimittelkonsum auch das Kadmium verantwortlich gemacht.

___   *Die akute Kadmiumvergiftung*

Eine **akute Kadmiumvergiftung** beobachtet man in unseren Breiten vor allem bei Arbeitern, die kadmiumhaltige Legierungen schweißten oder schmolzen und den kadmiumhaltigen Dampf einatmeten. Neben Reizerscheinungen der Atemwege und der Lunge traten folgende toxische Allgemeinerscheinungen auf: Durchfall, Kopfschmerzen, Benommenheit, Schwäche, Schwindel, Fieber, schwere Brustschmerzen, Kurzatmigkeit. Bei erheblicher Kadmiumeinwirkung bildete sich ein Lungenödem, das nicht selten zum Tode führte.

Nahrungsmittel, die in Behältern aus Kadmiumlegierungen aufbewahrt wurden, erzeugten beim Menschen Krankheitserscheinungen im Magen-Darm-Bereich. Die Krankheit verläuft ähnlich der infektiösen Lebensmittelvergiftung mit Übelkeit, Erbrechen, Durchfall, Muskelkrämpfen und Speichelfluß. Nach ein bis zwei Wochen kann der Tod durch Störungen des Wasserhaushaltes, Kreislaufschock, Nierenversagen und Leberschäden eintreten.

Aus diesem Grunde ist das Herstellen von Kadmiumlegierungen für Wasser- und Speisebehälter seit über 40 Jahren untersagt.

Geringe Mengen Kadmium können durch saure Speisen auch aus Keramiküberzügen und aus dem Dekor herausgelöst werden. Kinderspielzeug, das mit kadmiumhaltigen Pigmenten eingefärbt ist, ist dagegen völlig harmlos.

___ *Behandlung von Kadmiumvergiftungen*

Frau DR. BLAUROCK-BUSCH empfiehlt bei Kadmiumüberlastung (feststellbar z. B. durch die Haarmineralienanalyse) Vitamin C, Zink (Gegenspieler des Kadmiums), Vitamin B_6 zur Nierenunterstützung, Aminosäuren, Selen, Vitamin E. Bei akuter Vergiftung gibt der Arzt Dimercaprol oder Kalzium-Natrium-DTPA. Die Chelatbildner (Kadmium wird an diese Stoffe gebunden und ausgeschieden) erhöhen die Nierengiftigkeit von Kadmium und dürfen nur bei akuter Vergiftung gegeben werden.

=== Wir können wir die Belastung reduzieren?

1. Reduktion der Kadmiumproduktion und Kadmiumverarbeitung. Produkte durch neue, nicht giftige Werkstoffe ersetzen.

2. Entsorgung aus unserer Umwelt, so daß es zur geringstmöglichen Belastung von Luft, Wasser und Nahrungsmitteln kommt.

Besonders hoch ist der Kadmiumgehalt in bestimmten Phosphatdüngern. Reduktion von Phosphatdüngern, ferner Nichtverwendung von Klärschlamm als Düngemittel. Kraftwerke, die fossile Brennstoffe verbrauchen, und Müllverbrennungsanlagen sind die größten Umweltverschmutzer. Hier müßte die Abluft entsprechend gefiltert werden. Durch neue Technologien reduzierte z. B. die Stahlindustrie die Kadmiumimmission erheblich.

3. Verminderung des Kadmiumgehaltes im Boden. Dies erreicht man durch Anbau von Grünmais (diese Pflanze entzieht dem Boden vermehrt Kadmium), durch Ionen- und Bodenaustausch, Verdünnung durch Tiefpflügen und -fräsen oder durch Immobilisierung von Kadmium im Boden durch Kalkzugabe.

Quecksilber attackiert unsere Nerven

Die Zeiten sind längst vorbei, als Syphilis und chronische Hautkrankheiten mit Quecksilber behandelt wurden. Zu jener Zeit wurden die »Kuren« so intensiv betrieben, daß die Zähne ausfielen. In unserer Welt wird Quecksilber zu ganz anderen Zwecken gebraucht. Das flüssige Metall findet Verwendung in Thermometern, Batterien, in Gasdruckmessern, Quecksilberdampflampen, im Legierungszusatz (Amalgam) und zur Herstellung von Organo-Quecksilberverbindungen. Diese werden als Desinfektions- oder Konservierungsmittel eingesetzt.

Die Kehrseite der Medaille: Quecksilber ist ein Zell- und Nervengift, das in Leber, Nieren, Milz und Gehirn gespeichert und langsam wieder ausgeschieden wird. Das Quecksilber löst in bestimmten Konzentrationen, wie wir später sehen werden, gravierende Gesundheitsstörungen aus.

Wie kommt Quecksilber in die Umwelt?

Durch vulkanische Aktivitäten und Verwitterung werden jährlich weltweit bis 5000 Tonnen Quecksilber freigesetzt. Größere Mengen entweichen gasförmig aus der Erdkruste, aus dem Meer und aus Flüssen und Gletschern. Die vom Menschen ausgelösten Kontaminationen (Verbrennen von Heizöl, Kohle und Müll, Verhüttung, industrieller Verbrauch, Verwendung von bestimmten Saatgut-Beizmitteln) belaufen sich auf 8000 bis 38000 Tonnen pro Jahr!

Hoher Quecksilbergehalt in Vogelfedern

Früher ging man in verschiedenen Ländern allzu sorglos mit quecksilberhaltigen Schädlingsbekämpfungsmitteln um. In den 50er Jahren kam es zu Massenvergiftungen im Irak, in Pakistan und Guatemala. Die Vergiftungen wurden auf den Verzehr von mit *quecksilberhaltigen Beizmitteln* behandeltem Saatgut zurückgeführt.

Schwedische Vogelkundler beobachteten in dieser Zeit auch ein vermehrtes Vogelsterben bei den Arten, die die behandelten Körner aufpickten. Untersuchungen bezüglich des Quecksilbergehaltes bestätigten den Verdacht, daß Quecksilber daran schuld sei. Die Vögel wiesen nämlich im Muskelgewebe bis zu 200 mg Quecksilber pro kg auf. Die schwedische Regierung verbot daraufhin 1966 die Verwendung von Alkylquecksilberverbindungen zur Saatgutbehandlung.

Interessant waren die Quecksilbergehaltsbestimmungen von Federn mehrerer Vogelarten, die aus Museen stammten und von JOHNELS und WESTMARK durchgeführt wurden. Von 1863–1946 blieb der Quecksilbergehalt in den Federn bei 2,2 mcg/g nahezu konstant. Ein dramatischer Anstieg erfolgte plötzlich von 1940–1966 und zwar auf über die 13fache Menge (auf 29 mcg/g). Die Ursache wurde in der Anwendung der quecksilberhaltigen Saatbeizmittel gesehen. Nach dem Verbot dieser Mittel gingen die Werte wieder auf die aus dem Jahre 1940 zurück.

In einer kanadischen Provinz wurde 1969 sogar die Jagd nach Wildgeflügel verboten, da in diesem erhöhte Mengen von Quecksilber aufgefunden wurden.

Vergiftungen traten auch beim Genuß von Schweinefleisch – die Schweine erhielten gebeiztes Saatgut zum Futter – in den USA auf. Seit 1971 dürfen auch in den USA keine Methylquecksilberverbindungen mehr zur Saatgutbehandlung verwendet werden.

Quecksilber in der Minamatabucht

Zwischen 1953 und 1960 erkrankten über 100 Japaner, die an der Minamatabucht lebten, an einer sonderbaren Krankheit. Die »Minamata-Krankheit«, die man zunächst für ansteckend hielt, war durch folgende Anzeichen gekennzeichnet: Unruhe, Erregungszustände, Muskelzittern, Krämpfe, Lähmungszustände. Die Bewohner und auch die Ärzte waren sechs Jahre ratlos. Erst 1959 brachte man die Nervenkrankheit mit dem Verzehr von methylquecksilberverseuchten Fischen und Schalentieren in Verbindung. Urheber der Verseuchung war eine Fabrik, die bedenkenlos quecksilberhaltige Abwässer in die Bucht leitete. Der Schlamm in dieser Bucht enthielt die »riesige« Menge von 790 mg Quecksilber pro kg. Meerestiere wiesen bis zu 100 mg Quecksilber pro kg auf.

Die Folge dieser Umweltverschmutzung war erschreckend: Von 111 Erkrankten starben 48 und von 400 Geburten waren 41 mit Hirnschä-

den. Bei Personen, die die Vergiftung überstanden, blieben Lähmungserscheinungen und geistige Störungen zurück.

Eine ähnliche Katastrophe ereignete sich 1965 am Agano-Fluß in
der Niigata-Präfektur. 22 Personen erkrankten schwer und 5 starben.

──   *Vergiftungen in einer Seifenfabrik*

Daß Vergiftungen mit Quecksilber durch Nachlässigkeit auch in
unserer Zeit vorkommen können, beweist folgender Vorfall in einer englischen Seifenfabrik. Dort wird für afrikanische Länder eine Quecksilberjo-
didseife mit hautbleichender Wirkung produziert. Als Kleinkinder zweier
Arbeiterinnen unter den Anzeichen einer Quecksilbervergiftung starben,
wurden die Kinder und Mütter untersucht. In den Haaren, Fingernägeln
und Geweben fand man erhöhte Quecksilberkonzentrationen. Die Firmen-
leitung schaltete schnell. Sie verbesserte die Ventilation in den Werkhallen,
außerdem dürfen Frauen unter 35 Jahren die Seife nicht mehr produzieren,
die übrigen Arbeiterinnen müssen sich einer monatlichen Blut- und Urin-
analyse unterziehen. Aber kein Mensch spricht von möglichen Schäden
beim Verbraucher. Dies ist nach meiner Meinung ein Skandal.

──   *Über 10 Millionen Büchsen Thunfisch beschlagnahmt!*

Auch in den großen Seen von Nordamerika wurden 1970 in den
Fischen bis zu 5 mg Quecksilber pro kg ermittelt. Man fand hier schnell die
Verursacher. Es waren Firmen, die ihre Quecksilberabfälle in die Seen
leiteten. Die unlöslichen Quecksilberverbindungen des Abfalls verwandel-
ten sich hier durch die Arbeit der Bakterien in lösliche Substanzen, und es
entstand hauptsächlich die gefährliche Methylquecksilberverbindung. Diese Substanz nehmen die Fische direkt aus dem Wasser oder indirekt über
Plankton und Algen auf und speichern es. Schließlich kommt das Gift in den
menschlichen Organismus, wenn er Fische oder Schlachttiere, die mit Fischmehl gefüttert wurden, verzehrt. Das Methylquecksilber ist außerordentlich gut resorbierbar (90%) und lagert sich zu ca. 10% im Gehirn ab. Es
greift insbesondere die roten Blutkörperchen und das Nervengewebe an.
Amerikanische Wissenschaftler erklärten, Quecksilber zerstöre, wenn es in
ausreichender Dosierung im Körper konzentriert werde, langsam das Ge-
hirngewebe und lähme das zentrale Nervensystem.

Wie Nachforschungen in den USA ergaben, ließen die Firmen täglich bis zu 50 Pfund Quecksilber in die Gewässer. Die amerikanische Presse

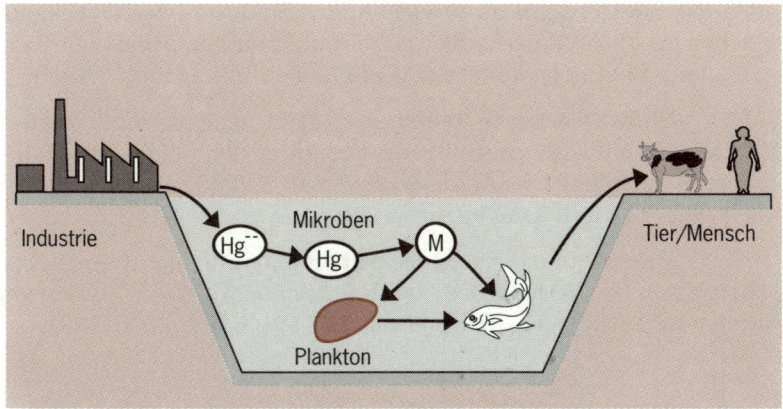

Abb. 22   Das aus dem Industrieabfall stammende ionogene Quecksilber (Hg⁻⁻) wird durch
Mikroben in metallisches Quecksilber oder in Methylquecksilber (M) überführt. Diese
Verbindung wird von Fischen konzentriert und gelangt direkt durch Fischverzehr in
den menschlichen und tierischen Organismus oder direkt über Schlachttiere (Fütte-
rung mit Fischmehl!) in den menschlichen Körper.

überschlug sich damals und forderte eine harte Bestrafung der Verantwort-
lichen. Der bekannte Verbraucheranwalt NADER sprach in einem Senats-
Hearing von einer gewaltigen nationalen Katastrophe und forderte eine
schnellere und rigorose Gesetzgebung. Das Fischen wurde in einigen Seen
daraufhin verboten. Im Übereifer schloß man auf einen erhöhten Quecksilbergehalt in ausländischen Fischkonserven. Es sollen zu jener Zeit über 10
Millionen Büchsen Thunfisch beschlagnahmt worden sein. Kein Amerikaner aß mehr Thunfisch.

Die verseuchten Gewässer waren damals jedoch nur die Spitze
eines Eisberges. Bei den Recherchen kam Erschreckendes an die Öffentlich-
keit. Die amerikanische Industrie verarbeitete damals allein 40 000 Kilo
Quecksilber zur Herstellung von Pflanzenschutzmitteln. Es kam danach,
wie schon erwähnt, zum Verbot der methylquecksilberhaltigen Mittel.

___

Wie bedenklich ist der Verzehr von Fischen und Pilzen?

Der höchste Quecksilbergehalt ist in Pilzen, Fischen und Innereien
zu erwarten (s. Tab. 36, S. 169). Durch Zubereitung (Dünsten, Braten,
Schmoren) der Pilze und Fische sind nach SCHELENZ und DIEHL keine Queck-

silberverminderungen zu erreichen. Ein Hauptteil des Quecksilbers ist in Fischen als Methylquecksilber an schwefelhaltigen Aminosäuren im Eiweiß gebunden. Bei Pilzen könnte eine ähnliche Bindung möglich sein.

Süßwasserfische beinhalten etwa 0,25 mg und Seefische etwa 0,13 mg pro Kilogramm. Spitzenreiter unter den belasteten Nahrungsmitteln sind auch hier wieder die Wildpilze (0,2–0,55 mg/kg), während Kulturchampignons nur 0,1 mg/kg aufweisen.

Die wöchentliche Quecksilberbelastung des bundesrepublikanischen Normalbürgers liegt deutlich unter der von der WHO vorläufig duldbaren wöchentlichen Aufnahme von 0,35 mg (s. Tab. 35, S. 169).

═══   Welche Vergiftungsmöglichkeiten bestehen im Haushalt?

Anfangs des Jahres 1978 kamen mit metallischem Quecksilber versehene Orangen auf den Markt. Diese Aktion löste einen ungeheuren Aufruhr in Presse, Rundfunk und Fernsehen und demzufolge auch in der Bevölkerung hervor. Es soll auch zu einigen geringeren Vergiftungen, vor allem bei Kleinkindern, gekommen sein. Dazu ist zu sagen, daß metallisches Quecksilber, wenn es geschluckt wird, den Darm unverändert wieder verläßt. Es ist jedoch keinesfalls ratsam, dieses zu tun, denn kleinste Partikel des Metalls könnten sich in den Darmwinkeln einnisten und resorbiert werden.

Äußerst gefährlich ist der Quecksilberdampf. Vergiftungen können nicht nur im Zahnlabor und in der Industrie, sondern auch im Haushalt vorkommen. Wenn nämlich ein Thermometer zerbricht, dann verteilt sich das Quecksilber in vielen Kügelchen über dem Fußboden. Besonders schlimm kann es werden, wenn das Metall in Teppichen oder in Dielenritzen verschwindet und allmählich »verdampft«. Am gefährdetsten sind Kinder, die auf den Böden spielen und Quecksilberdampf einatmen.

Quecksilber muß aus den genannten Gründen unbedingt vom Boden entfernt werden. Dazu eignen sich quecksilberbindende Mittel wie Jodkohle, Mercurosorb und speziell imprägnierte Schwämmchen. Diese Mittel bekommen Sie in jeder Apotheke.

Der MAK-Wert (= maximale Arbeitsplatz-Konzentration) für Quecksilber beträgt übrigens 0,1 mg/m^3 und für organische Quecksilberverbindungen 0,01 mg/m^3.

Wie äußert sich eine Vergiftung?

Eine **akute Vergiftung** entsteht u. a. beim Verschlucken von Quecksilbersalzen und Einatmen von Quecksilberdämpfen. Mund, Rachen, Speiseröhre und Magen werden stark geätzt, es folgt oft ein lebensrettendes Erbrechen. Ferner zeigen sich Übelkeit, starker Metallgeschmack und Kolik. Eine Magen-Darmentzündung hält längere Zeit an und führt zu starken Eiweiß- und Elektrolytverlusten. Es treten außerdem bei der akuten Vergiftung eine zunächst krankhafte Vermehrung der Harnmenge, später eine verminderte Harnausscheidung ein. In schweren Fällen beobachtet man eine fehlende Harnabsonderung und Harnvergiftung. Diese kann zwischen dem dritten und achten Tag zum Tode führen. Wird die Krise überstanden, stellt sich eine Dickdarmentzündung mit heftigen krampfartigen Schmerzen ein.

Die ersten Anzeichen einer **chronischen Vergiftung** sind Unruhe, Mundschleimhautentzündung, Nervosität, Kopf- und Gliederschmerzen, Schlaflosigkeit, schlechte Merkfähigkeit, Seh- und Gleichgewichtsstörungen, Zittern der Augenlider, der Finger und der Zunge. Später zeigen sich ein schwärzlicher Quecksilbersaum am Zahnfleischrand, Zahnfleischentzündung mit Zahnausfall, Speichelfluß, Ohrspeicheldrüsenschwellung, Hör- und Sprachstörungen, eine braune Verfärbung der vorderen Linsenkapsel.

Bei Verdacht einer Vergiftung sollte man sofort einen Arzt rufen oder sich mit einer Vergiftungszentrale in Verbindung setzen.

Wie giftig ist Amalgam?

Amalgam, eine Legierung aus Quecksilber, Silber, Kupfer und Zinn, dient als Füllmaterial für kaputte Zähne. Dieses Material geriet in letzter Zeit immer mehr in Mißkredit. Wurde doch bewiesen, daß sich ständig Quecksilber in geringen Mengen aus den Plomben herauslöst. Auch melden sich immer mehr Menschen mit Amalgamunverträglichkeit. Sie klagen über Apathie, Müdigkeit, Kopf- und Bauchschmerzen, Muskel- und Gelenkbeschwerden, Gedächtnisstörungen, Depressionen, Schlafstörungen und Infektanfälligkeit. Wie DR. M. DAUNDERER berichtete, besserten sich die Symptome nach Entfernen der Füllungen. Der Arzt machte auch noch weitere hochinteressante Entdeckungen: Patienten mit den stärksten Beschwerden hatten einen starken Zinkmangel, erhöhte Kupfer-, Kadmium- und Bleiwerte. Oft wurden die Beschwerden erst durch einen Infekt (Folge: Zinkmangel) ausgelöst.

Die Freisetzung von Quecksilber aus Füllungen wird durch folgende Faktoren begünstigt: häufig heiße und saure Getränke, saure Speisen, fluorhaltige Zahnpasten, Kaugummikauen, andere Metalle im Mund und Zinkmangel.

Etliche sprechen von einer »Zeitbombe im Mund« oder von einem »ärztlichen Kunstfehler«, andere von einem »falschen Alarm«. Die kontrovers geführte Diskussion schlägt zur Zeit hohe Wellen.

Meine Meinung: Schon die Tatsache, daß Quecksilber aus den Füllungen ständig freigesetzt wird, den Organismus belastet und die geschilderten Beschwerden keine Einbildung sind, sollte die Zahnärzte abhalten, Amalgamfüllungen zu verwenden. Dies ist eine Vorsichtsmaßnahme, da man noch nicht viel über die Wirkung von kleinsten Schwermetalldosen weiß. Sicherlich wird in vielleicht schon naher Zukunft Amalgam als Zahnfüllmaterial verschwinden.

Wie wird eine Vergiftung behandelt?

Bei akuter Vergiftung wird der Arzt versuchen, ein Erbrechen herbeizuführen, oder er wird eine Magenspülung vornehmen. Medikamentös kann die Quecksilbervergiftung mit BAL (**B**ritish-**A**nti-**L**ewisit; Dimercaptopropanol, Dithioglyzerin) und andere Chelatbildner angegangen werden. Die genannten Medikamente binden verschiedene Metalle, die dann ausgeschieden werden.

Weitere Empfehlungen: Zufuhr von schwefelhaltigen Aminosäuren, Vitamin B_6 zur Unterstützung der Nierenfunktion, Vitamin B_1 (bei Störungen des Zentralnervensystems), Vitamin C, E oder A und Selen.

Selen gegen Methylquecksilbervergiftungen

Vielfach wurde beobachtet, daß in manchen Gegenden trotz eines Zuviels an quecksilberhaltigem Fisch in der Nahrung keine Vergiftungserscheinungen eintraten. Eine Studie des Physiologie-Institutes in Prag unter Leitung von Parizek brachte Aufklärung. Die fisch- und getreidereichen Nahrungsmittel der Japaner enthalten etwa 2–4mal mehr Selen als die amerikanische Durchschnittskost. Selen ist in der Lage, die Giftigkeit von Methylquecksilber eindeutig zu senken.

Warum Selen eine entgiftende Wirkung entfaltet, erklären sich Wissenschaftler so: das selenhaltige Enzym *Glutathioperoxidase* vermindert die Freisetzung von freien Radikalen. Diese äußerst reaktionsfähigen Verbindungen werden laufend im Organismus gebildet. Sie wirken auf Zellbestandteile und Gewebe zerstörend ein. Quecksilber, Kadmium, Blei, Arsen und radioaktive Elemente führen übrigens auch in der Zelle zur Radikalfreisetzung.

Thallium läßt Haare ausfallen

Das Schwermetall Thallium wurde 1861 von SIR CROOKES entdeckt und von LAMY in reiner Form hergestellt. Die Giftigkeit der verschiedensten Thalliumsalze wurde anfangs unterschätzt. So diente beispielsweise Thalliumacetat als Enthaarungsmittel und wurde als Medikament bei Tuberkulose und Nachtschweiß verordnet. Als man feststellte, daß nicht nur die Haare ausgingen, sondern sich auch Vergiftungserscheinungen bemerkbar machten, sah man vor einer weiteren Verwendung zu medizinischen Zwecken ab. Der erfindungsreiche Mensch fand jedoch bald andere Verwendungsmöglichkeiten. So diente Thalliumsulfat als Rattengift. Auch kamen zahlreiche Morde und Selbstmorde durch Aufnahme dieses Giftes vor.

Thallium ist ein Zellgewebs- und Nervengift. Es stört die Funktion der B-Vitamine und einiger Enzyme. Auch wird der Kalzium- und Eisenstoffwechsel negativ beeinflußt. Thallium reichert sich in Haut und Haaren ab. *Es genügen bereits wenige Milligramm, um Vergiftungserscheinungen auszulösen.*

Wie Agatha Christie ein Kind rettete

Namhafte britische Zeitungen, so die »Times« und eine Fachzeitschrift, berichteten im Herbst 1978 von einem 21 Monate alten Mädchen, das mit sonderbaren Krankheitsanzeichen in die Klinik der Royal Postgraduate Medicine School in London eingewiesen wurde. Das Kind stammte aus dem arabischen Golfstaat Katar, und man konnte die Vergiftungsquelle zunächst nicht ausfindig machen. Die Krankheitsanzeichen verschlimmerten sich zusehends und die Ärzte wußten sich nicht mehr zu helfen. Zum Zeitpunkt der allgemeinen ärztlichen Ratlosigkeit las eine Krankenschwester den Agatha-Christie-Krimi »A Pale Horse« (»Das fahle Pferd«), in dem dieselben Vergiftungssymptome – weiße Linie unter den Fingernägeln, Bewußtlosigkeit, Haarausfall – beschrieben waren. Diese Erscheinungen wurden durch Thallium hervorgerufen. Eine eiligst vorgenommene Urinuntersuchung bestätigte die Vergiftung mit Thallium. Möglicherweise – so ergaben Recherchen – kam das Kind mit einem Mittel in Kontakt, das die Eltern zur Küchenschabenbekämpfung einsetzten. Nach einer dreiwöchigen Therapie besserte sich der Zustand der Kleinen und nach vier Wochen konnte sie gesund entlassen werden.

Die vielgeliebte und hochgelobte »Old Lady« der englischen Detektivliteratur rettete also indirekt ein Menschenleben. Aus diesem Beispiel ist ersichtlich, daß nicht alle Vergiftungssymptome den Ärzten bekannt sind.

Vergiftung in Guayana

Im südamerikanischen Staat Guayana begann 1981 eine Gesellschaft auf Zuckerrohrplantagen Ratten mit Thalliumsulfat zu bekämpfen. Arme Farmer streuten zudem die Substanz wegen der wachstumsfördernden Wirkung auf ihre Felder. Zwei Jahre später zeigten sich die ersten Vergiftungserscheinungen beim Menschen. Bis 1986 starben 44 Personen. Als Vergiftungsquellen entpuppten sich Milch (die Kühe fraßen mit Thallium verseuchte Melasse) und Weizenmehl. Auch die 1988 bekanntgewordene Vergiftung von 127 Kindern in einer russischen Stadt wurde dem Thallium zugeschrieben.

1979 wurden auch bei uns Thalliumemissionen in der Nähe einiger Zementwerke bekannt. Hobbygärtner wurden angewiesen, in der Nähe dieser Fabriken keinen Kohl und Kresse mehr anzubauen.

Wie äußert sich eine Vergiftung?

Die **akute Vergiftung** ist wie folgt gekennzeichnet: Übelkeit, Brechreiz, Erbrechen. Nach 2 bis 3 Tagen folgt eine Magen-Darmentzündung mit Brechkrämpfen und Durchfällen. Danach stellen sich Nervenschädigungen, psychische Veränderungen und sogar Lähmungen ein. Frühestens nach einer Woche oder später fällt dann das Haupthaar aus. Es ist durchaus möglich, daß auch andere Körperhaare ausfallen. Wird eine Thalliumvergiftung überstanden, wächst das Haar wieder nach. Die Haare gehen deshalb verloren, weil sich Thallium in die Haarfollikel einlagert und zu einer Schädigung des wachsenden Haares führt.

Nach 3 bis 4 Wochen tritt noch eine charakteristische Veränderung auf: Es bilden sich *typische halbmondförmige weiße Querstreifen an Finger- und Zehennägeln*. Spätfolgen der akuten Vergiftung sind Beschwerden bei der Harnentleerung und Schließmuskelschwäche.

Bei der **chronischen Vergiftung** mit Thallium zeigen sich Appetitmangel, Gewichtsverlust, Sehstörungen, Nervenentzündung, diffuser Haarausfall und Stoffwechselstörungen.

Nach der Magenspülung (akute Vergiftung) wird eine Thalliumvergiftung mit Eisen(III)-hexazyanoferrat (II), also Berliner Blau, behandelt.

Wie giftig sind Aluminium und Wismut?

Aluminium

Die *Aluminiumstaublunge* ist eine entschädigungspflichtige und in der BRD seltene Berufskrankheit. Die Erkrankung kommt durch chronisches Einatmen von Aluminiumstaub zustande. Es bildet sich eine gutartige Staublunge aus. Krankheitszeichen sind Atemnot, Blausucht, Husten, Bronchitis (»Aluminiumasthma«).

Besorgte Menschen fragen mich des öfteren, wieviel Aluminium in den *Nahrungsmitteln* vorkommen und ob das Aluminium in Nahrungsmitteln, Antazida (säurebindende Medikamente; s. Kapitel über Magnesium) und Heilerde schädlich sei. Nach einer neuen Untersuchung von TREIER und KLUTHE weisen pflanzliche Nahrungsmittel etwas mehr Aluminium auf (5,4 mg/kg Frischgewicht) als tierische Nahrungsmittel (1,7 mg/kg Frischgewicht). Spitzenreiter mit den höchsten Werten waren Pilze mit 4–50 mg/kg Frischgewicht und Tomatenmark mit 15–25 mg/kg. Die tägliche Aluminiumaufnahme betrug bei dieser Untersuchung für Vollkost 3,5 mg und für vegetarische Kost 4,2 mg.

Aluminiumverbindungen sind schwer resorbierbar. Mediziner gehen von einer Resorptionsquote aus, die zwischen 1 und 3% liegt. Bei einer täglichen Zufuhr von 5 mg Aluminium mit der Nahrung wären dies 50 bis 150 mcg. Laut LANG beträgt die zusätzliche Aluminiumbelastung bei der Zubereitung von Nahrungsmitteln in Aluminiumtöpfen 1–20 mg/Tag. Diese Mengen sind, so betont LANG, für den Menschen nicht giftig.

Wie sieht es mit *Antazida* aus? Hier werden doch größere Mengen Aluminium freigesetzt und resorbiert. Tatsache ist, daß unter Aluminiumbelastung der Gehalt in Gehirn-, Knochen-, Magen- und Darmgewebe ansteigt. Bei einem Nierengesunden sind die Werte wesentlich geringer als bei Nierenkranken. PROF. ZUMKLEY äußerte auf einem Workshop in Nürnberg, daß die Antazida-Verabreichung in üblicher Dosierung und Therapiedauer beim Nierengesunden keine Schäden hervorruft. Nierenkranke sollten sich dagegen vorsehen. Ihre Nieren sind nicht mehr in der Lage, ausreichende Mengen Aluminium auszuscheiden. Das nicht ausgeschiedene Aluminium wird dann in den Geweben abgelagert. Die Therapiedauer sollte beim Gesunden nicht länger als 8 Wochen betragen. Erst die Einnahme von täglich ca. 1 g Aluminiumhydroxid über ein halbes Jahr kann zu einer Osteomalazie (Knochenerweichung) führen. Krankhafte Hirnerkrankungen wurden bis heute nach Antazida-Gabe nicht gesehen. Diese zeigten sich nur bei Dialyse-Patienten, die zur Vorbeugung einer Hyperkaliämie (vermehrter Kaliumgehalt im Blut) Gaben von Aluminiumaustauscherharze bekamen. Auch die These, daß durch erhöhte Aluminiumzufuhr die *Alzheimer Krankheit* entsteht, konnte durch neuere wissenschaftliche Untersuchungen widerlegt werden.

Wieviel Aluminium löst sich aus *Heilerde*, das neben anderen Mineralstoffen auch größere Mengen Aluminiumverbindungen enthält, heraus? Um das herauszufinden, wurden 100 g Heilerde mit künstlichem Magensaft 12 Stunden geschüttelt, anschließend filtriert und das gelöste Aluminium bestimmt. In 100 g Heilerde lösten sich nur 8 mg Aluminium heraus. Bei einer Tagesdosis von 10 g wären dies 0,8 mg, also bedeutend weniger als mit der üblichen Nahrung zugeführt wird.

Wismut

In 70 bis 100% der Fälle soll der Erreger Campylobacter pylori an der Entstehung einer chronischen Magenschleimhautentzündung beteiligt sein. Von Wismutsalzen weiß man, daß sie speziell gegen diese Magenkeime eine hohe antibakterielle Wirkung besitzen. Wismutsalze gehen darüber hinaus im sauren Milieu des Magens eine Bindung mit Eiweiß ein und bilden einen Schutzfilm auf der Magenschleimhaut. Sie hemmen außerdem die Pepsinbildung (Pepsin ist ein eiweißspaltendes Enzym des Magensaftes) und regen die Schleimbildung im Magen an.

Die Wismuttherapie kam in Verruf, als zu Beginn der 70er Jahre in Frankreich und Australien rückbildungsfähige Hirnfunktionsstörungen, die man als Wismut-Enzephalopathie zusammmenfaßte, bekannt wurden. Die Betroffenen verwendeten Wismutsalze zur Geruchsminderung bei künstlichem Darmausgang und gegen Verstopfung und Magenbeschwerden. Im Zuge der Therapie traten Halluzinationen, Angst, Schwerfälligkeit, Schüttelkrämpfe, Gedächtnis-, Schreib-, Sprach-, Gang-, Schlaf- und Konzentrationsstörungen auf; in einzelnen Fällen kam es zu Gelenkleiden,

Epilepsie, Koma und Todesfällen. Als Hauptursachen waren die großen Tagesdosen an Wismut (5–15 g) und die lange Einnahmezeit anzunehmen.

Wismutdosen unter 1,5 g pro Tag führten in keinem Fall zu diesem Krankheitsbild. Die heute üblich verwendete Tagesdosis bei Magenerkrankungen liegt um 300 mg Wismut! DR. LEHMANN, Eschwege, teilte mir auf Anfrage mit, daß die obere Sicherheitsgrenze für Wismutblutspiegel bei 50 mcg/Liter liege. Bei Patienten mit den oben erwähnten Symptomen lag die mittlere Wismutblutkonzentration sechsmal so hoch (300 mcg/L). DR. LEHMANN: »Da die Resorption von Wismutsalzen in therapeutisch üblichen Dosen gering ist, werden toxische Wismutspiegel im Rahmen der Magentherapie keinesfalls erreicht.« So ergab eine Standardtherapie mit Wismutdicitrat über 4 Wochen einen mittleren Wismutblutspiegel von 7 mcg/Liter. DR. BÖRSCH, Bochum, empfiehlt eine kurmäßige Therapie von 4, höchstens 8 Wochen und ein anschließendes achtwöchiges wismutfreies Intervall. Schwangere und Nierenkranke sollten Wismutsalze meiden.

≡ Radioaktive Elemente schädigen das Erbgut und verursachen Krebs

Radioaktive Elemente (oder genauer radioaktiv-isotope Elemente) erlangten eine traurige Berühmtheit. Zunächst als Fallout von zahlreichen Atombombenexplosionen in der Atmosphäre, als Abfälle beim Reaktorbetrieb und durch das Tschernobyl-Desaster.

Wir wollen uns zunächst die Frage stellen: Was passiert im Körper, wenn radioaktive Stoffe eintreffen. Die Zellen reagieren auf diese Stoffe sehr empfindlich. Zunächst bilden sich in den Zellen aggressive Substanzen (Radikale), dann verändern sich die Zellbestandteile und die Enzyme. Es folgt eine Beeinträchtigung der Durchlässigkeit der Zellmembranen, ferner gerät der Zellstoffwechsel außer Kontrolle. Das Erbgut wird ebenfalls geschädigt. Die Zelle stirbt oder wandelt sich in eine Krebszelle um. Der Körper kann sich gegen solche Einflüsse wehren. Er besitzt ein schnelles Zellreparatursystem und ein sehr leistungsfähiges, empfindliches Abwehrsystem. Diese zwei wichtigen Systeme greifen ein, sobald sich veränderte Zellen bilden. Es ist jetzt verständlich, daß Menschen, die ein fehlerhaftes Reparatursystem oder eine geschwächte Abwehr haben, anfälliger für Strahlenschäden und andere Umweltgifte sind.

Auch die bei der Krebsbehandlung verwendeten radioaktiven Metalle können bei unsachgemäßer Anwendung oder bei defekten Geräten

Schädigungen auslösen. Radium verhält sich im Organismus ähnlich dem Kalzium. Es wird vermehrt im Knochen abgelagert und löst dadurch Knochenmarksveränderungen und Knochenkrebs aus.

══ Radioaktives Strontium in der Milch

Unsere Atmosphäre wurde in den 50er und 60er Jahren durch die Atombombenteste erheblich mit Strontium 90 verseucht. Durch den Fallout gelangte das Strontium in die Nahrungsmittel und das Trinkwasser. Zunächst zeigten sich die höchsten Werte in der Kuhmilch, dann in menschlichen Knochen und den Milchzähnen. **Ein Mensch, der radioaktive Stoffe aufgenommen und gespeichert hat, besitzt quasi eine innere Strahlenquelle, der er sich nicht mehr entziehen kann.**

══ Erhöhte Leukämierate

In der Umgebung von älteren Kernkraftwerken in den USA wurde ein Anstieg der Krebserkrankungen und Kindersterblichkeit ermittelt. Im Bereich des Atommeilers Dounreay in Nordschottland – so berichtet der britische Gesundheitsdienst in einer Studie – liegt die Leukämierate bei Menschen unter 25 Jahren um das Zehnfache über dem Landesdurchschnitt. Schon früher ermittelte man eine zehnmal erhöhte Krebsrate bei Kindern in der Umgebung der nuklearen Wiederaufbereitungsanlage Sellafield (Windscale). In der Nähe der Atomwaffenfabriken Aldermaston und Burghfield zeigten sich auch vermehrte Fälle von Leukämie. Es ist unwahrscheinlich, daß es sich hier um Zufälle handelt. Der erste Untersuchungsbericht konnte nicht beweisen, daß das Atomkraftwerk die Quelle der Erkrankung ist. Erst im Februar 1990 wurde in der Presse eine neue wissenschaftliche Studie publiziert, die die britische Regierung und die Nuklearindustrie nervös machte. Nach der Untersuchung sind nicht die radioaktiven Partikel, die in die Luft geblasen werden und in das Trinkwasser oder Nahrungsmittel gelangen, schuld an der Katastrophe, sondern es sind die »verstrahlten« Väter, die in diesen Anlagen arbeiten. Die Väter waren bei der Arbeit einer erhöhten Strahlenbelastung ausgesetzt. Vermutlich bewirkte die Strahlung *Genveränderungen*, die bei der Zeugung auf den Nachwuchs übergingen und Leukämie und Lympherkrankungen begünstigten. PROF. GARDNER und sein Team brachten heraus, daß das Risiko, an Leukämie zu erkranken, zweieinhalb mal so groß war, wenn die Väter in diesen Anlagen arbeiteten. Wurden die Väter in ihrem Arbeitsleben mit Strahlendosen von über 100 Millisieverts (10 000 Millirem) ausgesetzt, dann war die Leukämierate sogar sechs- bis achtmal größer als im Normalfall.

Tschernobyl: Welche Stoffe wurden freigesetzt?

Nach dem Unglück im Kernreaktor von Tschernobyl kamen, wie eingangs erwähnt, eine ganze Reihe radioaktiver Stoffe über die Luft zu uns. Zwei Drittel der freigesetzten Radioaktivität bestand aus *Jod 131*. Dieses hat eine relative kurze Halbwertzeit (die Zeit, in der die Ausgangsmenge eines radioaktiven Stoffes um die Hälfte abnimmt) von etwa 8 Tagen. In 5–8 Wochen wäre somit das gesamte Jod 131 verschwunden. Wesentlich länger lebende Isotope sind Tellur 131, Ruthenium 106, Cäsium 137, Ruthenium 103, Cäsium 134, Barium 140, Molybdän 99, Technetium 99, Strontium 90, Strontium 89 und radioaktive Edelgase. Im Fallout wurden auch minimalste Mengen des hochgiftigen Plutoniums festgestellt. *Plutonium ist eines der stärksten Gifte.* Mengen von einem Zehnmillionstel Gramm wirken krebserregend, insbesondere dann, wenn es in den Organismus eingebaut wird (»innere Strahlenquelle«). Plutonium hat eine Halbwertszeit von 24000 Jahren! Welche Gesundheitsschäden diese Stoffe verursachen werden, ist noch nicht abzusehen.

Die Katastrophe von Tschernobyl hat in der UdSSR 1,5 Millionen Strahlenopfer gefordert. Darunter befinden sich laut dpa 160000 Kinder mit erheblichen Strahlenschäden. Die Kinder leiden häufig unter chronischer Mandelentzündung, Nasenbluten, Erkältungskrankheiten, Schilddrüsenkrankheiten, Blutarmut, Sehschwäche. Die Kindersterblichkeit ist erhöht. Neugeborene mit Fehlbildungen und Krebs sind keine Seltenheit. Auch Pflanzen und Tiere wurden in Mitleidenschaft gezogen. Ganze Wälder werden nicht mehr grün. Besonders häufig sind Pflanzenmißbildungen, Kümmerformen, aber auch Riesenformen (schwere große Nadeln), Farb- und

Tab. 37 Die Halbwertzeiten der wichtigsten Isotope, die nach dem Reaktorunglück von Tschernobyl freigesetzt wurden

Isotope	Halbwertszeit
Jod 131	8 Tage
Tellur 132	3 Tage
Ruthenium 103	39 Tage
Ruthenium 106	1 Jahr
Cäsium 137	30 Jahre
Cäsium 134	2 Jahre
Strontium 90	28 Jahre
Plutonium 239	24 000 Jahre

Formänderungen von Laubblättern. In den verstrahlten Gebieten gibt es erblindete Haustiere, taube Katzen, lebensunfähige und verkrüppelte Nachkommen. Vier Jahre nach dem Super-GAU leben insgesamt noch 4 Millionen Menschen in den verseuchten Gebieten.

Die Bewohner Mitteleuropas waren wesentlich geringeren Mengen radioaktiver Stoffe ausgesetzt. Aber es ist nicht auszuschließen, daß es in den nächsten Jahren einige Hundert oder Tausend zusätzliche Krebstote geben wird (Leukämie, Schilddrüsenkrebs).

Wie stark sind Pilze belastet?

Ende November 1989 publizierte die angesehene Ärztezeitschrift »selecta« folgendes: Waldpilze sind infolge des Reaktorunglücks in Tschernobyl immer noch stark radioaktiv belastet. Das Münchner Umweltinstitut rät dringend vom Verzehr bestimmter Pilzarten ab. Die Radioaktivität liege derzeit zwischen 1500 bis 5600 Becquerel* pro kg. Die Bundesforschungsanstalt für Ernährung in Karlsruhe untersuchte nach dem Unglück 1255 Pilzproben. Parasolpilze zeigten die niedrigsten und Rotfußröhrlinge, Steinpilze, Pfifferlinge mittlere Werte. Diese lagen unter dem Grenzwert der EG-Verordnung vom 30. 5. 86 von 600 Bq/kg. Bei Maronenpilzen wurde ein auffällig hoher Cäsium-137-Gehalt gemessen (2000 Bq/kg Frischgewicht).

Warum Waldpilze stärker belastet sind als Pflanzen, die auf landwirtschaftlichen Nutzflächen wachsen, wird so erklärt: Im Waldboden liegt in den obersten Schichten das radioaktive Cäsium nur schwach gebunden vor, so daß das Pilzmyzel dieses leicht aufnehmen kann. Das Pilzmyzel hält das Cäsium fest, es kann daher mit dem Regen nicht in tiefere Bodenschichten ausgewaschen werden. Auch ist die Pilzart entscheidend. Es gibt Pilze, die weniger, genausoviel und mehr Cäsium enthalten als der betreffende Boden. Ferner spielt die mineralische Zusammensetzung und der pH-Wert des Bodens eine Rolle. Mineralstoffarme und saure Böden geben mehr Cäsium an Pflanzen ab als tonhaltige und alkalische Böden. In den letztgenannten wird Cäsium gebunden und ist somit für die Pflanze nicht mehr verfügbar. Durch Kalken von sauren Böden erreicht man eine Reduzierung des Cäsiumgehaltes in den Pflanzen. Pilze, die auf Buntsandstein- und Muschelkalkböden wuchsen, hatten eine Cäsiumanreicherung bis zum 10fachen und Pilze von Torfmooren eine solche bis zum 100fachen Wert des im Boden vorhandenen Cäsiums (SEEGER, SCHWEINSHAUT, ECKL).

---

* Becquerel: Einheit der Aktivität einer radioaktiven Substanz. 1 Bq = 1 Zerfall pro Sekunde. Die alte, nicht mehr gebräuchliche Einheit, ist Curie.

Getreide ist weniger belastet

PROF. OCKER und DR. BRÜGGEMANN von der Bundesforschungsanstalt für Getreide- und Kartoffelverarbeitung in Detmold untersuchten 1986 334 Weizen- und 215 Roggenproben. Im Weizen wurden durchschnittlich 6,2 Bq/kg und im Roggen 45 Bq/kg (Summe Cäsium 137 + 134) angezeigt. In Bayern ermittelten die Analytiker die höchsten Werte (15 Bq/kg für Weizen, 99 Bq/kg für Roggen). Bei der Getreideverarbeitung reduzierte sich der Cäsium 137- und 134-Gehalt auf 33% (Weizenmehl, Type 1050) und 58% (Weizenmehl Type 550). Weizenvollkornbrot zeigte 4,4 Bq/kg und Roggenvollkornbrot 28 Bq/kg an. Drei Jahre nach dem Unglück sanken die Werte noch weiter ab.

»Eine gesundheitliche Gefährdung durch Verzehr von Getreideerzeugnissen (auch Vollkornprodukte) der Inlandernte war durch die Fallout-Radionukleotide des Cäsiums nicht gegeben«, meinten die erwähnten Forscher.

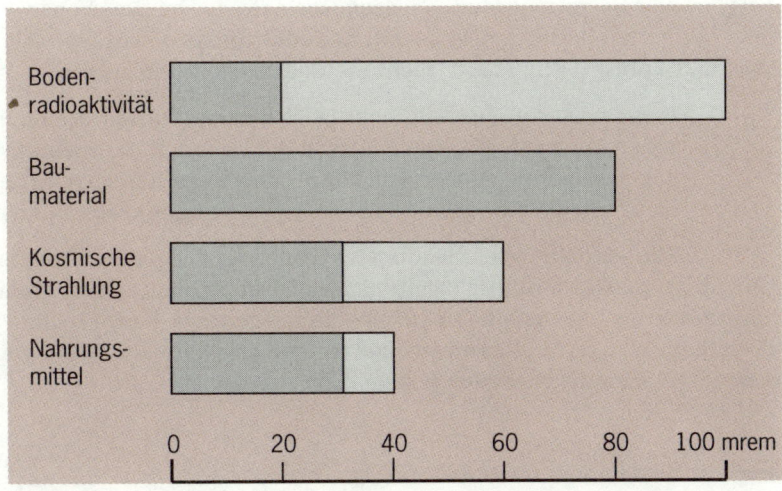

Abb. 23   Strahlenbelastung (Spanne) durch natürliche Radioaktivität pro und Jahr. Die Belastung beläuft sich auf 100 bis 600 mrem (= 1–6 Millisievert). Hinzu kommen noch medizinische Röntgenuntersuchungen bis mehrere Hundert mrem und die kosmische Strahlung bei Flügen in 10 000 m Höhe (0,5 mrem/Stunde).

▬ Besteht eine Gefahr durch Radon im Haus?

Der Wuppertaler Radonexperte PROF. WICHMANN äußerte anläßlich eines Interviews mit einem Redakteur der Lungenfachzeitschrift »Asthma-Bronchitis-Emphysem«, daß zwischen 4% und 12% aller Lungenkrebsfälle in der Bundesrepublik auf radioaktiver Radonstrahlung zurückzuführen sind. Er stützt seine Aussagen auf Radonmessungen in 6000 bundesdeutschen Haushalten. Pro Kubikmeter Luft wurden durchschnittlich 40 Bq gemessen. 1% der Wohnungen wiesen mehr als 250 Bq pro Kubikmeter Luft auf.

Wie kommt das Radon in die Wohnungen? Das Gas bildet sich beim Zerfall von Radium (dieses wiederum entsteht aus Uran) und gelangt durch Bodenritzen in die Häuser oder wird aus Baumaterialien freigesetzt. Dabei erwiesen sich Keramikplatten und Natursteine (Granit) als Materialien mit der größten Radonfreisetzung. Holz und Sandstein enthalten nur geringste Mengen Radon.

Das Radon wird inhaliert und erzeugt, so die Meinung etlicher Wissenschaftler, in bestimmten Konzentrationen Schädigungen des Lungengewebes. Betroffene sind insbesondere Arbeiter im Bergbau und in steinverarbeitenden Betrieben. Es ist ein Skandal, daß in diesen Betrieben bisher nur die Staubbelastung, aber nicht die Radonbelastung gemessen wird.

PROF. AXELSON aus Linköpping (Schweden) fand heraus, daß Menschen, die in steinernen Häusern mit hohem Radongehalt wohnten, gegenüber Bewohnern von Holz- oder Ziegelhäusern mit niedrigen Konzentrationen ein doppelt so hohes Lungenkrebsrisiko haben.

An den bisherigen Studien wird auch Kritik geübt. Erstens sind die Fallzahlen meist klein und zweitens ist die tatsächliche Strahlenbelastung während eines Lebens eine unsichere Angelegenheit. Untersuchungen über das Krebsrisiko durch Radon stecken weltweit noch in den Anfängen. Weitere Studien bringen sicherlich Klarheit.

▬ Sind Radonquellen hilfreich bei Rheuma?

Kleinste Dosen ionisierender Strahlung sollen nach LUCKEY sogar stimulierend auf den Organismus wirken. Deshalb wird dies in der *Balneologie* genutzt. Radonbäder gibt es in Bad Kreuznach, Bad Münster, Bad Steben, Badgastein, Bad Hofgastein und Bad Zell. Im Vordergrund der Kurwirkung steht die vegetativ-hormonale Umstellung mit Aktivierung der Hirnanhangdrüse, Nebennierenrinde und Keimdrüsen. Nach DR. JÖCKEL finden radioaktive Kurmittel bei folgenden Krankheiten Verwendung: Erkrankungen des rheumatischen Formenkreises (chronische Polyarthritis, Arthrosen, Weichteilrheumatismus), Folgezustände nach Lähmungen, Unterfunktion der Eierstöcke, Beschwerden in den Wechseljahren, Erkrankungen des Gefäßsystems (Bluthochdruck, Durchblutungsstörungen leichten Grades), Erkrankungen der Haut (Schuppenflechte, Ekzeme, allergische Hautkrankheit, Sklerodermie = Stoffwechselerkrankung des Bindegewebes), allergische Erkrankungen (Bronchialasthma, Nasenschleimhautentzündung) und bei Altersbeschwerden.

Die Anwendung von radioaktiver Wässer darf nicht bei Schwangerschaft, Tumoren und Überfunktion der Schilddrüse erfolgen.

≡ Umweltschutz tut not!

Aus den bisher vorliegenden Untersuchungen geht eindeutig hervor, daß die Umwelt unsere Gesundheit immer mehr bedroht. Auch wird klar, daß die von Umweltministerien und der WHO festgelegten Schadstoffmengen, die als noch tolerierbar gelten, doch Schäden verursachen können. Hier dürfte nach meiner Meinung der *Summationseffekt*, also das Zusammenwirken mehrerer Schadstoffe, eine große Rolle spielen. Nach Kenntnis der möglichen Schädigungen durch Umweltgifte sollten wir uns alle intensiver für eine saubere Umwelt einsetzen. Vielerorts ist es nicht »Fünf vor Zwölf«, sondern bereits »Fünf nach Zwölf«. Dies wurde uns erst richtig durch das weit um sich greifende Waldsterben vor Augen geführt. Endlich wurden auch die letzten Zweifler – oft wurden ja in der Vergangenheit auftretende Schäden bei Mensch, Tier und Pflanze kaum beachtet oder für nicht so schlimm befunden – überzeugt und rufen zu Gegenmaßnahmen auf. Vorrangig ist die Verringerung der Schadstoffe durch Abgasreinigung, der Einsatz umweltfreundlicher Technologien, die Verwendung von bleifreiem Benzin und Energiesparen. Maßnahmen, die erst nach Jahren wirken, kommen sicherlich zu spät.

Nach dem Reaktorunglück von Tschernobyl wurde jedem bewußt, daß es eine absolute Sicherheit nicht gibt. Der Mensch beherrscht noch nicht das Atom. Deshalb sollten sofort alle kerntechnischen Anlagen auf ihre Sicherheit überprüft werden. Sollte die Sicherheit nicht gewährleistet sein und sollte sich ergeben, daß auch geringe Strahlungen, die von kerntechnischen Anlagen bei normalem Betrieb ausgehen, eine Gefahr für die Gesundheit bedeuten, dann müssen die Konsequenzen gezogen werden. Die einzige Möglichkeit wäre dann eine alternative Energiegewinnung. Auf jeden Fall müssen wir es versuchen, um wieder zu einer sauberen Umwelt zu kommen.

Denken wir daran, daß auch noch unsere Kinder und Enkelkinder in einer gesunden Umwelt leben, im Freien spielen, sich an einer phantastischen Flora und einer prächtigen Fauna erfreuen wollen.

Schlußbemerkungen

Bedeutung der Mineralstoffe auf einen Blick

Mit *Mineralstoffen* sollte unser Organismus stets ausreichend versorgt werden. Das ist von großer Bedeutung. Sie sind doch genauso wichtig wie die Vitamine. So regulieren beispielsweise Natrium, Kalium und Chlorid den Wasserhaushalt, Natrium und Kalium sind notwendig für die Reizleitung der Nerven, Kalzium und Phosphat sind als Bausteine für Knochen und Zähne unentbehrlich. Eisen baut den Blut- und Muskelfarbstoff auf und versorgt unseren Körper mit lebenswichtigem Sauerstoff. Chrom und Zink verbessern die Insulinwirkung, Selen entpuppte sich als bedeutender Zellschutzfaktor, Zink fördert das Wachstum und die Wundheilung, und ohne Kobalt gäbe es kein Vitamin B$_{12}$.

Mengen- und Spurenelemente beeinflussen den gesamten Stoffwechsel. Besonders die Spurenelemente sind im wahrsten Sinne des Wortes »Hochleistungselemente«. Ohne ihre Beteiligung sind viele Hormone und Enzyme wirkungslos.

Wie äußert sich ein Mangel?

Fühlen Sie sich abgeschlagen, lassen Ihre Gedächtnisleistungen nach? Sind Sie nervös, ist Ihre Widerstandsfähigkeit herabgesetzt, plagt Sie Migräne, haben Sie Durchblutungsstörungen, können Sie keinen Schlaf finden, ist Ihnen oft übel, haben Sie keinen Appetit, leiden Sie unter Haarausfall, schlechter Wundheilung, haben Sie schlechte Zähne, brüchige Nägel und oft Entzündungen? Alle diese Anzeichen können auf einen allgemeinen Mineralstoffmangel hinweisen. Zu den schweren Mineralstoffmangelerkrankungen gehören u. a. Rachitis, Kropf, Knochenerweichung, Osteoporose (hier spielen noch andere Faktoren eine Rolle, siehe S. 54), Muskelkrämpfe und erhöhte Knochenbrüchigkeit.

Ursachen von Mangelerscheinungen

In den Industriestaaten ist trotz einem Überangebot an Nahrungsmitteln die Mineralstoffversorgung nicht immer ausreichend. Folgende Gründe spielen eine Rolle:

- Einseitige Ernährung mit Feingebäck, Nudeln, Weißbrot, Fein-
  grieß, Süßigkeiten, Zucker, zuviel Fett und Eiweiß.
- Hoher Alkoholkonsum (dieser bedingt Mineralstoffverluste über
  die Niere).
- Falsche Zubereitung von Nahrungsmitteln (etliche Mineralstoffe,
  wie Kalzium, Magnesium und Kalium, gehen in das Koch- oder
  Waschwasser über).
- Düngefehler beinflussen die Resorption lebenswichtiger Mineral-
  stoffe durch die Pflanze.
- Abführmittelmißbrauch und längere Einnahme harntreibender
  Medikamente.
- Krankheiten (Darmerkrankungen, Nierenerkrankungen, Kno-
  chenerweichung) können die Resorption von Mineralstoffen nach-
  teilig beeinflussen.
- Übermäßige Schweißabsonderung (Sportler, Glas- und Hochofen-
  arbeiter, Saunabesucher).
- Ungenügende Zufuhr in Schwangerschaft, Stillzeit und bei schädli-
  chem Streß.
- Radikale Schlankheitskuren.

Wann besteht erhöhter Mineralstoffbedarf?

Er findet sich bei Sportlern, Glas- und Hochofenarbeitern (Natrium, Kalium, Magnesium), während der Schwangerschaft und Stillzeit
(Kalzium, Eisen, Magnesium, Phosphat), in der Wachstumsperiode (Kalzium, Phosphat, Magnesium, Zink), bei Alkoholismus (Magnesium, Zink),
bei fett- und eiweißreicher Ernährung (Magnesium), im Streß (Magnesium),
bei Aufnahme von Umweltgiften (Selen, Zink, Chrom), bei bestimmten
Krankheiten wie Jodmangel-Kropf (Jod), Karies (Fluor), Arteriosklerose
(Magnesium) und Zuckerkrankheit (Chrom, Zink).

Tips für eine optimale Mineralstoffzufuhr

- Bereiten Sie Nahrungsmittel schonend zu. Verwenden Sie das
  Kochwasser eventuell für Suppen.
- Erhöhen Sie den Rohkostanteil und überstreuen Sie die fertigen
  Gerichte mit den mineralstoffreichen Weizenkeimen oder Bierhe-
  feflocken.
- Verwenden Sie Vollkornprodukte.
- Reduzieren Sie fett- und eiweißreiche Nahrung.

– Verzichten Sie auf extreme Schlankheitskuren.
– Nehmen Sie keine stark wirkenden Abführmittel ein.
– Vermeiden Sie krankmachenden Streß.
– Heilen Sie Krankheiten wie Azidose, Nierenerkrankungen, Magen- und Darmerkrankungen unter ärztlicher Kontrolle aus. Vielfach hilft bei Stoffwechselstörungen schon eine Kostumstellung (empfehlenswert ist eine Vollwertkost).
– Nehmen Sie gut resorbierbare Mineralstoffpräparate ein.

Selbstdiagnose und Selbstmedikation

Eine Selbstdiagnose und Selbstmedikation kann mehr schaden als nützen. Vor allem dann, wenn man über Krankheit und Heilmittel nicht genau Bescheid weiß. Zudem gestaltet sich eine Behandlung ohne Diagnose sehr schwierig, da die Mineralstoffe sehr vielseitige Mangelerscheinungen auslösen und sich noch gegenseitig ihre Wirkung beeinflussen können (s. Abb. 7). So kann es durchaus sein, daß die vermehrte Zufuhr eines Mineralstoffes die Wirkung eines anderen Elements beeinträchtigt.

Wenn Sie im Zweifel sind, konsultieren Sie einen Therapeuten. Nur er ist in der Lage, mit Hilfe von Mineralstoffanalysen eine exakte Diagnose zu stellen und entsprechende Mineralstoffpräparate zu empfehlen.

Wie wird ein Mangel festgestellt?

Mittels der modernen Analyseverfahren lassen sich sehr exakt geringste Mengen an Mineralstoffen und giftigen Elementen in Haaren, Knochen, Zähnen, Lebergewebe, Muskelgewebe, Fingernägeln, Fruchtwasser, Urin, roten und weißen Blutkörperchen, Blutserum und Vollblut bestimmen.

Spektrometrische Vollblutanalyse: Die Spektralanalyse des Vollblutes erweist sich als ein besonders wichtiges diagnostisches Hilfsmittel. Zusammen mit anderen Befunden kann aus der Verschiebung der Mineralstoffe eine exakte Diagnose gestellt werden. Anhand von Analysenergebnissen ist eine erfolgreiche Therapie möglich, besonders in leichten und mittelschweren Fällen.

Urin-Mineralstoff-Analyse (UA): Die UA reflektiert Mineralstoffausscheidungen und ist ein wichtiger Test in der Therapieüberwachung. So ist z.B. möglich, nach Gabe schwermetallbindender Stoffe, wie schwefelhaltiger Aminosäuren oder Chelatbildner, festzustellen, ob auch lebenswichtige Mineralstoffe gebunden und ausgeschieden werden. Dazu ein Beispiel (mitgeteilt von Frau DR. BLAUROCK-BUSCH): Erhöht die Entgiftungstherapie die Zinkausscheidung, so muß zusätzlich Zink verabreicht werden, obwohl Zink-Haar- oder Zink-Blutwerte normal waren. Diese Maßnahme verhütet einen Abfall der Zinkwerte.

Bei Patienten, die unter Erkrankungen der Niere leiden, ist die UA wichtig zur Überwachung des Ausscheidemechanismus, der hier meist gestört ist.

Haar-Mineralien-Analyse (HMA): Diese heute nicht nur in den USA populäre Analyse gibt Auskunft darüber, ob Mineralienmangel, ein Zuviel an toxischen Elementen oder erhöhter bzw. erniedrigter Mineralienbestand im Körper vorliegen. Zur Zeit können je nach Labor 18 bis 27 Elemente bestimmt werden.

Wasser-Mineralstoff-Analyse: Diese Analyse gibt Auskunft darüber, welche lebenswichtigen und giftigen Mineralstoffe im Wasser gelöst sind und welchen pH-Wert das Wasser hat (siehe auch S. 120). Besonders empfehlenswert ist die Durchführung einer Analyse bei Bezug von Trinkwasser aus dem eigenen Brunnen und aus alten Wasserleitungen. Für eine Analyse sind ca. 10 ml Wasser nötig.

Kosten einer Analyse

Folgende Kosten sind üblich: Vollblutanalyse: DM 125,–; HMA: DM 150,– bis 250,–; Urin-Mineralstoff-Analyse: DM 175,–; Wasseranalyse: DM 100,–. Fragen Sie Ihre Krankenkasse, ob die Kosten übernommen werden.

Sonstige Hinweise: Für eine Vollblutanalyse genügen wenige Milliliter Blut und für eine HMA etwa 1 g unbehandelte Nackenhaare. Der Therapeut sendet die Proben an ein entsprechendes Labor. Nach kurzer Zeit erhält er einen ausführlichen Mineralstoff-Report, eventuell mit Ernährungs- und Therapieempfehlungen versehen (s. Abb. 24 u. 25).

Angabe der Mineralienwerte in Part per Million (ppm)

Nährstoff Mineral	Normal Bereich	Ihr Wert	H/N	Niedrig	Normal	Hoch
Ca	200 – 600	580.				
Mg	25 – 75	14.5	N			
Na	30 – 100	61.7				
K	75 – 180	50.5	N			
P	50 – 100	52.4				
Si	5 – 22	12.6				
Cr	0.5 – 1.5	1.27				
Mn	1 – 10	.654	N			
Mo	0.1 – 0.7	.286				
Fe	20 – 50	25.6				
Cu	12 – 35	27.7				
Zn	160 – 240	144.	N			
Se	10 – 25	15.8				

Toxisches Mineral	Normal Bereich	Ihr Wert	H/N		Normal	Toxisch
Al	0 – 10	5.57				
Cd	0 – 1.0	.224				
Pb	0 – 20	.256				
Hg	0 – 2.5	.594				
Ni	0 – 1.0	.580				

Erklärung der Symbole:

Ca	Kalzium	Cr	Chrom	Se	Selen
Mg	Magnesium	Mn	Mangan	Al	Aluminium
Na	Natrium	Mo	Molybdän	Cd	Cadmium
K	Kalium	Fe	Eisen	Pb	Blei
P	Phosphor	Cu	Kupfer	Hg	Quecksilber
Si	Silizium	Zn	Zink	Ni	Nickel

Abb. 24   Auszug aus dem HMA-Report. Der Patient weist niedrige Werte von Magnesium (Mg), Kalium (K), Mangan (Mn) und Zink (Zn) auf.

Ihre Analyse zeigt niedrige Werte der folgenden Mineralien:

Magnesium	Kalium	Mangan
Zink		

Ihre Analyse zeigt erhöhte Werte der folgenden Mineralien:

keine

Anmerkung: Exzeßwerte der folgenden Mineralien können toxisch wirken:
Aluminium, Kadmium, Kupfer, Eisen, Blei, Quecksilber, Nickel, Selen und Zink.

Wichtige Mineralienverhältnisse:

Verhältnis	Normalwert	Ihr Wert	Die Wechselbeziehung zweier Mineralien wird als Verhältnis bezeichnet. Die Verwertung eines Minerals ist erhöht sobald es in einem idealen Verhältnis zu dem anderen steht.	
Ca/Mg	5.5 – 9.5	40.0	Hoch	Nervosität, Irritierbarkeit. Möglicherweise assoziiert mit Arteriosklerose. Schilddrüsenunterfunktion, Arthritis, Diabetes und Geistesstörungen
Ca/Cu	20 – 60	20.9		Innerhalb Normalwert
Ca/Fe	24 – 50	22.7	Niedrig	Hohe Eisenwerte sind möglicherweise assoziiert mit Haemochromatose, Siderose, Fibrose und Osteoporose
Ca/Pb	100 – UP	2265		Innerhalb Normalwert
Ca/Zn	1 – 6	4.03		Innerhalb Normalwert
Zn/Cr	350 – 550	113.	Niedrig	Möglicherweise assoziiert mit Lungenerkrankungen, Asthma und anderen Allergien
Zn/Cu	5 – 20	5.20		Innerhalb Normalwert
Zn/Fe	7 – 11	5.63	Niedrig	Möglicherweise assoziiert mit weißen Flecken an Fingernägeln, langsamer Wundheilung, Ekzemen
Zn/Mn	50 – 300	220.		Innerhalb Normalwert
Zn/Cd	200 – UP	642.		Innerhalb Normalwert
Na/K	1 – 6	1.22		Innerhalb Normalwert
Fe/Cu	0.8 – 3	0.92		Innerhalb Normalwert
K/Fe	1 – 5	1.97		Innerhalb Normalwert
Zn/Mg	1 – 3	9.98	Hoch	Möglicherweise assoziiert mit Arthritis, Diabetes oder Alkoholismus
Fe/Mn	5 – 30	39.1	Hoch	Möglicherweise assoziiert mit Diabetes, Hypoglykämie und Eisenvergiftung

Obige Informationen dienen nicht der Diagnose, Verhütung oder Behandlung von Krankheiten oder Feststellung medizinischer Konditionen.

Abb. 25 Auszug aus dem HMA-Report. Hier sind die Mineralienverhältnisse dargestellt.

Wichtige Adressen

Verband für Unabhängige
Gesundheitsberatung Deutschland
e.V.,
Keplerstraße 1
D-6300 Gießen

Deutsche Gesellschaft für Ernährung
e.V.
Feldbergstraße 28
D-6000 Frankfurt a. Main 1

*Haarmineralienanalysen
und Wasseranalysen:*

Micro Trace Minerals
Röhrenstraße 20
D-8562 Hersbruck

Mineralmed GmbH
Thomas-Wimmer-Ring 11
D-8000 München 22

MINERALAB/INTER DAN AG
Böhnirainstraße 13
CH-8800 Thalwil

Vollblutanalysen:

Labor für spektralanalytische und
biologische Untersuchungen
Dr. Bayer GmbH
Bopserwaldstraße 26
D-7000 Stuttgart 1

Arbeitskreis Jodmangel
Organisationsstelle
Postfach 1541
D-6080 Groß-Gerau 1

Arbeitskreis überaktives Kind e.V.
Postfach
D-2359 Kisdorf

Schweizerische Phosphatliga
– Verein f. Ernährung, Verhalten und
Allergie –
Postfach
CH-3065 Bolligen (Schweiz)

Informationsbüro Knochengesundheit
Postfach 1337
D-5223 Nümbrecht

Literatur

Bankhofer, H.: Bio-Selen – Natürlicher Schutz für unser Abwehrsystem. Herbig Verlag, Stuttgart 1988.

Bernau, S.: Schulversagen durch falsche Ernährung: Selbsthilfe bei Phosphatempfindlichkeit und Allergie, mit Rezepten von Bärbel Senft. Hüthig Verlagsgemeinschaft Decker & Müller, Heidelberg 1990.

Beyer, K. H., Ladefoged: Schwermetalle machen krank. Madal Bal Verlag, Zürich 1988.

Blaurock-Busch, E.: Die Wechseldiät. Eigenverlag, Hersbruck 1986.

Blaurock-Busch, E.: Mineralstoffe und Spurenelemente und deren Bedeutung in der Haarmineralienanalyse. Eigenverlag, Hersbruck 1984.

Blaurock-Busch, E.: Heilende Nährstoffe. Eigenverlag, Hersbruck 1985.

Cudlipp, E.: Vitamine und Minerale. Hörnemann Verlag, Bonn-Röttgen 1980.

DGE: Empfehlungen für die Nährstoffzufuhr. Umschau Verlag, Frankfurt 1986.

DGE: Ernährungsbericht 1984 und 1988, Deutsche Gesellschaft für Ernährung. Frankfurt 1984 und 1988.

Elmadfa, I., Leitzmann, C.: Ernährung des Menschen. Ulmer Verlag, Stuttgart 1988.

Grenzebach, M.: Die Haare – Spiegel der Gesundheit (Die Entdeckung der medizinischen Haarmineralienanalyse). Ehrenwirth Verlag, München 1986.

Gross, R., Schölmerich, P., Gerok, W.: Lehrbuch der Inneren Medizin. Schattauer Verlag, Stuttgart 1987.

Heaney, R. P., Barger-Lux, M. J.: Calcium. BLV Verlagsgesellschaft, München 1989.

Holtmeier, H.-J., Kuhn, M., Rummel, C.: Zink ein lebenswichtiges Mineral. Wiss. Verlagsgesellschaft, Stuttgart 1976.

Holtmeier, H.-J.: Das Magnesiummangelsyndrom. Hippokrates Verlag, Stuttgart 1988.

Juchheim, J., Poschet, J.: Immun – Das Ernährungsprogramm zur Stärkung des Immunsystems. BLV Verlagsgesellschaft, München 1989.

Juchheim, J.: Leitfaden der Haaranalyse. Haug Verlag, Heidelberg 1986.

Siegenthaler, W.: Klinische Pathophysiologie. Thieme Verlag, Stuttgart 1987. Natrium . . .). Heyne Verlag, München 1986.

Leibold, G.: Gesund und fit durch Mineralstoffe. Hädecke Verlag, Weil der Stadt 1984.

Mayer, K.: Gesund mit weniger Salz. Ehrenwirth Verlag, München 1987.

Pfannenstiel, P.: Krankheiten der Schilddrüse. Trias, Stuttgart 1989.

Rückert, U.: Vitamine und Mineralstoffe – Die Bausteine für Ihre Gesundheit. Ariston Verlag, Genf 1985.

Schneider, E.: Krafttraining für Kung Fu und Karate (mit großem Ernährungsteil). WU SHU Verlag Kernspecht, Burg/Fehmarn 1989.

Scholz, H.: Magnesiummangel – Wenn Ihrem Körper ein wichtiger Mineralstoff fehlt. Trias, Stuttgart 1988.

Scholz, H.: Vitamine – Ihre große Bedeutung für den menschlichen Organismus. Kneipp Verlag, Bad Wörishofen 1988.

Scholz, H.: Sanft heilen mit Naturmedizin. Midena Verlag, Rombach-Aarau (Schweiz) 1990.

Seeger, R., Neumann, H.-G.: Giftlexikon – Ein Handbuch für Ärzte, Apotheker und Naturwissenschaftler. Deutscher Apotheker Verlag, Stuttgart 1988.

Siegenthaler, W.: Klinische Pathophysiologie, Thieme Verlag, Stuttgart 1987.

Strick, M.: Mineralwasser und Heilwasser – Ein kritischer Führer. Heyne Verlag, München 1989.

Thews, G., Mutschler, E., Vaupel, P.: Anatomie, Physiologie, Pathophysiologie des Menschen. Wiss. Verlagsgesellschaft, Stuttgart 1989.

Tabellenwerke

Cremer, H.-D., Aign, W., Elmadfa, E., Muskat, E., Schäfer, H.: Die große Nährwert-Tabelle. GU-Verlag, München 1985.

Elmadfa, I., Fritzsche, D., Cremer, H.-D.: Die große Vitamin- und Mineralstoff-Tabelle. GU-Verlag, München 1984.

Pfannhauser, W.: Essentielle Spurenelemente in der Nahrung (mit vielen Tabellen). Springer Verlag, Berlin 1988.

Schlettwein-Gsell, D., Mommsen-Straub, S.: Spurenelemente in Lebensmitteln. Huber Verlag, Stuttgart 1973.

Souci-Fachmann-Kaut: Der kleine »Souci-Fachmann-Kraut« – Lebensmitteltabelle für die Praxis. Wiss. Verlagsgesellschaft, Stuttgart 1987.

Sachverzeichnis

Weitere Bücher aus unserem Programm

Heinz Scholz

Magnesiummangel

Wenn Ihrem Körper ein wichtiger Mineralstoff fehlt

128 Seiten, 18 Abbildungen

Magnesium – ein »Schlüssel zur Gesundheit«? Tatsache ist, daß zahlreiche Beschwerden erst in jüngster Zeit auf Magnesiummangel zurückgeführt werden konnten. Das Buch vermittelt dem gesundheitsbewußten Leser altes und neues Wissen über das Magnesium in allgemeinverständlicher Form; es erklärt die wichtigsten Funktionen des Mineralstoffs im Organismus, die verschiedenen Erscheinungsformen des Magnesiummangels und gibt Tips, wie man diesem am einfachsten vorbeugt.

Erich Lück

Augen auf – was steht drauf?

Zusatzstoffe und Zutaten in unseren Lebensmitteln

108 Seiten, 21 Abbildungen

Die Medien sind voll von Warnungen vor Gefahren durch den Verzehr ganz normaler Lebensmittel. Aufgrund tatsächlicher und vermeintlicher Skandale erwecken Fernsehen, Zeitungen und Zeitschriften oft den Eindruck, als wäre die Mehrzahl unserer Lebensmittel voller Gift.

Dieses Buch verzichtet auf Ideologie und Parteinahme. Es konzentriert sich auf die sachliche Information über die bei Lebensmitteln verwendeten Zusatzstoffe und Zutaten, ihre Anwendung und ihre gesundheitliche Bewertung, wobei die Risiken nicht verschwiegen werden.

Der Autor entschlüsselt, was sich hinter den nicht allgemein bekannten und verständlichen Bezeichnungen und E-Nummern verbirgt, die man auf den Verpackungen der Lebensmittel lesen kann. Sein Informations- und Nachschlagebuch ist eine Hilfe für »bewußteres Einkaufen«: Es ist besser, sich vor dem Kauf zu informieren, als sich hinterher zu ärgern.

Diese Bücher sind im Buchhandel erhältlich.
Informationen erhalten Sie bei:

≡ **TRIAS** THIEME HIPPOKRATES ENKE

Rüdigerstraße 14, 7000 Stuttgart 30